Shoulder Joint

肩関節
理学療法マネジメント

機能障害の原因を探るための臨床思考を紐解く

監修
村木 孝行 東北大学病院
リハビリテーション部 技師長

編集
甲斐 義浩 京都橘大学 健康科学部
理学療法学科 准教授

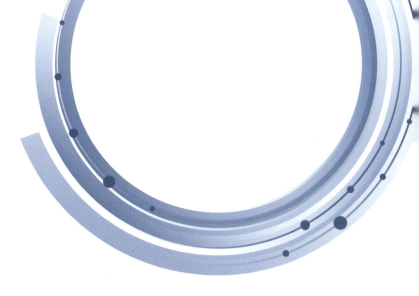

MEDICAL VIEW

本書では，厳密な指示・副作用・投薬スケジュール等について記載されていますが，これらは変更される可能性があります．本書で言及されている薬品については，製品に添付されている製造者による情報を十分にご参照ください．

Management of Physical Therapy for the Shoulder Joint
(ISBN 978-4-7583-1909-6 C3347)

Chief Editor: Takayuki Muraki
     Editor: Yoshihiro Kai

2019. 8. 10 1st ed

©MEDICAL VIEW, 2019
Printed and Bound in Japan

Medical View Co., Ltd.
2-30 Ichigayahonmuracho, Shinjyukuku, Tokyo, 162-0845, Japan
E-mail ed@medicalview.co.jp

監修の序

　本書および他の『マネジメントシリーズ』の企画協力をメジカルビュー社の小松氏からご依頼を受けたときには，同じく企画協力で関わっていただいている石井慎一郎先生と「文献をもっと読もう」を1つのテーマに掲げました。筆者が学生であった20数年前には肩関節および運動器理学療法に関する文献や書籍は少なく，限られた情報と実際の臨床を照らし合わせたり，文献の著者である先生の臨床見学に伺ったり，試行錯誤しながら知識や技術を蓄積していくしかありませんでした。近年では，理学療法士の増加や情報化社会などを背景として文献や書籍の数はすべてを追いきれないほどに増加し，むしろどれを選択して読めばいいのか難しくなってしまうほどです。結果，目に入るものだけ読む，あるいは選択すること自体が億劫で読まない，という状況に陥りやすいことを筆者自身も感じることがあります。

　そこで，本マネジメントシリーズはエビデンスを中心とした内容にまとめることにしました。そうすることで，理学療法の評価と治療に関するエビデンスを知るだけでなく，エビデンスの基となる論文を読む機会も生まれます。また，読むべき論文も自動的に選択されて，効率よく必要な論文を読むことができるでしょう。論文を読むことによって知見が深まるのはもちろん，実際の臨床の裏付けになっていることも多々見つかります。一方で，論文によって結論が異なり，コンセンサスが得られていないことも当然あります。これは細かいレベルで母集団が異なっていたり，視点が異なっていたりするなど様々な要因が影響するからです。そのようなこともあり，本書では，評価・治療の理論からケーススタディまで極力一貫性を保つため，少数の筆者に絞りました。それぞれ肩関節障害の臨床及び研究の第一線にいらっしゃる先生方です。

　本書のもう1つの特徴として，理学療法の評価・治療に関しては機能障害別に項目立てをしていることが挙げられます。これはより適切な理学療法を提供できる分類は何か，というもう1つのテーマの下で採用した項目立てです。それによって肩関節の理学療法が難しいと感じている方々にも理解しやすく，かつ理学療法の効果をもたらす助けになることを期待しています。

　そのようなリクエストにお応えいただいた執筆者の先生方，本書の完成に長期間ご支援いただいたメジカルビュー社の小松朋寛氏・北條智美氏，そして何よりも本書のテーマに共感していただき根気よく目の回るような編集作業の労をとっていただいた甲斐義浩先生に深謝します。

　2019年6月

　　　　　　　　　　　　　　　　　　　　　　　　　　　　　　　　村木孝行

編集の序

　肩関節の運動は，胸鎖関節，肩鎖関節，肩甲胸郭関節，および肩甲上腕関節の協調的な運動によって成り立つことは言うまでもありません。肩関節の運動範囲は，人体の関節のなかで最大であるとともに，その一方で最も不安定な構造を有しています。肩関節を構成する一連の関節群で，最も広範な可動性を有する肩甲上腕関節では，上腕骨の自由な動きを担保するために，肩甲骨の関節窩は狭くて浅い，つまり骨性支持に乏しい構造となっています。その対価として生じる不安定性を補うために，関節窩に対して上腕骨頭を引き付ける腱板構成筋の働きが欠かせません。また，胸郭に浮遊する肩甲骨は，上腕骨に加わる荷重を土台として受け止め，かつ自在に動きながら上腕骨頭を追跡し続けなければなりません。さらには，肩甲骨と体幹を骨性に連結する鎖骨も，近位端と遠位端で滑膜関節を形成し，それぞれ（胸鎖関節・肩鎖関節）が三次元的な運動を求められます。つまり，肩関節理学療法では，運動性と安定性，いわばトレードオフの関係にある2つの機能をいかに満たすかが肝要であり，さらにこれらの機能を破綻させている原因を適切に把握する必要があります。

　一方，肩関節疾患（病態）の重症度と機能障害の程度は，必ずしも一致するわけではありません。例えば，広範囲腱板断裂症例では，自動挙上が制限される偽性麻痺を呈することも少なくありませんが，仮に病態の重症度が同程度であっても自動挙上が可能な症例も数多く存在します。また，肩関節疾患の結果として生じている機能障害なのか，あるいは肩関節疾患の原因となりうる機能障害なのか，その因果関係がいまだ不明確な症例も多いのが現状です。

　そこで本書では，肩関節の代表的な「機能障害」に焦点を当てて，その機能障害と関連する病態や機能障害どうしの関連について整理し，多様な機能障害の見極め（評価）と理学療法について，わかりやすく丁寧に解説しました。また，できる限り科学的根拠に基づいて記載したうえで，執筆者の豊富な臨床経験に基づく知見を加えています。疾患別ではなく，機能障害別の理学療法をコンセプトとした本書は，他書に類をみない，ユニークでまったく新しい視点でまとめられた専門書として完成することができました。これもひとえに，本書の主旨にご賛同いただき，ご多忙のなかご執筆いただいた先生方のお力添えの賜物です。この場を借りて，心より感謝申し上げます。また，企画から出版に至るまで，ご尽力いただいたメジカルビュー社の小松朋寛氏・北條智美氏，そしてなにより，私の至らぬ編集作業を，常に力強く支えてくださった監修の村木孝行先生に深謝いたします。

　本書が，読者のみなさま方にとって「肩関節理学療法」の扉を開き，日々の臨床に少しでも役立つことを願っております。

2019年6月

甲斐義浩

執筆者一覧

■監修

村木孝行　東北大学病院 リハビリテーション部 技師長

■編集

甲斐義浩　京都橘大学 健康科学部 理学療法学科 准教授

■執筆者(掲載順)

村木孝行　東北大学病院 リハビリテーション部 技師長

甲斐義浩　京都橘大学 健康科学部 理学療法学科 准教授

山本宣幸　東北大学大学院 医学系研究科 外科病態学講座整形外科学分野 講師

森原　徹　丸太町リハビリテーションクリニック 院長

菅谷啓之　船橋整形外科 スポーツ医学・関節センター長

上田泰之　信原病院 リハビリテーション科／京都大学大学院 医学研究科 人間健康科学系専攻

河上淳一　九州栄養福祉大学 リハビリテーション学部 理学療法学科

山内弘喜　亀田メディカルセンター リハビリテーション室 主任

石川博明　東北大学病院　リハビリテーション部

坂　雅之　八王子スポーツ整形外科 リハビリテーションセンター

鳥山昌起　田原整形外科医院 リハビリテーション科

穐山大輝　八王子スポーツ整形外科 リハビリテーションセンター

目次

Ⅰ章　肩関節理学療法の概要

1　肩関節理学療法の考え方……………………………村木孝行　2

肩関節理学療法の変遷………………………………………………2

肩関節理学療法の考え方……………………………………………8

2　肩関節複合体の機能解剖とバイオメカニクス

　　　　……………………………………………甲斐義浩　11

骨の形態的特徴………………………………………………………11

肩関節複合体の機能解剖……………………………………………14

バイオメカニクス……………………………………………………22

Ⅱ章　肩関節疾患を理解する

1　中高齢者にみられる肩関節変性疾患……………山本宣幸　34

はじめに………………………………………………………………34

腱板断裂………………………………………………………………34

凍結肩…………………………………………………………………38

石灰性腱炎……………………………………………………………41

2　スポーツに関連する肩関節疾患…………………森原　徹　44

はじめに………………………………………………………………44

総論……………………………………………………………………44

上腕骨近位骨端離開…………………………………………………47

インターナルインピンジメント症候群（後上方）………………49

インターナルインピンジメント症候群（前上方）………………54

肩峰下インピンジメント症候群……………………………………56

胸郭出口症候群（TOS）……………………………………………58

3　肩関節不安定症……………………………………菅谷啓之　62

はじめに………………………………………………………………62

肩関節不安定症の分類………………………………………………62

外傷性不安定症………………………………………………………64

非外傷性不安定症……………………………………………………68

Ⅲ章　機能障害別マネジメント

1 肩甲上腕関節の動的安定性低下（骨頭求心性の破綻）
……………………………………………上田泰之　76
はじめに……………………………………………76
機能障害と肩疾患（病態）との関係について……………76
機能障害の見極め（評価とその流れ）…………………80
機能障害に対する理学療法アプローチ…………………89

2 肩関節の可動域制限……………………………河上淳一　95
はじめに……………………………………………95
基本的知識…………………………………………95
可動域制限の評価…………………………………98
可動域制限に対する理学療法プログラム………………104

3 肩関節の不安定性………………………………山内弘喜　111
はじめに……………………………………………111
基本的知識…………………………………………111
理学療法評価………………………………………115
肩関節の不安定性に対する理学療法アプローチ……………121
外傷性肩関節脱臼術後の理学療法アプローチ………………126
まとめ………………………………………………131

4 肩甲骨アライメントや運動の異常……………石川博明　135
はじめに……………………………………………135
基本的知識…………………………………………135
肩甲骨アライメント・運動異常の評価…………………140
肩甲骨アライメント・運動異常に対する理学療法アプローチ
……………………………………………………149

5 投球動作の不良…………………………………坂　雅之　156
投球動作と肩疾患（病態）との関係………………………156
投球動作不良の見極め（評価とその流れ）………………162
臨床における投球動作の評価……………………………164

vii

実際の理学療法評価の流れ…………………………………171

病態評価………………………………………………………172

投球動作不良に対する理学療法……………………………174

Ⅳ章　機能障害別ケーススタディ

1　肩甲上腕関節の動的安定性低下（骨頭求心性の破綻）
　…………………………………………………上田泰之　188

はじめに………………………………………………………188

症例情報………………………………………………………188

理学療法評価…………………………………………………191

治療および治療効果…………………………………………194

まとめ…………………………………………………………197

2　肩関節の可動域制限………………………鳥山昌起　199

症例情報………………………………………………………199

理学療法評価…………………………………………………199

治療方針および治療プログラム……………………………205

介入前後の治療効果（介入3カ月後）………………………206

まとめ…………………………………………………………207

3　肩関節の不安定性①………………穐山大輝，山内弘喜　208

症例情報………………………………………………………208

理学療法評価（リーグ戦終了後翌日介入時）………………209

治療および治療効果…………………………………………215

まとめ…………………………………………………………220

4　肩関節の不安定性②………………穐山大輝，山内弘喜　221

症例情報………………………………………………………221

術前評価………………………………………………………222

手術……………………………………………………………223

理学療法評価（術後12週）……………………………………225

治療および治療効果…………………………………………228

まとめ…………………………………………………………231

5 肩甲骨アライメントや運動の異常……………石川博明 232

症例情報………………………………………………232
理学療法評価……………………………………………233
治療および治療効果……………………………………239
まとめ……………………………………………………242

6 投球動作の不良……………………穐山大輝，坂　雅之 244

症例情報………………………………………………244
理学療法評価（初診時）…………………………………246
治療および治療効果……………………………………250
まとめ……………………………………………………255

■ 索引………………………………………………258

I

肩関節理学療法の概要

I 肩関節理学療法の概要

1 肩関節理学療法の考え方

Abstract

■ 各肩関節疾患に対する理学療法は肩関節構造や病態の特徴に沿って考えることが基本であるが，肩関節や病態に関する研究の発展に伴ってより細かく，適切な対応が求められてきている。

■ 患部の構造的な異常や健側との肩関節運動の違いが観察された場合，安易に症例の症状と結びつけるのではなく，どのように関連しているかを検証したうえで介入内容を考える必要がある。

■ 肩関節理学療法においては，肩関節に起きている機能障害を大枠でとらえ，その機能障害を引き起こしている原因を特定し，病状・経過・予後に合わせて理学療法を行っていくことが基本となる。

肩関節理学療法の変遷

▶肩関節拘縮に対する理学療法

肩関節の機能的な特徴はやはり可動域の大きさであろう。肩甲胸郭関節を含めた広義の肩関節は人体において最も可動域の大きい関節である。その機能的特徴のため，肩関節障害に対する理学療法は拘縮に対する理学療法から始まったといっても過言ではない。肩関節は球関節であることから，拘縮を改善させるためには肩関節をさまざまな方向へ最終可動域まで動かす伸張運動が基本治療手技と考えられていた。その補助的手段として行われていたのが，棒を使った伸張運動（棒体操）や輪転機を使った分回し運動などである[1,2]。

今も昔も，肩関節拘縮に対する理学療法において，大きな障壁となるのは"痛み"と"筋緊張"であるといえる。痛みを引き起こさないことだけを考えれば肩関節を固定することも選択肢の1つである。実際に，古くは固定や安静が肩関節疾患に限らず治療として広く行われていた。しかし，不必要な固定は関節組織の短縮や周囲筋群の萎縮が生じるため，早期からの運動が推奨されるようになった。これは，近年のリハビリテーション領域全体の流れでもあり，よく知られているところである。

ここで，拘縮・痛み・筋緊張の相互関係においてジレンマが生じる。拘縮を予防しようと肩関節を動かすことで痛みが生じれば防御的な筋収縮が生じ，可動域が制限される。動かさなければ拘縮が生じてしまう。したがって，何を優先させて介入するかによって，治療内容は大きく異なってくる。肩関節疾患の急性期（炎症期）あるいは術後早期から肩関節運動を行うと痛みを伴いやすいことは周知の事実であるが，早期リハビリテーションにおいては拘縮予防を最優先とし，痛みの誘発は許容して他動伸張を行うほうがよいとする考えもある。

1934年にCodman[3,4]が前かがみ姿勢で行う振り子運動（Codman体操）を紹介したのも，肩関節を固定して安静を図ることによるデメリットを憂慮したことが1つの理由である。一方で，肩関節周囲筋群の筋収縮を最小限にし，痛みを引き起こさずに上肢を挙上位にできることを重要視していた。このことは，上肢を脱力して筋緊張の影響を取り除かなければ拘縮の改善が得られ難いことを

物語っている。古くから使われていた滑車を使った上肢挙上運動も，反対側上肢による介助運動を行いやすくすることで，患側肩の筋活動を抑制しながら関節運動を行うねらいがあったと考えられる。

　また，痛みの誘発を最小限にして可動域を改善させる手段として関節モビライゼーションが広まった。これは生理的な関節運動そのものを行うより，関節の牽引や滑り運動を行うことで改善したい副運動や目標とする組織を選択的にアプローチする治療手技である。生理的な関節運動を行わないため，筋がほとんど伸張されず，筋の器質的な短縮は影響しない。しかし，筋緊張亢進や防御性収縮といった機能的な短縮は副運動を阻害するため，いかに早期からリラクゼーションを得ながら行えるかが重要と考えられた。

　このように，早期からの積極的介入が推奨されてきたのに対し，2000年代中盤ころより否定的な報告が散見されるようになってきた[5]。それ以降，痛みを引き起こす積極的介入について見直されるようになり，近年では炎症期には痛みを引き起こさない範囲の運動に留めることが適切とされてきている。このことは痛みと拘縮が主体となる肩関節周囲炎では病期の判断が重要とされる近年の流れにつながる。

　簡潔にいえば，患者の病態および状態に合わせて適切な介入をしなければいけないということである。したがって，拘縮が起きうる疾患に対して画一的に早期介入するのではなく，まず患者の病態や状態を評価する能力と，それに基づいてどのような方針を立てるか判断する能力が問われる。

▶腱板断裂に対する理学療法

●腱板修復術後の理学療法

　腱板断裂は肩関節疾患のなかでも代表的な疾患であり，痛みや筋力低下，可動域制限が主症状の疾患である。治療方法には保存療法と手術療法があるが，従来の腱板断裂に対する理学療法は術後の後療法として行われることがほとんどであり，術後理学療法に関する研究も多く報告されてきた。これまでの報告では，術後成績に影響する要因や，使用すべき術後アウトカムについての報告が多い（**表1**）。

表1　腱板断裂術後の成績に影響する要因と術後アウトカム

要因	年齢 術式 断裂サイズ 腱板筋萎縮・脂肪浸潤	術前可動域 固定装具の種類 固定期間 理学療法プログラム
アウトカム	痛み 関節可動域 筋力 再断裂の有無 各種スコア 　客観的評価（JOA score, Constant score, 　ASES Shoulder Indexなど） 　主観的評価（WORC, Shoulder 36など）	

JOA：
Japanese
Orthopaedic
Association

ASES：
American Shoulder
and Elbow
Surgeons

WORC：
Western Ontario
Rotator Cuff Index

術式の変遷で最も大きな出来事は関節鏡手術の登場である。従来のメスを使った直視下手術では，三角筋を開いて腱板を露出させ，修復を行う。それに対し，関節鏡手術では三角筋への侵襲はポータルを挿入する部分だけになり，腱板は関節鏡を見ながら皮下で修復できるようになった。これは侵襲が小さくなることで痛みの軽減につながるだけでなく，自動介助運動や自動運動が以前より早期に開始できるというメリットをもたらした[6]。

　しかし，術式が鏡視下に変わっても修復腱板の再断裂がなくなるわけではない。そのため，直視下でも鏡視下でも再断裂が生じないように理学療法を進める点では変わらない。腱板断裂修復術後の理学療法では，①再断裂の予防と，②肩関節の疼痛軽減や機能回復を同時に図ることがポイントとなる。

　肩関節機能の回復には関節可動域の維持・改善が含まれるため，術後早期からの介入が推奨されていたのは前述の拘縮に対する理学療法と同様である。その流れに対し，術後早期は他動運動を行わずに安静固定のみとするプログラムでも，長期的な術後成績は変わらないと2010年代初頭から報告され始めた[7]。この長期間の安静固定は再断裂を極力防ごうとする目的で行われているが，現在のところ長期安静固定と早期介入のどちらがよいかという決定的な根拠は得られていない[8,9]。

　術後成績に影響する因子には医療者側で操作できない背景因子と，医療者側で操作できる介入因子がある。背景因子には年齢や断裂サイズが挙げられ，介入因子には術式や固定装具・期間，理学療法プログラムが含まれる。介入因子で理学療法士が検討すべきものは理学療法プログラムであるのはいうまでもないが，背景因子や他の介入因子も踏まえたうえで理学療法プログラムを考える必要がある。

　腱板修復術後の理学療法プログラムは上記の術式や固定期間に基づいて構成される。したがって，術式に沿った時間軸で理学療法内容を決めやすく，2000年以降は在院日数短縮の流れからクリニカルパスの導入が進んだ。そのため，術後日数に対する関節可動域や筋力，各種スコア点数を目標として理学療法を行うことが多くなった。これは，目標を達成するようにやみくもに関節可動域運動や筋力強化運動を行うということではない。一定数の症例ではその目標が達成できないこともあり，その原因を評価して介入していくことが理学療法の本質である。腱板修復術後症例においては上腕骨頭の異常運動や肩関節周囲筋群の筋機能低下などが原因に当たる。これらの原因を評価指標として取り入れていくことが腱板修復術後の理学療法が奏効するかどうかの鍵となる。

●リバース型人工肩関節置換術後の理学療法

　従来，人工肩関節はリウマチ肩やわが国では罹患率の低い変形性肩関節症に対して用いられ，腱板断裂に対して用いられることはほとんどなかった。しかし，腱板の機能障害が著しく関節破壊を有し，上肢挙上が困難な症例に対する人工関節として，1980年代にフランスでリバース型人工肩関節が開発された。これは，もともと凹面の関節窩側が半球形の凸面となり，凸面であった上腕骨頭が凹面になることで，腱板による上腕骨頭の求心性が保たれなくても三角筋

の筋力があれば腕を挙上できるようになる人工関節である。わが国では2014年に認可され術後理学療法に関する報告が増えてきている。

理学療法のポイントは術後合併症を予防し，機能回復を図ることである。術後合併症には脱臼や術部周辺骨折などがあり，これらに注意しながら理学療法を進める必要がある。具体的には過剰な関節可動域運動や三角筋や残存腱板筋群に対する早期の過負荷を避ける。肩関節の挙上筋力回復が主目的であるため，回旋筋力の十分な回復を望めないこともあるが，残存腱板筋群の機能をどれだけ高められるかが鍵となる。

●腱板断裂の保存療法

腱板修復術後の理学療法が議論される一方で，腱板断裂に対する保存療法としての理学療法も注目されてきている。これは1995年頃より，肩関節に症状がないにもかかわらずMRIやエコーなどの画像検査上で，腱板断裂が一定数の割合で生じているという事実が明らかになったことが大きな契機であるといえる[10, 11]。無症候性の腱板断裂が存在するということは，腱板断裂が必ずしも症状を引き起こすわけではなく，有症候性の腱板断裂も無症候化する可能性があるということである。

実際に，腱板断裂に対する保存療法としての理学療法プログラムが効果を示したとする論文が散見されるようになった。しかし，これらのプログラムは包括的なものがほとんどであり，どの機能障害に効果的であったのかは特定できない。有症候と無症候の腱板断裂の機能的な違いについて調べた論文が増えつつあるが（**表2**），一定の見解には至っていない。その理由の一つとしては，有症候と無症候の違いが症状の原因として起きているのか，症状の結果として生じているのか判断が難しいことにある。したがって，機能障害に対する介入がどのような症状の変化をもたらすのか一つ一つ検証していくことが求められる。

●肩インピンジメント症候群の理学療法

肩関節のインピンジメントは，1972年にNeerが腱板の損傷メカニズムとして肩峰下インピンジメント症候群を提唱して以来，注目されるようになった[16]。診断上では腱板断裂と分けられ，理学所見においてインピンジメント徴候があるものを肩峰下インピンジメント症候群と診断されるのが一般的である。わが国では腱板断裂があれば腱板断裂が主病名となり，拘縮があれば肩関節周囲炎と診断される傾向がある。したがって，肩峰下インピンジメント症候群と診断される頻度は相対的に少なく，腱板断裂と随伴的に扱われやすい。そのような

表2　有症候性腱板断裂患者の特徴（無症候性腱板断裂との比較）

- 挙上30°位での上腕骨頭上方変位[12]
- 挙上運動時の外旋運動減少[13]
- 内旋運動時の肩甲下筋活動低下[14]
- 挙上運動時の棘上筋，棘下筋，僧帽筋上部線維筋活動増加[14]
- 挙上反復運動時の三角筋活動低下，僧帽筋上部線維筋活動増加[15]

背景もあり，肩峰下インピンジメント症候群の理学療法に関しては国外の研究報告が圧倒的に多い。

　国外の研究では肩峰下インピンジメント症候群患者の肩関節運動が健常者とどのように異なっているかに着目されることが多く，それをベースに理学療法の内容も構築されてきた。肩峰下インピンジメント症候群患者で報告されている肩関節運動異常の特徴としては上腕骨頭の上方変位と肩甲骨の運動低下が挙げられる（**表3**）。これらの運動異常に関連した機能低下に対する介入が，肩峰下インピンジメント症候群に対する理学療法の中心をなしている。

　しかし，近年では肩峰下インピンジメント症候群という診断名が曖昧な定義のまま用いられてきたことが問題となっている。文献によっては"肩関節"インピンジメント症候群とされることもあり，幅広く括られている傾向にある。1つの原因は，前述のように腱板断裂の有無が確認されていないことである。もう1つは，肩峰下インピンジメント症候群とインターナルインピンジメントが混在していることが挙げられる。1992年にWalchらが報告した当初は，肩関節外転・外旋位で生じるのがインターナルインピンジメントとされていたが[17]，肩峰下インピンジメント症候群の診断基準として用いられているNeerまたはHawkinsインピンジメント徴候でもインターナルインピンジメントが生じうることがわかってきている[18]。

　そのような現状に対して，肩峰下インピンジメント症候群への介入は**表3**に示したような機能低下を網羅する理学療法プログラムが用いられることが多い。このような包括的な理学療法プログラムは一定の効果を得ているが，理学療法の内容の比較では効果における明確な違いは得られていない。また，健常者との違いを修正することが必ずしもインピンジメントの改善につながるとは限らないため[19]，症例のより詳細な病態や病状を把握したうえでの介入が求められている。

表3　肩峰下インピンジメント症候群患者にみられる肩関節の運動異常と関連する機能低下

運動異常	関連する機能低下
上腕骨頭上方変位	後方関節包拘縮 腱板筋群（棘下筋，小円筋，肩甲下筋）筋力低下 三角筋過緊張
肩甲骨後傾低下	小胸筋伸張性低下 後方関節包拘縮 僧帽筋下部線維筋力低下 前鋸筋下部線維筋力低下 胸椎後弯
肩甲骨上方回旋低下	小胸筋伸張性低下 前鋸筋下部線維筋力低下 僧帽筋下部線維筋力低下 胸椎後弯
肩甲骨外旋低下	小胸筋伸張性低下 僧帽筋中部線維筋力低下 胸椎後弯

▶肩関節不安定症に対する理学療法

　肩関節不安定症の主体をなす脱臼は，肩関節疾患のなかで最も古くから治療されてきた。理学療法は脱臼後の固定または手術に対して行われることが主流であった。これに関する考え方やその変遷は腱板修復術後の理学療法と類似点が多い。脱臼後や手術後の理学療法では，脱臼によって損傷した箇所や手術によって修復した箇所に対する早期の過負荷を避けつつ，肩関節可動域や筋力を回復していくことがポイントとなる。また，腱板修復術と同様に鏡視下手術での修復（鏡視下Bankart修復術など）が行えるようになり，肩甲下筋への侵襲がなくなったことが大きな違いである。修復箇所に過負荷を与えない可動範囲内で早期から腱板収縮練習を行うことで動的安定性を高め，その可動域を徐々に拡大していく進め方が現在の標準的な術後理学療法である[20]。

　肩関節不安定症のなかでも構造破綻がなく，非外傷性に生じる脱臼・亜脱臼（多方向性不安定症，動揺肩など）は手術による改善が得られにくく，理学療法が第1選択になることが多い。理学療法の対象は脱臼不安感や上腕骨頭の求心性低下による可動域制限，およびインピンジメントによる痛みである。このような症例では各方向の肩関節運動で筋力低下が認められることもあり，1980年代には各肩関節運動に関与する筋群の筋力強化が推奨されていた。しかし，状態によっては上腕骨頭の求心性を損なわせたり，肩甲骨運動を阻害したりする筋もあり，十分な評価の下で選択的に，かつ負荷量を調節して筋を収縮させることが重要視されるようになった[21]。

　また，構造破綻のない不安定症は肩関節運動中に上腕骨頭の位置が変位しやすいことや，参考可動域を大きく超えて動くこともあり，インピンジメントによる痛みは肩峰下インピンジメントとインターナルインピンジメントのどちらも生じる可能性がある。したがって，痛みのメカニズムを十分に評価したうえで，介入部位や介入内容を考える必要がある。

▶投球障害肩に対する理学療法

　投球障害肩は「投球」という全身動作を契機として起こる肩関節障害であり，さまざまな病態がある。関節鏡導入前は肩峰下インピンジメントや前方不安定性が投球障害肩の主原因と考えられていた。それに対し肩峰切除術や前方制動術が行われることもあったが十分な競技復帰率を得られないことが多く，上腕骨頭の求心性低下に対する腱板筋群のエクササイズを主体とした理学療法が推奨された。

　関節鏡導入後は投球障害肩における上方関節唇損傷や腱板関節面断裂が明らかになった。その後報告されたインターナルインピンジメントが，これらの損傷の発生メカニズムとして投球障害肩に取り入れられた。加えて，過外旋によって上腕二頭筋長頭腱が大きく捻れるpeel-back mechanismも上方関節唇損傷を生じさせるメカニズムとして報告された[22]。これらは投球動作における肩関節の過剰な水平外転や外転位外旋によって生じるとされ，投球フォームの重要性が認識されるきっかけになった。

　関節鏡やMRIなどの普及で投球障害肩にみられるさまざまな病態が解明さ

GIRD：
glenohumeral
internal rotation
deficit

れてきた一方，無症候の選手であっても画像所見上では複数の構造異常が認められる場合があることが明らかになった[23]。このことは，構造異常があれば手術して改善するというような単純なものではなく，何が投球障害肩の原因なのかを十分に吟味する必要性を示している。

　これは機能障害に関しても同様のことがいえる。投球動作は全身動作のため，身体の各部位における機能障害が影響しうる。肩関節の機能障害だけに絞ると，前方不安定性，内旋制限（GIRD），後方タイトネス，腱板筋力低下，肩甲骨運動異常などが挙げられる。しかし，すべてが投球障害肩の原因につながるわけではなく，競技適応として生じているものもある。痛みや違和感が生じているメカニズムをできる限り明確にし，それに関連しているものを肩関節および全身の各部位における機能障害のなかから検出する必要がある。

　また，投球フォームもさまざまなチェックポイントがあるが，すべてが投球障害肩に直接関係しているとは限らない。フォームがどのように問題となる肩関節運動につながっているかを考えるべきである。また，フォームに介入する場合はパフォーマンスへの影響を十分に考慮しなければならない。

肩関節理学療法の考え方

　ここまで各肩関節疾患に対する理学療法の変遷について解説したが，近年では別の視点からの分類を用いて理学療法を行う必要性が叫ばれている。Ludewigら[24]は腱板断裂や肩関節インピンジメント症候群といった病態解剖学的診断による分類ではなく，機能障害による分類の活用を提唱している。この分類に関しては米国の肩関節理学療法診療ガイドラインでも「肩関節痛と可動域制限：癒着性関節包炎」といったように用いられている[25]。病態解剖学的診断による分類に関する問題については**表4**に記すが，簡潔にいえば診断名から特定の理学療法内容を直接的に示唆できないことが問題といえる。

　前述のガイドラインでは「肩関節痛」と「可動域制限」が機能障害として挙げられているが，これらは従来理学療法評価後に挙がる問題点として用いられていた。しかし，そこはあくまでスタート地点であり，実際に行う理学療法内容を決定するためには，機能障害をもたらしている原因について明らかにする必要がある。この視点から本書では疾患別ではなく，「機能障害別マネジメント」として代表的な機能障害に対する評価と理学療法についての解説を試みた。

表4　理学療法において病態解剖学的診断を用いるうえでの問題点

①理学療法によって特定の組織損傷に対する直接的な修復は行えない 　（例：腱板断裂）
②診断名は1つでも，複数の病態を包含している 　（例：肩関節周囲炎，腱板断裂）
③医療者内で一貫した定義で使われていない 　（例：肩関節インピンジメント症候群，肩関節周囲炎）
④診断名によって示されている解剖学的異常は症状の原因とは限らない 　（例：腱板断裂）

しかし，疾患名をまったく無視するわけではない。理学療法の方針を立てるうえで疾患の特徴や経過・予後について知っておくことは重要である。これは各肩関節疾患に対する理学療法の変遷で述べたとおりである。

機能障害をもたらしている原因を特定するには，理学療法介入に対する反応を見ることで判断する手法がよく用いられる。Lewisは肩関節周囲の各部位に対して介入を行い，症状の完全消失・一部改善・不変・増悪のどれが生じるかを診ていくことで包括的に評価する方法を提唱している[26]。注目すべきは，介入によって増悪するか否かも評価項目に含めている点である。これは，単純に健常者と異なる点について盲目的に健常者に近づけるような介入を行う際に生じやすく，健常者との相違点が症状の原因なのか，結果として起きているのかの吟味は不可欠である。その点で，機能解剖やバイオメカニクスの点から症状が引き起こされるメカニズムを評価する方法も，介入による増悪を避けるためには有用である[27]。

まとめると，①肩関節に起きている機能障害を大枠でとらえ，②その機能障害を引き起こしている原因を特定し，③病状・経過・予後に合わせて理学療法を行うという流れになる。セラピストの経験や知識，技術の差が最も生じやすいのは②の過程である。経験の浅いセラピストは特に，解剖・生理を中心とした基礎医学，各関節および全身のバイオメカニクス，仮説検証における論理力などを身に付けて実践に取り込んでいくことをお勧めしたい。

文献

1) Christman LD, et al：An improved shoulder wheel. Phys Ther Rev, 30(8)：327-328, 1950.
2) 野々垣嘉男, ほか：五十肩に対する器械器具を用いた関節可動域訓練の効果について. 理学療法学, 13(2)-(3)：199-202, 1986.
3) Codman EA, et al：The Shoulder, Thomas Todd, Boston, 1934.
4) 津村 弘：リハビリテーション用語の起源を訪ねる　Codman exercise. J Clin Rehabil, 25(8)：802-803, 2016.
5) Diercks RL, et al：Gentle thawing of the frozen shoulder: a prospective study of supervised neglect versus intensive physical therapy in seventy-seven patients with frozen shoulder syndrome followed up for two years. J Shoulder Elbow Surg, 13(5)：499-502, 2004.
6) Ghodadra NS, et al：Open, mini-open, and all-arthroscopic rotator cuff repair surgery: indications and implications for rehabilitation. J Orthop Sports Phys Ther, 39(2)：81-89, 2009.
7) Kim YS, et al：Is early passive motion exercise necessary after arthroscopic rotator cuff repair? Am J Sports Med, 40(4)：815-821, 2012.
8) Li S, et al：The clinical effect of rehabilitation following arthroscopic rotator cuff repair: A meta-analysis of early versus delayed passive motion. Medicine(Baltimore), 97(2)：e9625, 2018.
9) Gallagher BP, et al：Early versus delayed rehabilitation following arthroscopic rotator cuff repair: A systematic review. Phys Sportsmed, 43(2)：178-187, 2015.
10) Sher JS, et al：Abnormal findings on magnetic resonance images of asymptomatic shoulders. J Bone Joint Surg Am, 77(1)：10-15, 1995.
11) Milgrom C, et al：Rotator cuff changes in asymptomatic adults. The effect of age, hand dominance and gender. J Bone Joint Surg Br, 77B：296-298, 1995.
12) Keener JD, et al：Proximal humeral migration in shoulders with symptomatic and asymptomatic rotator cuff tears. J Bone Joint Surg Am, 91(6)：1405-1413, 2009.
13) Kijima T, et al：In vivo 3-dimensional analysis of scapular and glenohumeral kinematics: comparison of symptomatic or asymptomatic shoulders with rotator cuff tears and healthy shoulders. J Shoulder Elbow Surg, 24(11)：1817-1826, 2015.
14) Kelly BT, et al：Differential patterns of muscle activation in patients with symptomatic and asymptomatic rotator cuff tears. J Shoulder Elbow Surg, 14(2)：165-171, 2005.
15) Shinozaki N, et al：Differences in muscle activities during shoulder elevation in patients with symptomatic and asymptomatic rotator cuff tears: analysis by positron emission tomography. J Shoulder Elbow Surg, 23(3)：e61-e67, 2014.

16）Neer CS : Anterior acromioplasty for the chronic impingement syndrome in the shoulder: a preliminary report. J Bone Jt Surg, 54 : 41-50, 1972.

17）Walch G, et al : Impingement of the deep surface of the supraspinatus tendon on the posterosuperior glenoid rim: An arthroscopic study. J Shoulder Elbow Surg, 1(5) : 238-245, 1992.

18）Pappas GP, et al : In vivo anatomy of the Neer and Hawkins sign positions for shoulder impingement. J Shoulder Elbow Surg, 15 : 40-49, 2006.

19）Muraki T, et al : The effect of scapular position on subacromial contact behavior: a cadaver study. J Shoulder Elbow Surg, 26(5) : 861-869, 2017.

20）Gaunt BW, et al : The American Society of Shoulder and Elbow Therapists' consensus rehabilitation guideline for arthroscopic anterior capsulolabral repair of the shoulder. J Orthop Sports Phys Ther, 40(3) : 155-168, 2010.

21）Jaggi A, et al : Rehabilitation for Shoulder Instability - Current Approaches. Open Orthop J, 11 : 957-971, 2017.

22）Burkhart SS, et al : The peel-back mechanism: its role in producing and extending posterior type II SLAP lesions and its effect on SLAP repair rehabilitation. Arthroscopy, 14(6) : 637-640, 1998.

23）Miniaci A, et al : Magnetic resonance imaging of the shoulder in asymptomatic professional baseball pitchers. Am J Sports Med, 30(1) : 66-73, 2002.

24）Ludewig PM, et al : What's in a name? Using movement system diagnoses versus pathoanatomic diagnoses. J Orthop Sports Phys Ther, 43(5) : 280-283, 2013.

25）Gaunt BW, et al : The American Society of Shoulder and Elbow Therapists' consensus rehabilitation guideline for arthroscopic anterior capsulolabral repair of the shoulder. J Orthop Sports Phys Ther, 40(3) : 155-168, 2010.

26）Lewis J : Rotator cuff related shoulder pain: Assessment, management and uncertainties. Man Ther, 23 : 57-68, 2016.

27）村木孝行：肩関節痛を分類するための評価. 肩関節痛・頸部痛のリハビリテーション（村木孝行 編）, p42-54, 羊土社, 2018.

2 肩関節複合体の機能解剖とバイオメカニクス

Abstract
- 肩関節の理学療法マネジメントを理解するうえで，特に重要と考えられる機能解剖およびバイオメカニクスの基礎について概説する。
- 肩関節の運動は，胸鎖関節，肩鎖関節，肩甲上腕関節，および肩甲胸郭関節の協調的な運動によって成り立っている。
- 肩関節は，人体の関節中最大の運動範囲を有すると同時に，最も不安定な構造をもつ。
- 肩関節では，運動性（可動性）と安定性，いわばトレードオフの関係にある2つの機能を満たしてこそ，本来の肩関節としての役割を果たすことができる。

骨の形態的特徴

▶上腕骨（近位部）（図1）

関節軟骨に覆われた半球を上腕骨頭，その基部で浅くくびれた部分を解剖頚という。解剖頚を前方からみて，内側には小結節，外側には大結節があり，ここに腱板が付着している。大結節と小結節の間には，結節間溝（bicipital groove）とよばれる溝があり，ここを上腕二頭筋長頭腱が走行している。大結

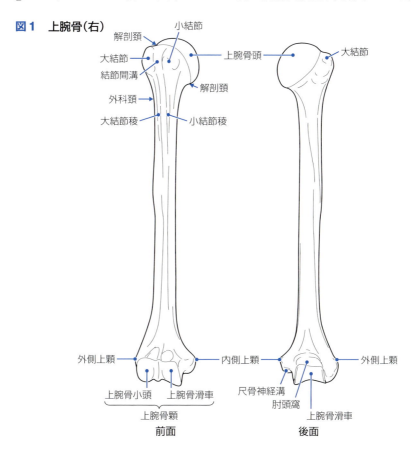

図1　上腕骨（右）

節には3つの腱板付着面があり，結節間溝側より上面（superior facet），中面（middle facet），下面（inferior facet）とよばれる[1]（**図2**）。上腕骨長軸と上腕骨頭軸のなす角は約130～150°であり，これを頸体角という[2]。また，水平面からみた上腕骨頭軸は，上腕骨内側－外側上顆を結んだ線に対して後方に約20～30°捻転しており，これを後捻角という[2]（**図3**）。

▶肩甲骨（図4）

上腕骨および鎖骨と連結する三角形の扁平骨である。背側面の上1/3には肩甲棘が隆起し，その内側端は肩甲棘基部，外側端では肩峰を形成している。肩峰の形状は，肩峰下面の形状から，フラット，カーブ，およびフックタイプの

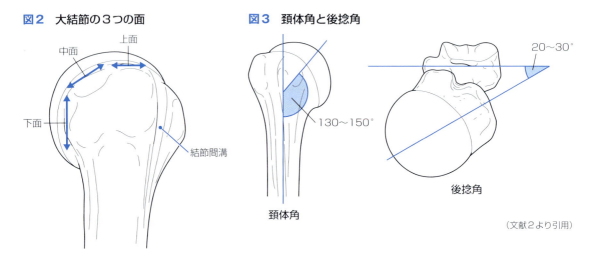

図2 大結節の3つの面

図3 頸体角と後捻角

（文献2より引用）

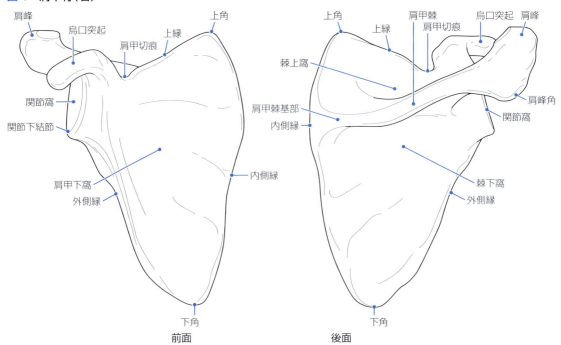

図4 肩甲骨（右）

3つに分類される[3]（図5）。肩甲骨には，上縁，内側縁，および外側縁があり，各々の縁によって上角および下角が形成される。上縁には，前方に隆起した烏口突起とやや凹んだ肩甲切痕があり，外側縁上方には上腕骨と連結する関節窩がある。関節窩は，肩甲骨体部に対して3～5°上方へ傾斜，かつ約7°後方へ傾斜しており，上腕骨頭の下方安定性に関与している（図6）[2]。一般に，上角は第1～2胸椎，肩甲棘は第3胸椎，下角は第7胸椎の高さに位置する。また，肩甲骨は，前額面に対して前方へ約30°内旋しており，その面を肩甲骨面（scapular plane）とよぶ[4]（図7）。

▶鎖骨

胸骨および肩甲骨と連結する長く扁平した骨である。鎖骨の内側は胸骨端とよばれ，胸骨と胸鎖関節を形成し，外側は肩峰端とよばれ，肩峰と肩鎖関節を形成している。水平面からみた鎖骨は，内側が前方に凸，外側が凹のS字型をしており，前額面に対して後方へ約30°傾いている。また，肩甲骨と鎖骨のなす角は約60°であり，棘鎖角とよばれる[4]（図7）。

図5 肩峰下面の形状

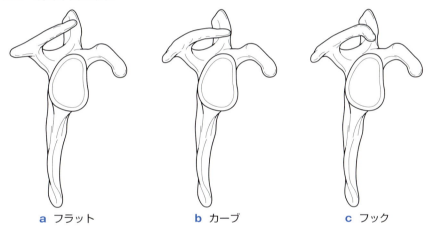

a フラット　　b カーブ　　c フック

図6 関節窩の傾斜

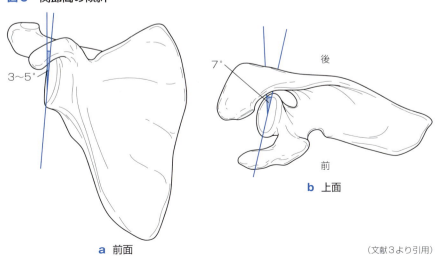

a 前面　　b 上面

（文献3より引用）

図7 肩甲骨面と棘鎖角

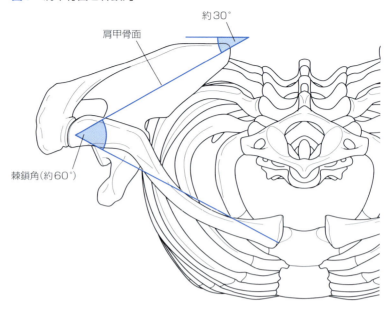

肩関節複合体の機能解剖(図8)

▶肩甲上腕関節(glenohumeral joint)

　肩甲上腕関節は，上腕骨頭(humeral head)と肩甲骨関節窩(glenoid)によって形成される球関節で，3つの運動自由度を有する多軸性関節である。肩甲骨関節窩に対して，上腕骨頭の関節面は約3倍の面積を有することにより，広い可動性が許される反面，同じ球関節の股関節と比べると，骨性支持は乏しく不安定な構造である。このように不安定な構造を補強するために，関節周囲には線維性組織の関節唇，関節包，関節上腕靱帯，烏口上腕靱帯，および腱板が存在する[5](図9)。さらに，これらの組織は，静的・動的環境下で上腕骨頭の中心を関節窩の中央に配置する(骨頭求心性を担保する)役割を担う。

●関節唇(glenoid labrum)

　関節唇は，関節窩の全周を覆う線維性(軟骨)組織である。その役割は，浅い関節窩の深さを補い，上腕骨頭との接触面積を増加させることで，上腕骨頭が関節窩から逸脱するのを防いでいる(図10)。関節唇は，関節窩軟骨(硝子軟骨)より連続して半月様の線維性(軟骨)組織となり関節包に付着する[6]。関節窩と関節唇の深さは，前後方向では平均5mm(関節窩：2.4mm，関節唇：2.6mm)，上下方向では平均8.8mm(関節窩：4.6mm，関節唇：4.2mm)であり，関節唇は関節窩の深さを約2倍にしている[7]。この関節唇がなくなると，上腕骨頭の安定性は約20％減少する[8]。

肩関節複合体の機能解剖とバイオメカニクス

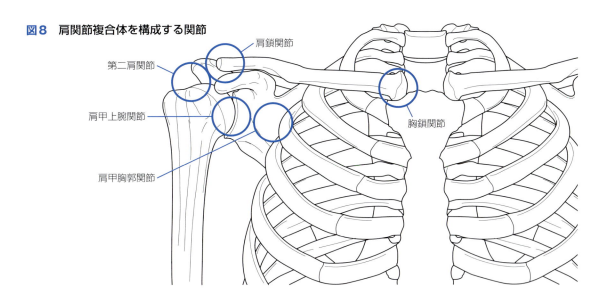

図8 肩関節複合体を構成する関節

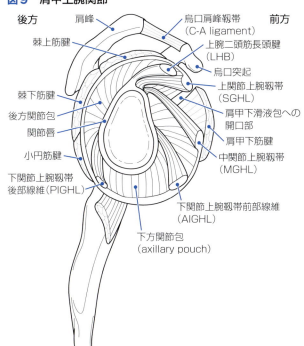

図9 肩甲上腕関節

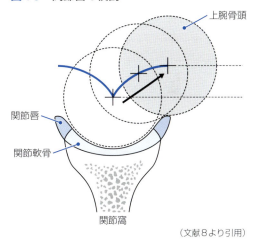

図10 関節唇の役割

（文献8より引用）

● 関節包（joint capsule）

　肩甲上腕関節を包み込む関節包は，関節窩側では関節唇，上腕骨頭側では上腕骨解剖頚の外縁に幅広く付着している[9]。関節包の前上方には，肩甲下筋腱の腱下方へと続く円形の開口部（Weitbrecht's孔）がある[10]。上肢下垂位における下方関節包は，袋状にたわんでいるが，肩甲上腕関節を40°挙上（およそ上肢挙上角60°）するとそのたわみは消失する[11]。関節包は，コラーゲン線維が網目状に配列した交織密線維性結合組織であり伸張性を有している。そのため，上肢挙上60°以上では，伸張された下方関節包がハンモック状に上腕骨頭を支

GHL：
glenohumeral ligament

SGHL：
superior glenohumeral ligament

MGHL：
middle glenohumeral ligament

IGHL：
inferior glenohumeral ligament

AIGHL：
anterior inferior glenohumeral ligament

PIGHL：
posterior inferior glenohumeral ligament

持している[11]。

　関節包によって密閉された関節内には，関節内圧（陰圧）が生じる。上腕が下方へ牽引されると関節内圧は低下（陰圧が増加）し，この関節内圧がなくなると上腕骨頭は下方へ脱臼する[12,13]。関節内圧もまた上腕骨頭の下方変位に抵抗している。

● 関節上腕靱帯（glenohumeral ligament）

　前方の関節包には，肉眼的にも肥厚して索状になった部分があり，これを関節上腕靱帯（GHL）とよぶ。関節上腕靱帯は，上関節上腕靱帯（SGHL），中関節上腕靱帯（MGHL），下関節上腕靱帯（IGHL）に分けられる。また，下関節上腕靱帯には，下関節上腕靱帯前部線維（AIGHL）と下関節上腕靱帯後部線維（PIGHL）があり，この2つの線維の間に位置する下方関節包（axillary pouch）を含めて，下関節上腕靱帯複合体とよばれる[14]（図9）。関節上腕靱帯は，主に肩甲上腕関節の前方および下方安定性を静的に担っており，各肢位で上腕骨頭の過度な変位を制動する役割がある[15]（図11）。SGHLは上肢下垂位における

図11　関節上腕靱帯の役割

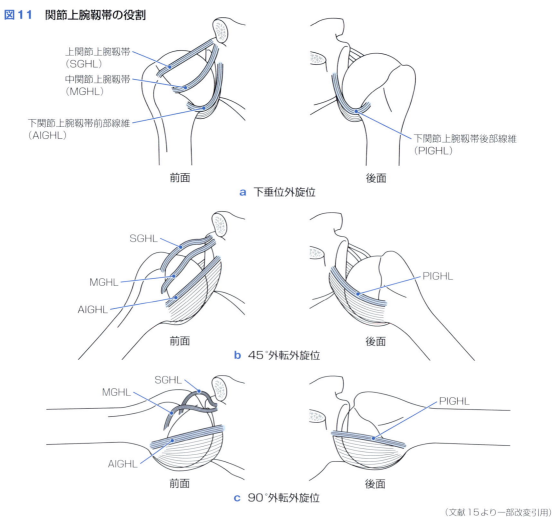

a　下垂位外旋位

b　45°外転外旋位

c　90°外転外旋位

（文献15より一部改変引用）

前方・下方変位の制動[16,17]，および下垂位外旋時の前方変位の制動[18]，MGHLは軽度外転位における前方変位の制動，および軽度外転位・外旋時の前方変位の制動[19]，IGHLは外転位における下方変位の制動[15]，および外転位・外旋時の前方変位の制動[19]に貢献する。

CHL：
coracohumeral ligament

● 烏口上腕靱帯（coracohumeral ligament）

烏口上腕靱帯（CHL）は，烏口突起の底部から上腕骨大結節および小結節に向けて扇状に走行し，腱板疎部（rotator interval）を補強している。小結節に向かう前方の線維は，肩甲下筋を包み込み，また大結節に向かう後方の線維は，棘上筋と棘下筋を包み込むことで，これらの腱板を保持している[20]。さらに前方の線維は，SGHLとともに上腕二頭筋長頭腱の下に向かい，ヒダを形成する（図12）。これにより，上腕二頭筋長頭腱を支持するとともに，reflection pulleyとしての役割をもつ[21]。烏口上腕靱帯は，肩甲上腕関節の外旋および伸展の制動[16,18]，外旋位における上腕骨頭の下方制動[17]を担うと考えられている。

● 腱板

腱板は，棘上筋，棘下筋，小円筋，および肩甲下筋の4筋で構成され，肉眼上一塊となって板状に上腕骨大結節および小結節に付着している。棘上筋，棘下筋，小円筋は，それぞれ1本の筋内腱をもつ羽状筋であるのに対して，肩甲下筋は走行の異なる複数本の筋内腱をもつ多羽状筋に分類されている[22]。従来，腱板の付着部である大結節は，その形状から上面・中面・下面に区別され，上面には棘上筋，中面には棘下筋，下面には小円筋がそれぞれ付着すると考えられてきた。しかしながら，近年，棘上筋は大結節上面の前方部分にのみ付着し，そのうち約2割は小結節に付着しているとする報告もある[23]。また，棘下筋は棘上筋を外側から包み込むように走行し，大結節の中面に加えて，上面の前方部に向かって広い面をもって付着するとされている[23]（図13）。

図12　腱板疎部の構造

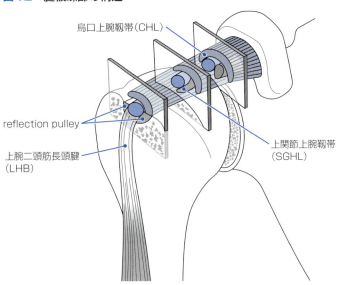

（文献21より引用）

図13 棘上筋と棘下筋の付着部

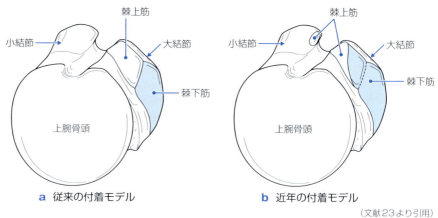

a 従来の付着モデル　　　b 近年の付着モデル

(文献23より引用)

> **Memo** 腱板の5層構造
>
> 腱板の付着部は，浅層より烏口上腕靱帯（第1層），腱板浅層（第2層），腱板深層（第3層），烏口上腕靱帯（第4層），および関節包（第5層）の5層構造である（図14）。このうち，第2層は，筋内腱の線維方向が一致し，太い腱線維束を形成することから，腱板の力を上腕骨に伝える重要な役割を担う部分と考えられている[24]。
>
> 図14 腱板の5層構造
>
>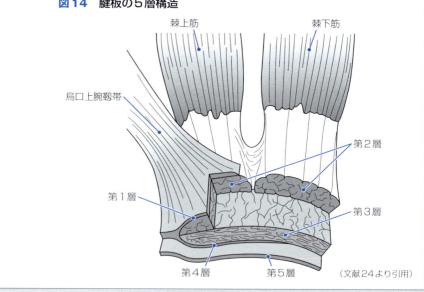
>
> (文献24より引用)

▶胸鎖関節（sternoclavicular joint）

　胸鎖関節は，胸骨と鎖骨で形成される鞍関節で，唯一上肢帯と体幹を骨性に連結している。また，鎖骨の胸骨端と胸骨関節面は，下方では第一肋骨とも関節を形成している。一般に，鞍関節は2軸性関節に分類されるが，互いの関節面を隔てる関節円板が存在するため，球関節と同様に多軸性関節としての機能を有する。胸鎖関節の関節包は，前・後の胸鎖靱帯によって補強されている。また，胸鎖関節の上面は，一側の鎖骨から胸骨の頸切痕を越えて反対側の鎖骨

に走行する鎖骨間靱帯が補強している。さらに，肋鎖靱帯は，鎖骨の胸骨端下面と第一肋骨の軟骨部を結んでいる。これらの靱帯は，過度な胸鎖関節の動きを制動する役割がある。

胸鎖関節の運動（胸鎖関節軸回りの鎖骨の運動：図15）には，前-後軸回りの挙上（elevation）／下制（depression），垂直軸回りの前方突出（protraction）／後退（retraction），内-外側軸回りの後方回旋（posterior rotation）がある[25,26]。なお，上肢挙上時の胸鎖関節には，挙上，後退，および後方回旋が生じる。胸鎖関節は，鎖骨を介して肩甲骨運動の支点となっている。

▶肩鎖関節（acromioclavicular joint）

肩鎖関節は，鎖骨外側と肩峰で形成される平面関節で，さまざまな形状の関節円板を有する。肩鎖関節の関節包は薄く，上方と下方から肩鎖靱帯が補強している。また，肩鎖関節よりも内側には，2束の烏口鎖骨靱帯（円錐靱帯・菱形靱帯），外側には烏口肩峰靱帯が付着しており，肩鎖関節の不安定な構造を補っている[27]。

肩鎖関節の運動（肩鎖関節軸回りの肩甲骨の運動：図16）には，前-後軸回りの上方回旋（upward rotation）／下方回旋（downward rotation），内-外側軸回りの前方傾斜（anterior tilt）／後方傾斜（posterior tilt），垂直軸回りの内旋（internal rotation）／外旋（external rotation）がある[28]。なお，上肢挙上時の肩鎖関節には，上方回旋，後方傾斜，および内旋が生じる。

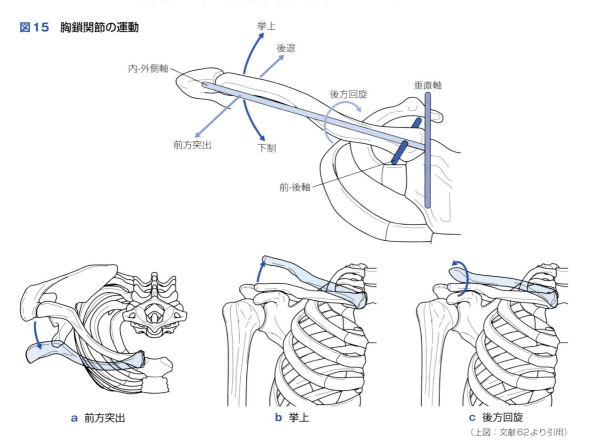

図15　胸鎖関節の運動

a　前方突出　　b　挙上　　c　後方回旋

（上図：文献62より引用）

➤肩甲胸郭関節(scapulothoracic joint)

　前述した3つの関節(肩甲上腕関節,胸鎖関節,肩鎖関節)は,関節包に包まれ,骨同士を連結する解剖学的関節である。一方,肩甲骨と胸郭の間にある肩甲胸郭関節は,関節包をもたず,骨同士を連結していないが,可動関節のように肩甲骨が胸郭上を滑走することから機能的関節とよばれる。

　体表から観察される肩甲胸郭関節(肩甲骨)の運動は,胸鎖関節および肩鎖関節軸回りの運動の結果として生じ[25, 29],主として移動(translation)と回転(rotation)に大別できる(図17)。肩甲骨の移動には,挙上(elevation)／下制(depression),外転(abduction)／内転(adduction)があり,それぞれ胸鎖関節軸回りの運動(挙上と下制,前方突出と後退)に対応している[26]。肩甲骨の回転には,上方回旋(upward rotation)／下方回旋(downward rotation),前方傾斜(anterior tilt)／後方傾斜(posterior tilt),内旋(internal rotation)／外旋(external rotation)があり,それぞれ肩鎖関節軸回りの運動に対応している(図18)。

図16　肩鎖関節の運動

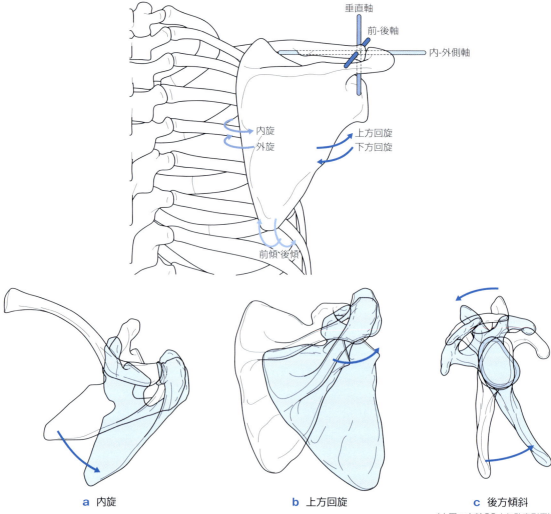

a　内旋　　　　　b　上方回旋　　　　　c　後方傾斜

(上図：文献63より改変引用)

肩関節複合体の機能解剖とバイオメカニクス

図17 肩甲胸郭関節（肩甲骨）の運動

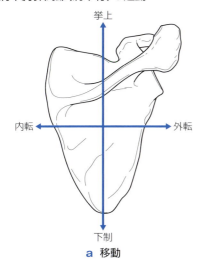
a 移動

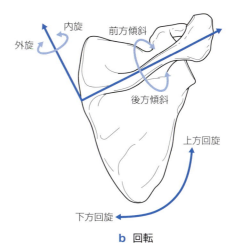
b 回転

（日本肩関節学会ホームページより）

図18 胸鎖関節と肩鎖関節の共同運動

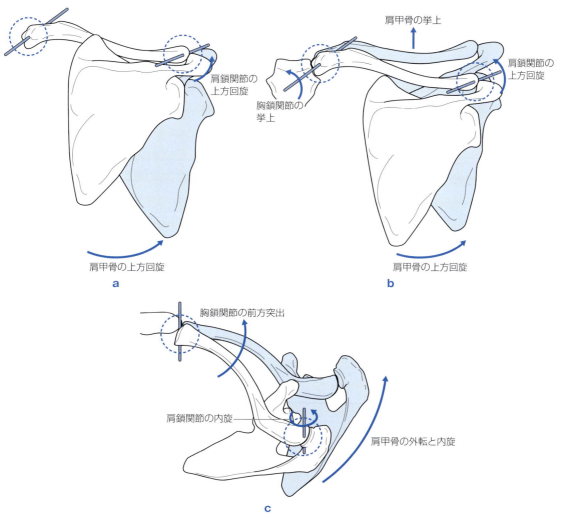

（文献62より一部改変引用）

バイオメカニクス

▶肩甲上腕関節の安定化機構

　肩甲上腕関節の安定化には，大きく分けて静的安定化機構と動的安定化機構がある．静的安定化機構には，関節唇，関節包，関節内圧，靱帯（関節上腕靱帯・烏口上腕靱帯），関節窩の形状が主に関与し，これらの機能的役割については前述した．動的安定化には，腱板と上腕二頭筋長頭腱が中心的に関与している．

　腱板には，肩関節運動の主動作筋としての働きとともに，上肢挙上時にはforce coupleを形成し，上腕骨頭に安定した支点を与える役割がある[30,31]．棘上筋は，三角筋と共同して肩関節の挙上運動に関与するが，棘下筋・小円筋と肩甲下筋は，depressorとして三角筋による上腕骨頭上方化を抑制する（図19）．上腕二頭筋長頭腱は，上腕骨頭の上方化を抑制する作用に加えて，前方，後方，および下方に対する制動作用も有する[32]．これら上腕二頭筋長頭腱の安定化作用は，健常者よりも腱板断裂や前方不安定肩でその貢献度は高い[33,34]．

▶肩甲上腕関節の回旋運動

　上肢挙上時の肩甲上腕関節は，最大で約100〜120°の挙上を行うことが可能であるが，このときの上腕骨には自然な外旋運動が生じる．古くから，この上腕骨の外旋は「強制的な外旋（obligatory external rotation）」とよばれ，大結節と肩峰の衝突を回避して，最大挙上を行うために必要な動きと考えられてきた[35]．また，上腕骨頭と関節窩の形状から，大結節に付着する棘上筋腱（関節面側）と関節窩上縁の衝突を回避するために，上腕骨を外旋させるという意見もある[37]．しかしながら，安静下垂位では内旋位にある上腕骨は，挙上運動の主動作筋である棘上筋の収縮によって必然的に外旋する．また，最大挙上時における結節間溝の位置は，上腕二頭筋長頭腱が起始する関節窩上縁とおおむね一致するため[38]，上腕二頭筋長頭腱がガイドとなって上腕骨の外旋を誘導している可能性もある．つまり，挙上に伴う上腕骨の外旋は，肩峰下や関節内にお

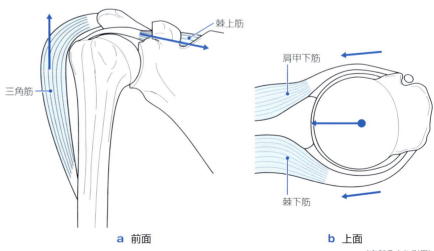

図19　force couple

a　前面　　b　上面

（文献2より引用）

ける衝突を回避するために起こるものではなく，棘上筋や上腕二頭筋長頭腱によって結果的に生じると考えられる。なお，屍体肩で調べられた最大挙上時の外旋角は，肩甲骨面よりも約20°前方の挙上面で，約35°外旋することが示されている[36]。

> **Memo** zero position
>
> Saha[39]は，挙上する方向にかかわらず，回旋や関節面の滑りが生じにくく，かつ機能的な軸と解剖学的な軸が一致する肢位をzero positionと名付けた。また，この肢位では上腕骨の内旋や外旋は起こらず，個人差はあるが約165°挙上した肢位であると述べた。zero positionの角度（肢位）については諸説あるが，「最も楽な上肢挙上位」で上腕骨軸と肩甲棘長軸が一致している肢位がzero positionと考えられている。

▶関節窩に対する上腕骨頭の運動

関節窩に対する上腕骨頭の動きには，転がり（rolling），滑り（sliding），および回旋（spinning）がある（図20）。挙上時の骨頭中心は，ほぼ一定の運動軸まわりに回旋運動を行い，挙上以外にも水平面上の運動（水平内外転，内外旋）や外部負荷を加えても，骨頭中心は関節窩中央に保たれる（骨頭求心性は保たれる）[40-42]。このときの上腕骨頭（凸面）は，関節窩（凹面）に対して"転がり"と"滑り"を逆方向に起こすことで，骨頭中心の回旋運動を一定に保っている。仮に，腱板断裂によって骨頭求心性が低下すると，上腕骨頭の"転がり"と"滑り"が同方向に起こるため，関節窩に対して上腕骨頭は上方化する。

図20　関節窩に対する上腕骨頭の動き

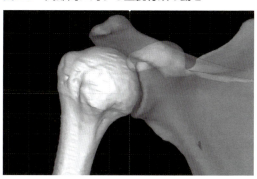

a　下垂位

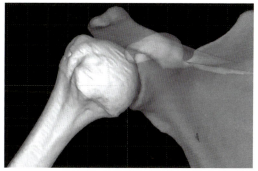

b　挙上初期

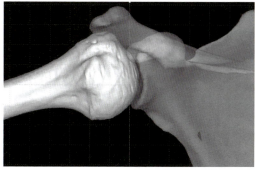

c　挙上中期

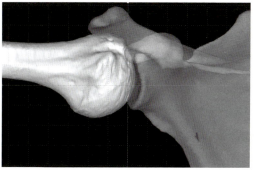

d　挙上終期

> **Memo** 関節運動の定量化
>
> 　近年では，上腕骨頭の動きを三次元的に計測できる画像解析技術の進歩によって，動作時の精密な骨頭変位量が計測されている[43-45]。Kozonoら[45]は，3D-to-2Dレジストレーション法を用いて健常者の上腕骨頭の動きを分析し，挙上前半は前上方に移動（前方：0.4±0.9mm，上方：0.6±0.9mm）したのち，挙上後半には後下方へ移動（後方：1.0±2.1mm，下方：1.7±2.6mm）することを示した（図21）。つまり，挙上時の上腕骨頭は，常に関節窩の中央に位置しているわけはなく，健常者であってもわずかに移動している。

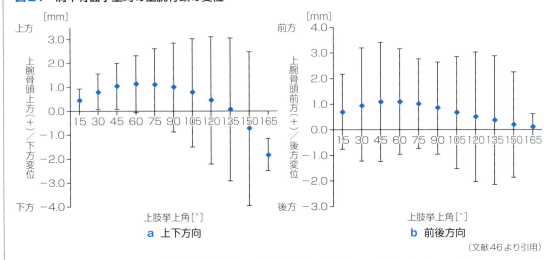

図21 肩甲骨面挙上時の上腕骨頭の変位

a 上下方向　　b 前後方向

（文献46より引用）

▶肩甲胸郭関節（肩甲骨）の運動

　胸郭に対する肩甲骨の位置は，水平面からみると前額面に対して約30°前方に回旋し，矢状面からみると約20°前方に傾斜している[2]。上肢挙上時の肩甲胸郭関節（肩甲骨）は，前-後軸まわりに約50°上方回旋，内-外側軸まわりに約30°後方傾斜，および垂直軸まわりに約20°外旋を行う[46]。前述の通り，これら肩甲骨の運動は，胸鎖関節および肩鎖関節における運動の結果として生じる（図18）。つまり，胸鎖関節では，挙上，後退，および後方回旋，肩鎖関節では，上方回旋，後方傾斜，および内旋が起こる。open MRIを用いた研究[47]によると，最大挙上時に胸鎖関節では，約7°挙上，約30°後退，および約33°後方回旋し，肩鎖関節では，約21°上方回旋，約22°後方傾斜，および約15°内旋することが示されている。なお，挙上時の肩甲骨は，肩鎖関節では鎖骨に対して内旋しているが，胸鎖関節では胸骨に対して鎖骨は後退するため，肩甲胸郭関節としては相対的に外旋したことになる。

　肩甲骨の運動は，挙上する方向や外部負荷に影響を受けるのであろうか？磁気式モーションセンサーを用いた研究[28]によると，各関節の運動を3つの挙上面（屈曲，外転，肩甲骨面挙上）間で比較した結果，胸鎖関節の運動は屈曲よりも外転で大きく，肩鎖関節の運動は外転よりも屈曲で大きいこと，肩甲胸郭関節の運動は，わずかに屈曲よりも外転が大きいことを示した。ただし，体表から観察される肩甲骨の運動は，外旋を除いて挙上方向による影響は少ないと

考えられる。また，5kg程度の外部負荷を加えても，肩甲骨の運動は変化しない[48]。

▶肩甲上腕リズム(scapulo-humeral rhythm)

SHR：
scapulo-humeral rhythm

上肢を挙上すると，上腕骨の動きと連動して肩甲骨は規則的な運動を行う。Codman[49]は，この現象を肩甲上腕リズム(SHR)と名付け，さらにInman[25]は，この上腕骨と肩甲骨の運動は挙上運動全体を通してみると，おおむね2：1の割合で起こることを明らかにした。肩甲上腕リズムは，上肢挙上時における上腕骨(肩甲上腕関節)の外転角と肩甲骨(肩甲胸郭関節)の上方回旋角の比率であり，例えば，上肢を90°外転した場合であれば，肩甲上腕関節で60°挙上，肩甲胸郭関節で30°上方回旋したことを意味している(図22)。また，肩甲骨の上方回旋よりも，上腕骨の外転角が大きくなるほど，肩甲上腕リズムは大きいと表現される。

肩甲上腕リズムの比率は，挙上角度によって異なる。Inman[25]は，外転30°(屈曲60°)までは上腕骨の動きに肩甲骨が連動しない静止期(setting phase)があり，個人差があること，上腕骨と肩甲骨が一定の割合で動くのはsetting phase以降であると報告した。また，Saha[50]は，setting phase以降の肩甲上腕リズムは，挙上90°までは上腕骨と肩甲骨が2：1の比率で動くが，90°以降は1：2に逆転すると述べた。その他にも，多種多様な計測手法を用いた分析結果が

図22 肩甲上腕リズム

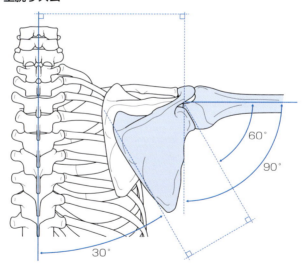

> **Memo** setting phaseにおける肩甲骨の運動
>
> setting phase(0～30°)における肩甲骨運動には個人差がある。Yanoら[54]は，上肢挙上初期の肩甲骨の動きには，肩甲骨が一度下方回旋してから上方回旋するタイプと下方回旋せずに直接上方回旋するタイプが存在することを報告した。信原[4]は，setting phaseでみられる肩甲骨の下方回旋について，上腕骨頭が関節窩に対して求心位(接触点)を求める現象に対応したものと述べ，これをfloating phenomenon(係留されたボートに飛び乗ったときに起こる現象)とよんだ。

報告[40, 51-53]されており，その比率は1.25〜4.3：1までさまざまだが，挙上運動全体を通しておおむね2：1とする考えがいまだ広く支持されている。

➤肩関節運動に関与する力

肩関節運動に関与する筋は，その起始と停止より胸郭と肩甲骨を結ぶ筋，胸郭と上腕骨を結ぶ筋，および肩甲骨と上腕骨を結ぶ筋に大別することができる。これらの筋群の機能的役割は，各筋の大きさ(生理的断面積)やモーメントアーム，筋活動性によって決まる。

●筋の大きさ(生理的断面積)

筋が発揮する力は，筋の生理的断面積に比例する。Bassettらの報告[55]によると，三角筋の生理的断面積が最も大きく全体の約18％(後部線維を含むと23％)を占め，次いで肩甲下筋(15.9％)，棘下筋＋小円筋(13.4％)，大胸筋(13.0％)，広背筋(11.7％)の順で並び，棘上筋(5.6％)は他の腱板に比べると小さい(**表1**)。また，Keatingらの報告[56]によると，外旋筋である棘上筋(14％)，棘下筋(22％)，および小円筋(10％)の生理的断面積の総和と，内旋筋である肩甲下筋(53％)の生理的断面積はほぼ等しいことが示されている。なお，$1\,cm^2$当たりの発揮筋力には諸説あるが，約$90\,N/cm^2$との意見が支持されている[2]。

●筋のモーメントアーム

筋のモーメントアームとは，関節の回転中心(支点)から筋の作用線(力点)までの距離を指し，この距離が長いほど発揮される回転トルクは大きくなる。仮に，生理的断面積が同じであっても，筋のモーメントアームが長いほうが力発揮に有利となる。肩関節の筋は，複雑な走行と付着部をもち，かつ可動範囲が広いため，肩関節の肢位(挙上角度)が変わると，モーメントアームの大小も変

表1　各筋の生理的断面積

筋	生理的断面積と割合	
	平均(cm^2)	％
上腕二頭筋長頭	2.01	1.9
上腕二頭筋短頭	2.11	2.0
烏口腕筋	1.60	1.6
三角筋	18.17	17.7
三角筋後部線維	5.00	4.9
棘下筋および小円筋	13.74	13.4
広背筋	12.00	11.7
大胸筋	13.34	13.0
肩甲下筋	16.30	15.9
棘上筋	5.72	5.6
大円筋	8.77	8.5
上腕三頭筋長頭	2.96	3.8

(文献56より引用)

化する。Acklandらの報告[57]によると，三角筋前部・中部線維は最も大きな外転モーメントもち，大円筋，広背筋中部・下部線維，および大胸筋中部・下部線維は最も大きな内転モーメントをもつ。また，大胸筋上部線維，三角筋前部線維，および棘上筋は最も大きな屈曲モーメントもち，大円筋と三角筋後部線維は最も大きな伸展モーメントをもつことが示されている（**表2**）。

さらに，棘上筋，棘下筋，小円筋，肩甲下筋，および三角筋後部線維は，挙上時に上腕骨頭を関節窩に対して圧迫（安定化）させる作用線をもつ一方で，大

表2　各挙上面におけるモーメントアーム

筋	肩甲骨面挙上				前額面挙上（外転）				矢状面挙上（屈曲）			
	最大	θ	最小	θ	最大	θ	最小	θ	最大	θ	最小	θ
肩甲下筋上部線維	9.8	2.5	2.2	120	−9.5	94	7.2	2.5	35.3	2.5	−5.4	120
肩甲下筋中部線維	−2.4	120	1.8	30	−12.7	94	1.3	2.5	24.2	2.5	−0.6	120
肩甲下筋下部線維	−9.5	94	−1.5	15	−16.6	90	−2.2	15	10.4	2.5	−3.4	109
棘上筋前部線維	32.4	2.5	9.2	120	23.2	10	5.6	120	41.8	2.5	0.6	120
棘上筋後部線維	31.9	2.5	13.8	120	26.8	2.5	10.4	120	43.5	2.5	2.7	120
棘下筋上部線維	22.2	2.5	7.1	120	13.4	28	5.6	120	7.1	33	1.7	120
棘下筋下部線維	12.2	2.5	1.9	120	10.9	75	1.1	120	−6.8	23	4.2	120
小円筋	2.0	25	−0.8	120	5.1	120	−3.3	18	−18.7	2.5	2.2	120
大円筋	−47.3	87	−18.6	15	−46.1	83	−12.1	10	−54.4	56	−19.7	120
三角筋前部線維	39.3	120	2.1	2.5	30.2	120	2.0	2.5	40.0	120	11.6	2.5
三角筋中部線維	33.1	120	6.7	2.5	29.1	86	8.3	2.5	12.2	120	0.0	2.5
三角筋後部線維	−14.9	34	3.0	120	−15.9	5	2.0	120	−33.0	30	−16.3	120
大胸筋上部線維	30.2	120	3.1	2.5	11.2	120	−3.0	2.5	53.7	71	9.6	2.5
大胸筋中部線維	−12.7	38	−2.9	120	−32.9	41	−17.7	120	15.9	45	4.4	2.5
大胸筋下部線維	−22.2	68	−12.4	120	−33.6	64	−16.2	120	−9.3	98	1.9	2.5
広背筋上部線維	−31.5	71	−7.8	10	−29.9	71	−4.4	10	−22.1	45	−0.1	120
広背筋中部線維	−21.0	10	−6.4	120	−38.6	64	−16.9	10	−7.8	30	−0.7	98
広背筋下部線維	−28.9	10	−9.9	120	−38.1	71	−3.3	10	−10.8	53	−2.9	120

最大　：最大モーメントアーム長
最小　：最小モーメントアーム長
θ　　：最大または最小モーメントアーム長の挙上角度
正の値：外転モーメントアーム
負の値：内転モーメントアーム

（文献58より引用）

胸筋上部線維（上方へ），広背筋下部線維（下方へ），三角筋前部・中部線維（上方へ）は上腕骨頭を上下方向へ剪断される作用線をもち，肩甲下筋下部線維と広背筋下部線維はこの剪断力に抵抗する作用線を有している（図23）[58]。

● 筋活動

　肩関節の運動は，その運動に参画する筋群の共同作用によって成り立っている。なかでも，上肢挙上の主動作筋である三角筋は，挙上初期より活動を開始し90～120°でその活動は最大となる。腱板構成筋もまた挙上初期より活動を開始するが，挙上中期までにその活動は最大となり，それ以降は減少してゆく[59,60]。興味深いことに，棘上筋の活動開始は，挙上（骨運動）が開始されるよりもわずかに（約0.1秒）早いことから，挙上運動のstarterとして上腕骨頭の引き寄せに作用すると考えられる。肩甲骨の運動や支持に関与する僧帽筋，前鋸筋，および菱形筋の活動も，挙上初期より開始され，挙上100～130°で最大となる[60]（図24）。

図23　上腕骨頭を安定させる筋と剪断させる筋

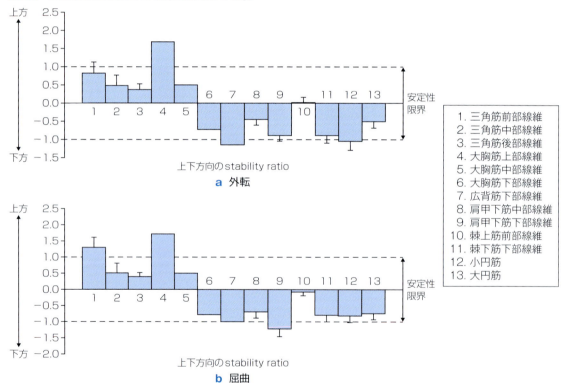

a　外転

b　屈曲

stability ratioが，1から−1の範囲であれば，関節窩に対して上腕骨頭を安定させる作用をもつ。1以上は上方へ，−1以下は下方へ上腕骨頭を剪断させる作用をもつ。

（文献59より引用）

図24 上肢挙上時の筋活動

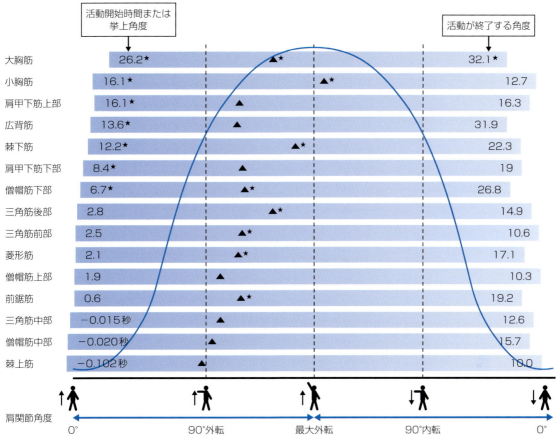

図内の数値は，活動が開始(または終了)する時間(秒)または挙上角度を示している。▲は，各筋の最大筋活動を示している。★は，棘上筋と比較して有意差が認められる筋を示している。

(文献60より引用)

▶骨頭合力

上肢挙上時の骨頭合力は，外転90°で関節窩への垂直分力が最大(体重の約90%)となり，外転30～60°では上腕骨頭の上方への剪断力が最大(体重の約40%)となる[61]。つまり，三角筋の収縮力によって，挙上60°までに上腕骨頭を上方へ剪断させる力が最大となるため，その剪断力に抗して上腕骨頭を関節窩に引き止めるためには，腱板は挙上60°までに最大の力を発揮する必要がある。

文献

1) Minagawa H, et al：Humeral attachment of the supraspinatus and infraspinatus tendons：an anatomic study. Arthroscopy, 14(3)：302-306, 1998.
2) Rockwood CA, et al：The shoulder 4th edition. Philadelphia. Saunders, 2009.
3) Bigliani LU：The morphology of the acromion and its relationship to rotator cuff tears. Orthop Trans, 10：228, 1986.
4) 信原克哉：肩 その機能と臨床 第4版. 医学書院, 2012.
5) O'Brien SJ, et al：Capsular restraints to anterior-posterior motion of the abducted shoulder：a biomechanical study. J Shoulder Elbow Surg, 4(4)：298-308, 1995.
6) Cooper DE, et al：Anatomy, histology, and vascularity of the glenoid labrum. An anatomical study. J Bone Joint Surg Am, 74(1)：46-52, 1992.
7) Howell SM, et al：The glenoid-labral socket. A constrained articular surface. Clin Orthop Relat Res, (243)：

122-125, 1989.

8) Lippitt SB, et al : Glenohumeral stability from concavity-compression : A quantitative analysis. J Shoulder Elbow Surg, 2(1) : 27-35, 1993.

9) Nimura A, et al : The superior capsule of the shoulder joint complements the insertion of the rotator cuff. J Shoulder Elbow Surg, 21(7) : 867-872, 2012.

10) 中村耕三 監訳 : 運動器臨床解剖アトラス. 医学書院, 2013.

11) 高濱 照, ほか : 運動器の機能解剖 肩関節(4). 理学療法, 21(5) : 684-687, 2004.

12) Kumar VP, et al : The role of atmospheric pressure in stabilising the shoulder. An experimental study. J Bone Joint Surg Br, 67(5) : 719-721, 1985.

13) Itoi E, et al : Intraarticular pressure of the shoulder. Arthroscopy, 9(4) : 406-413, 1993.

14) O'Brien SJ, et al : The anatomy and histology of the inferior glenohumeral ligament complex of the shoulder. Am J Sports Med, 18(5) : 449-456, 1990.

15) Warner JJ, et al : Static capsuloligamentous restraints to superior-inferior translation of the glenohumeral joint. Am J Sports Med, 20(6) : 675-685, 1992.

16) O'Connell PW, et al : The contribution of the glenohumeral ligaments to anterior stability of the shoulder joint. Am J Sports Med, 18(6) : 579-584, 1990.

17) Ovesen J, Nielsen S : Stability of the shoulder joint. Cadaver study of stabilizing structures. Acta Orthop Scand, 56(2) : 149-151, 1985.

18) Harryman DT 2nd, et al : The role of the rotator interval capsule in passive motion and stability of the shoulder. J Bone Joint Surg Am, 74(1) : 53-66, 1992.

19) Turkel SJ, et al : Stabilizing mechanisms preventing anterior dislocation of the glenohumeral joint. J Bone Joint Surg Am, 63(8) : 1208-1217, 1981.

20) Arai R, et al : The anatomy of the coracohumeral ligament and its relation to the subscapularis muscle. J Shoulder Elbow Surg, 23(10) : 1575-1581, 2014.

21) Walch G, et al : Tears of the supraspinatus tendon associated with "hidden" lesions of the rotator interval. J Shoulder Elbow Surg, 3(6) : 353-360, 1994.

22) 皆川洋至, ほか : 腱板を構成する筋の筋内腱-筋外腱移行形態について. 肩関節, 20(1) : 103-109, 1996.

23) Mochizuki T, et al : Humeral insertion of the supraspinatus and infraspinatus. New anatomical findings regarding the footprint of the rotator cuff. J Bone Joint Surg Am, 90(5) : 962-969, 2008.

24) Clark JM, et al : Tendons, ligaments, and capsule of the rotator cuff. Gross and microscopic anatomy. J Bone Joint Surg Am, 74(5) : 713-725, 1992.

25) Inman VT, et al : Observations of the function of the shoulder joint. 1944. Clin Orthop Relat Res, (330) : 3-12, 1996.

26) Ludewig PM, et al : Three-dimensional clavicular motion during arm elevation : reliability and descriptive data. J Orthop Sports Phys Ther, 34(3) : 140-149, 2004.

27) Fukuda K, et al : Biomechanical study of the ligamentous system of the acromioclavicular joint. J Bone Joint Surg Am, 68(3) : 434-440, 1986.

28) Ludewig PM, et al : Motion of the shoulder complex during multiplanar humeral elevation. J Bone Joint Surg Am, 91(2) : 378-389, 2009.

29) Fung M, et al : Scapular and clavicular kinematics during humeral elevation : a study with cadavers. J Shoulder Elbow Surg, 10(3) : 278-285, 2001.

30) Saha AK : Dynamic stability of the glenohumeral joint. Acta Orthop Scand, 42(6) : 491-505, 1971.

31) Thompson WO, et al : A biomechanical analysis of rotator cuff deficiency in a cadaveric model. Am J Sports Med, 24(3) : 286-292, 1996.

32) Itoi E, et al : Stabilizing function of the long head of the biceps in the hanging arm position. J Shoulder Elbow Surg, 3(3) : 135-142, 1994.

33) Kido T et al : Electromyographic activities of the biceps during arm elevation in shoulders with rotator cuff tears. Acta Orthop Scand, 69(6) : 575-579, 1998.

34) Itoi E, et al : Stabilising function of the biceps in stable and unstable shoulders. J Bone Joint Surg Br, 75(4) : 546-550, 1993.

35) Johnston TB : The movements of the shoulder-joint a plea for the use of the 'plane of the scapula' as the plane of reference for movements occurring at the humero-scapular joint. BJS, 25(98) : 252-260, 1937.

36) Browne AO, et al : Glenohumeral elevation studied in three dimensions. J Bone Joint Surg Br, 72(5) : 843-845, 1990.

37) Jobe CM, Iannotti JP : Limits imposed on glenohumeral motion by joint geometry. J Shoulder Elbow Surg, 4(4) : 281-285, 1995.

38) Sahara W, et al : The three-dimensional motions of glenohumeral joint under semi-loaded condition during arm abduction using vertically open MRI. Clin Biomech (Bristol, Avon), 22(3) : 304-312, 2007.

39) Saha AK : Zero position of the glenohumeral joint : its recognition and clinical importance. Ann R Coll Surg Engl, 22(4) : 223-226, 1958.

40) Poppen NK, et al : Normal and abnormal motion of the shoulder. J Bone Joint Surg Am, 58(2) : 195-201, 1976.

41) Deutsch A, et al : Radiologic measurement of superior displacement of the humeral head in the impingement

syndrome. J Shoulder Elbow Surg, 5(3)：186-193, 1996.

42）Howell SM, et al：Normal and abnormal mechanics of the glenohumeral joint in the horizontal plane. J Bone Joint Surg Am, 70(2)：227-232, 1988.

43）Nishinaka N, et al：Determination of in vivo glenohumeral translation using fluoroscopy and shape-matching techniques. J Shoulder Elbow Surg, 17(2)：319-322, 2008.

44）Matsuki K, et al：Dynamic in vivo glenohumeral kinematics during scapular plane abduction in healthy shoulders. J Orthop Sports Phys Ther, 42(2)：96-104, 2012.

45）Kozono N, et al：In vivo kinematic analysis of the glenohumeral joint during dynamic full axial rotation and scapular plane full abduction in healthy shoulders. Knee Surg Sports Traumatol Arthrosc, 25(7)：2032-2040, 2017.

46）McClure PW, et al：Direct 3-dimensional measurement of scapular kinematics during dynamic movements in vivo. J Shoulder Elbow Surg, 10(3)：269-277, 2001.

47）Sahara W, et al：Three-dimensional clavicular and acromioclavicular rotations during arm abduction using vertically open MRI. J Orthop Res, 25(9)：1243-1249, 2007.

48）Kai Y, et al：Analysis of scapular kinematics during active and passive arm elevation. J Phys Ther Sci, 28 (6)：1876-1882, 2016.

49）Codman EA, Akerson IB：The pathology associated with rupture of the supraspinatus tendon. Ann Surg, 93 (1)：348-359, 1931.

50）Saha AK：Theory of shoulder mechanism. Charles C Thomas, 1961.

51）McQuade KJ, et al：Dynamic scapulohumeral rhythm：the effects of external resistance during elevation of the arm in the scapular plane. J Orthop Sports Phys Ther, 27(2)：125-133, 1998.

52）van der Helm FC, et al：Three-dimensional recording and description of motions of the shoulder mechanism. J Biomech Eng, 117(1)：27-40, 1995.

53）Ludewig PM, et al：Three-dimensional scapular orientation and muscle activity at selected positions of humeral elevation. J Orthop Sports Phys Ther, 24(2)：57-65, 1996.

54）Yano Y, et al：Different scapular kinematics in healthy subjects during arm elevation and lowering：Glenohumeral and scapulothoracic patterns. J Shoulder Elbow Surg, 19(2)：209-215, 2010.

55）Bassett RW, et al：Glenohumeral muscle force and moment mechanics in a position of shoulder instability. J Biomech, 23(5)：405-415, 1990.

56）Keating JF, et al：The relative strengths of the rotator cuff muscles. A cadaver study. J Bone Joint Surg Br, 75(1)：137-140, 1993.

57）Ackland DC, et al：Moment arms of the muscles crossing the anatomical shoulder. J Anat, 213(4)：383-390, 2008.

58）Ackland DC, et al：Lines of action and stabilizing potential of the shoulder musculature. J Anat, 215：184-197, 2009.

59）Kronberg M, et al：Muscle activity and coordination in the normal shoulder. An electromyographic study. Clin Orthop Relat Res, (257)：76-85, 1990.

60）Wickham J, et al：Quantifying 'normal' shoulder muscle activity during abduction. J Electromyogr Kinesiol, 20 (2)：212-222, 2010.

61）Poppen NK, et al：Forces at the glenohumeral joint in abduction. Clin Orthop Relat Res, (135)：165-170, 1978.

62）Peggy AH, ほか著, 武田　功, ほか監訳：ブルンストローム臨床運動学, 原著第6版, 医歯薬出版, 2013.

63）弓岡光徳, ほか監訳：エッセンシャル・キネシオロジー, 原著第2版, 南江堂, 2015.

肩関節疾患を理解する

Ⅱ 肩関節疾患を理解する

1 中高齢者にみられる肩関節変性疾患

Abstract
- 中高齢者が肩関節痛で外来に来た際は，3つの疾患（凍結肩，腱板断裂，石灰性腱炎）をまず考える。
- 必ずしも「画像所見＝痛みの原因」ではないので，画像所見以外に身体所見を必ずチェックする。
- 疾患の疫学やバイオメカニクスを理解することで保存療法や手術治療の適応がわかる。

はじめに

　中高齢者が肩関節痛を訴えて受診したときにまず考えるべき疾患は，凍結肩，腱板断裂，石灰性腱炎である。これらは肩関節痛の原因となる代表的な3つの疾患であり，外来患者の多くを占める。実際，当院の肩外来を受診する患者のなかでこの3つの疾患は約6～7割を占めている。本項ではこの代表的な3つの疾患の診断と治療について，これまで報告されているエビデンスを交えながら記載する。また，バイオメカニクスからみた病態や手術についても簡単に説明する。

> **Memo　凍結肩**
> 　これまで英語の「frozen shoulder」や「adhesive capsulitis」は「五十肩」，「肩関節周囲炎」，「凍結肩」などと表記されてきた。しかし，近年，日本肩関節学会では「frozen shoulder」や「adhesive capsulitis」に相当する用語として「凍結肩」を用いるように提唱している。本項でも「凍結肩」に統一して記載する。

腱板断裂

▶病態

　痛みのない腱板断裂が多く存在することは，ホルマリン固定した標本の観察から以前より指摘されてきた。では，いったい世の中にはどれくらいの腱板断裂がいるのだろうか？　われわれはこの疑問を明らかにするために，秋田県にある上小阿仁村という人口約3,000人の村でポータブル超音波装置を使って腱板断裂の発生頻度を調査した[1]。最終的にこの住民検診に参加したのは664名で村の住民の21％が参加してくれたことになる。調査の結果，腱板完全断裂は50代からみられ（10.7％），年代が上がるにつれて断裂の頻度は増加し，80代では36.6％であった（**図1**）。80代では3人に1人の腱板は切れていることになる。しかも，この調査は完全断裂のみの数値であり，不全断裂は除外しているので，それを含めるともっと大きい数値になる。痛みのない腱板断裂は50代では約半数であるが，年代が上がるにつれてその比率は増加し，80代では2/3の断裂は痛みを伴っていなかった（**図2**）。この調査で重要なことが2点明らか

になった。まず1つは腱板断裂の発生頻度，特に年代別の頻度がわかったことである。もう1つは無症候性腱板断裂の発生頻度である。

> **Memo** 「腱板断裂＝痛みの原因」ではない
>
> 腱板断裂が年齢とともに増加するという事実は，断裂の原因が加齢に伴う変化によって生じていると理解することができる。また「断裂＝痛みの原因」ではないということは，断裂があっても保存治療で痛みが消失する可能性があることを意味している。これらの事実を理解しておくことは腱板断裂の治療を進めていくうえで非常に重要である。

▶病因

腱板断裂の原因は大きく2つに分けることができる。外傷性断裂と変性断裂である。外傷性断裂とは転倒や交通事故などの外傷を契機に発症した断裂のことであり，変性断裂とは腱板の加齢変化による断裂を指す。外傷性断裂よりも変性断裂のほうが多く，全断裂の8割を占める[2]。他の関節をみてもこれほど腱が切れる関節はない。ではなぜ肩はこれほど高頻度に腱板が切れるのか？いまだ十分に明らかにされていないが，腱板は他の腱と比較して断裂しやすい環境にあると考えられる。

変性断裂の原因としては，血流低下，弾性変化，喫煙などの内因性因子と肩峰下インピンジメント，大きなcritical shoulder angle[3]，オーバーユースなどの外因性因子に分けられる。

▶臨床症状

症状は大きく分けて痛みと機能障害である。痛みは運動時痛，夜間痛，安静時痛の3つが挙げられる。夜間痛の頻度は高く（手術患者の約7割），夜中や朝方に痛みのために目が覚める。仰臥位や側臥位で痛みが出現し，座位や立位になると軽減する患者が多い[4-7]。しかし，なぜ夜間痛が腱板断裂患者でこんなに多いのかは，いまだ明らかになっていない。肩関節疾患では腱板断裂だけで

図1 断裂部の発症頻度

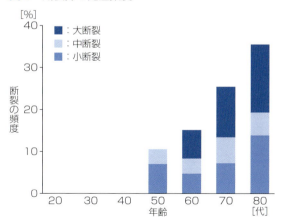

腱板完全断裂は50代からみられ（10.7％），年齢が上がるにつれて断裂の頻度は増加し，80代では36.6％であった。80代では3人に1人の腱板が切れていることになる。

図2 症候性および無症候性腱板断裂の頻度

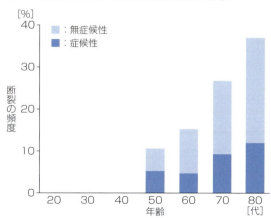

無症候性の頻度は年齢が高くなるにつれて増加し，80代では断裂の2/3は無症候性断裂である。

はなく，凍結肩や石灰性腱炎でも同様に高い頻度で夜間痛がみられる。おそらく肩の解剖学的構造が関係しているものと考えられるが，いまだ大きな謎の一つである。機能障害は挙上がしにくいとか外旋の力が入りにくいといった症状を患者が訴えることが多い。

▶診断

　理学所見からある程度断裂の有無と断裂腱を推測することができる。まず視診であるが，翼状肩甲骨がないか，筋萎縮(特に棘上筋，棘下筋)がないかをみる。疼痛を避けるように肩甲骨が肩関節外転時に翼状肩甲骨を呈する。断裂が慢性化すると筋萎縮が出現するので断裂筋は同定しやすい。腱板のどの腱が断裂しているのかをみる代表的な理学テストとしては，棘上筋テスト，棘下筋テスト，lift off testがある。具体的な手技は本項では割愛するが，いずれも痛みよりも筋力低下があるときのほうが精度が高い。

　腱板断裂の画像診断はMRI検査(**図3**)もしくは超音波検査(**図4**)が用いられる。超音波検査は簡便にすぐにできる検査なので外来でルーチンに行うには都合がよい。ただし，肩峰下に広がる大きな断裂はみえないことと，筋萎縮や脂肪変性の評価に難がある。当院では手術になりそうな場合はMRI検査を追加している。

▶治療

　腱板断裂の治療の基本は保存治療である。保存治療は3つ(投薬，注射，リハビリテーション)に分けることができる。投薬は消炎鎮痛薬，トラマドール塩酸塩・アセトアミノフェン配合剤錠，プレガバリンなどである。軽度な痛みには有効だが，痛みが強い場合や夜間痛がある場合にはあまり効果は期待できない。注射は肩甲上腕関節内注射と肩峰下滑液包注射がある。関節面側の不全

図3　腱板断裂のMRI

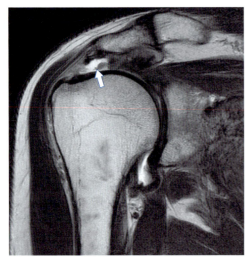

腱板断裂では断裂部に水がたまることが多いので，MRI(T2強調像)では断裂部は高輝度(⇨)としてみえる。

図4　腱板断裂の超音波検査画像

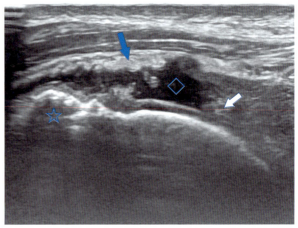

本症例は棘上筋の中断裂である。断裂部(◇)には水がたまっており，滑膜の増生(➡)もみられる。大結節(☆)から腱板は断裂し断端(⇨)は引き込んでいる。

断裂であれば肩甲上腕関節内注射を，完全断裂や滑液包側の不全断裂であれば肩峰下滑液包注射を行う。使用する薬液は痛みの強さによって変える。夜間痛があったり，運動時痛が強い場合はステロイドを使用し，それ以外の場合はヒアルロン酸を用いる。注射による痛みの改善効果は大きい。リハビリテーションは挙上が困難な症例(いわゆる偽性麻痺)，拘縮がある場合，インピンジメント症状がみられる場合に行う。約7割の症例で保存治療が有効である[2]。保存治療は通常最低3カ月行い，保存治療に抵抗する場合は手術の適応となる。

手術の基本は鏡視下腱板修復術である(図5)。断裂が大きかったり，腱板筋の筋萎縮や脂肪変性が強い場合は鏡視下上方関節包再建術(図6)や反転型人工肩関節置換術(図7)を選択する。当院では70歳以上の場合は反転型人工肩関節置換術を，70歳未満の場合は鏡視下上方関節包再建術を選択している。これら2つの術式は偽性麻痺にも有効である。

図5　鏡視下腱板修復術の術中写真

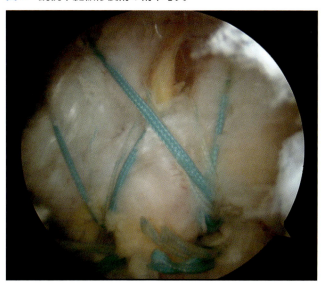

大断裂に対してtransosseous equivalent法にて腱板を修復したときの写真である。

肩手術のバイオメカニクス

バイオメカニクスの視点からみると，鏡視下上方関節包再建術は骨頭が上方化しないように求心位を保持するという意味で理にかなった手術であるといえる。反転型人工肩関節置換術は回転中心を内側・下方化している。その結果，三角筋のレバーアームは増大し，腱板が機能しなくても肩関節を挙上できるようになる。

Memo　腱板断裂の手術適応

腱板断裂でも手術を早期に考えたほうがよい場合がある。それは年齢が比較的若い症例(50歳以下)，外傷性断裂，挙上困難や筋力低下が著しく日常生活で支障をきたす場合などである。痛みが強い場合や機能障害が著しい場合はいたずらに保存治療を長引かせず，手術を勧めたほうがよい。

図6 鏡視下上方関節包再建術

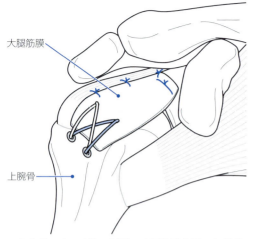

70歳未満の大・広範囲断裂は大腿筋膜を用いた鏡視下上方関節包再建術の適応である。

図7 反転型人工肩関節置換術

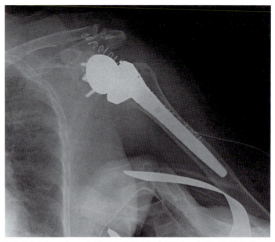

70歳以上の大・広範囲断裂は反転型人工肩関節置換術の適応である。

凍結肩

▶病態

「五十肩」,「肩関節周囲炎」,「凍結肩」などと病名自体がさまざまあることが象徴しているように,本疾患の病態はいまだ十分に明らかにされていない。われわれ肩関節専門医は経験的に肩甲上腕関節内の注射がよく効くため,肩甲上腕関節の炎症が主な原因であろうと考えている。しかし,肩峰下滑液包注射が効く症例もあるため単一の病態では説明がつかない。また当初,凍結肩と診断・加療し,症状が改善した場合でも数カ月して痛みが再発し,MRI検査を撮影し直すと小さな腱板断裂が生じていたという症例もある。つまり,初期のMRI検査でとらえきれない微細な断裂が存在している場合もある。片方の凍結肩を治療後,半年して反対側に同じような症状が出る場合も時折みられる。また,ときに両側同時に発症した症例にも遭遇する。このような場合は糖尿病などの基礎疾患の検索が必要である[8]。

Clinical Hint

関節包の拘縮部位と可動域制限の関係

バイオメカニクス的にどの関節包が拘縮すると,どの可動域に制限が生じるかは実験的にわかっている。例えば右肩で7時〜9時方向の関節包を縫縮すると内旋可動域が平均14°減少する[9]という報告や,3時〜6時方向の関節包を縫縮すると外転可動域が19°減少し,外旋可動域が21°減少するという報告[10]がある。

Memo 凍結肩の病態解明はなぜ遅れているか

なぜ凍結肩の病態解明は他の疾患と比べて遅れているのだろうか。いくつか理由が考えられる。一つはself-limiting diseaseとよばれるように,治療をしなくても自然と症状が回復することが挙げられる。難治する症例が多ければ研究対象となるが,多くが自然治癒するので研究対象になりにくい。また手術になる患者が少ないことも理由として挙げられる。整形外科医は手術になる疾患には興味を示すが,保存治療で治癒する疾患にはあまり興味がない傾向がある。

▶病因および病期分類

わが国ばかりでなく海外でも，好発年齢は40～60代で，その約70％が女性であると報告されている[11]。特に誘因なく発症することが多いが，軽度の外傷（手をひねったとか，車の後部座席に手を伸ばしたなど）をきっかけに発症する場合もある。一般的にはfreezing phase, frozen phase, thawing phaseの3つの病期に分けられている[12]。freezing phaseは疼痛による運動制限のほかに安静時痛や夜間痛も出現し，徐々に関節の拘縮が悪化する時期である。frozen phaseは痛みが少しずつ軽減してくるが，可動域制限が残存している時期である。thawing phaseは可動域が徐々に改善していく時期である。

▶臨床症状

症状は腱板断裂とよく似ている。痛みは運動時痛，夜間痛，安静時痛がみられる。ただ，多少違うところもある。痛みの部位や痛みの出方である。腱板断裂では上腕の外側に痛みを訴える患者が多いのに対して，凍結肩では肩全体に痛みを訴える患者が多い。これは疾患の病巣がどこにあるのかということが関係していると思われる。つまり，腱板断裂は肩峰下滑液包に痛みの原因が存在することが多く，その場合は中間可動域で痛みが生じる。一方，凍結肩は関節拘縮や関節の炎症による痛みが主座の場合が多く，最終可動域で肩全体の痛みとして痛みを感じる。

▶診断

理学所見上，これがあれば凍結肩と診断できる所見はない。画像上も同様で，これがあれば凍結肩と診断できる所見はない。ただ，凍結肩で臨床上しばしば見受けられる所見はある。肩甲上腕関節内や上腕二頭筋腱鞘内の水腫（図8），関節包下方の肥厚，腋窩嚢の狭小化（図8），腱板疎部の滑膜炎や肥厚（図9）な

図8 凍結肩でみられる関節内の水腫，腋窩嚢の狭小化

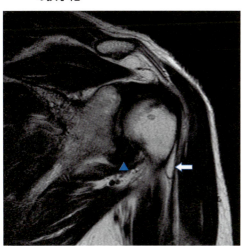

凍結肩のMRIでは肩甲上腕関節内や上腕二頭筋腱鞘内の水腫（⇨），関節包下方の肥厚，腋窩嚢の狭小化（▲）がみられることがある。

図9 凍結肩でみられる腱板疎部の肥厚

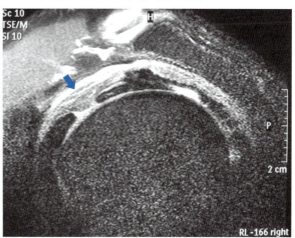

凍結肩のMRIでは腱板疎部の滑膜炎や肥厚（➡）がみられることがある。

どであるが，これらの所見は他の疾患でもみられるので確定診断にはならない．

▶治療

まずは保存治療を行う．患者の主訴が痛みなのか，運動制限なのか，またその程度がどれくらいなのかによって治療を選択する．痛みが軽く，拘縮がメインであれば肩関節可動域訓練などのリハビリテーションを行う．痛みが強く，

> **Clinical Hint**
>
> **鏡視下関節包切離術**
>
> 　6カ月以上リハビリテーションを行っても可動域の改善がみられず，挙上が90°以下の場合は神経根ブロック下のマニュピレーションや鏡視下関節包切離術（図10，11）の適応となる．いずれも術後にしっかりとリハビリテーションを行わないと再度拘縮を起こすことがあるので術前にしつこく患者にリハビリテーションを行うように指導する必要がある．
>
> **図10** 鏡視下関節包切離の術中写真
>
>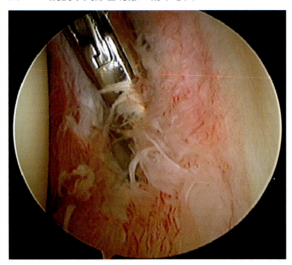
>
> 6カ月以上リハビリテーションを行っても可動域の改善がみられず，挙上が90°以下の場合は鏡視下関節包切離術の適応である．全周性に関節包をパンチで切離する．
>
> **図11** 鏡視下関節包切離術前後の挙上変化
>
>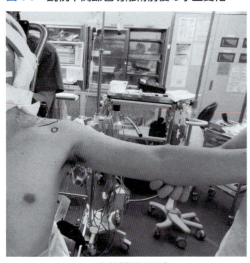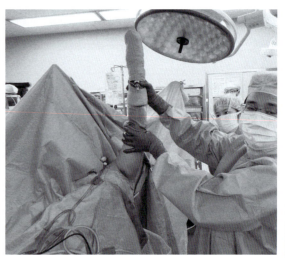
>
> 　　　a　術前（挙上80°）　　　　　　　　　b　術後（挙上160°）
> 鏡視下関節包切離術を行う前の挙上は80°（a）であり，切離後は挙上160°（b）に改善した．

夜間痛や安静時痛がある場合はステロイドを用いた関節内注射を行う。痛みが軽減すると可動域も改善する患者もいるが，拘縮が残存する場合は可動域訓練が必要である。

石灰性腱炎

▶病態

腱に沈着したアパタイト結晶によって滑液包や腱板に炎症が生じた疾患である。単純X線画像で腱板に石灰沈着を認める頻度は人口の2.7〜7.5％であり，そのうち35〜45％の人に痛みが生じている[13, 14]。

▶病因

石灰が腱に生じる詳細な機序は十分に明らかにされていないが，腱の変性過程で石灰が生じるのではないかと考えられている。高齢者では肩以外の部位にもよく石灰沈着がみられることから軟部組織の変性過程でみられるものと推測されている。したがって，石灰が存在することは必ずしも痛みが存在することを意味していない。バイオメカニクス的には石灰が腱内に存在している場合は肩峰下のインピンジメントの心配はない。ただし数mmでも腱が腫れたり，石灰が滑液包側に突出すると肩峰下のインピンジメントが生じる。正常でも肩峰と腱板の接触現象は生じていることが明らかになっており[15]，わずかな腱の腫脹や石灰の突出がインピンジメントの原因になることがわかっている。

> **Memo　石灰の存在が痛みの原因とは限らない**
> 　単純X線画像で石灰があると，それが痛みの原因だと考えたくなるが，必ずしもそうとは限らない。石灰は一般人の数％にみられるので単に単純X線画像上の所見にすぎないかもしれない。痛みの原因は腱板断裂や凍結肩であることもあるので鑑別が必要である。

▶臨床症状

50代の女性が，ある日の夜から突然肩が痛くなって動かせなくなったというのが典型的な症状である。夜間痛，安静時痛，運動時痛がみられ，上腕の外側を痛がることが多い。誘因がなく急性の発症で痛みが強いのが特徴である。慢性期に痛みが生じた患者の場合は急性期の患者とは異なり安静時痛や夜間痛はなく，運動時痛を主訴に受診することが多い。

> **Clinical Hint　石灰による炎症**
> 　石灰が生じると石灰周囲の腱に炎症が波及し，腱炎の状態を合併する。腱は腫脹し，厚みを増す。腱が厚くなると肩峰と衝突しやすくなり，インピンジメント症状を呈しやすくなる。どの程度腱が腫れるかは石灰の大きさや炎症の波及程度による。

▶診断

診断は単純X線画像をみれば一目瞭然である（図12）。石灰が最も多くみられるのは，棘上筋（全体の51％）や棘下筋（44％）であるが，ときに肩甲下筋にも生じることがある（3％）[13]ので単純X線画像は正面像だけでなく軸位像も注意してみる必要がある。慢性期の患者の場合肩峰下インピンジメント症状を呈する。つまり有痛弧徴候，NeerやHawkins手技のインピンジメント徴候である。

▶治療

治療の第一はエコーガイド下の穿刺，吸引である（図13）。エコーガイド下に生理食塩水を使ってパンピングしてたまった石灰を除去する（図14）。急性期にできた石灰は，ほとんどこれによって除去することができる。パンピング後にステロイドを入れる。石灰が慢性化し固くなった場合は18Gの針で穿刺を行う。穴を数カ所開けるだけで石灰が消失する場合もある。パンピングや穿刺を行っても外転時の痛みが残存し，肩峰下インピンジメント徴候が陽性の場合は手術適応である。手術は関節鏡下に石灰除去（＋腱板修復）を行う（図15）。

図12　単純X線画像でみられる石灰沈着

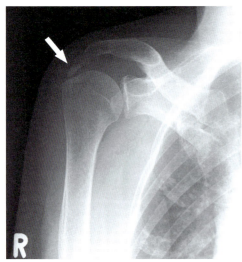

この症例では1.5cmほどの石灰（⇨）が腱板の付着部にみられる。

図13　穿刺・吸引施行中の写真

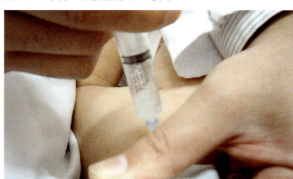

エコーガイド下に生理食塩水を使ってパンピングしてたまった石灰を除去する。注射器のなかにみえる白い内容物が吸引できた石灰である。

図14 穿刺・吸引中の超音波画像

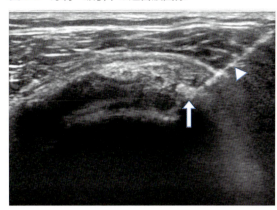

18G針の先端(△)に石灰(⇨)があり，吸引を始めたところ。

図15 鏡視下石灰除去術の術中写真

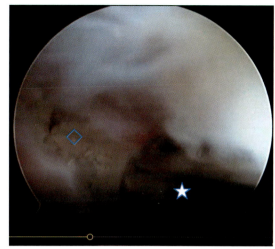

切開した腱にシェーバー(☆)を入れて石灰(◇)を切除しているところ。

文献

1) Minagawa H, et al : Prevalence of symptomatic and asymptomatic rotator cuff tears in the general population : From mass-screening in one village. J Orthop, 10(1) : 8-12, 2013.
2) Yamamoto N, et al : Risk Factors for Tear Progression in Symptomatic Rotator Cuff Tears : A Prospective Study of 174 Shoulders. Am J Sports Med, 45(11) : 2524-2531, 2017.
3) Shinagawa K, et al : Critical shoulder angle in an East Asian population : correlation to the incidence of rotator cuff tear and glenohumeral osteoarthritis. J Shoulder Elbow Surg, 27(9) : 1602-1606, 2018.
4) 山本宣幸，ほか：腱板断裂患者の夜間痛について－患者背景ならびに関節鏡所見との関係－，関節鏡，27(2)：169-172, 2002.
5) 山本宣幸，ほか：腱板断裂患者の夜間痛について－アンケート調査ならびに肩峰下滑液包の圧測定による五十肩との比較－，日整会誌，77：S610, 2003.
6) 山本宣幸，ほか：腱板断裂患者の夜間痛について－アンケート調査ならびに肩峰下滑液包の圧測定－，肩関節，27(2)：259-262, 2003.
7) 山本宣幸，ほか：腱板断裂患者の夜間痛について－術前・術後の肩峰下滑液包圧の変化－，肩関節，28(2)：279-282, 2004.
8) Reeves B : Arthrography of the shoulder. J Bone Joint Surg Br, 48(3) : 424-435, 1966.
9) Muraki, et al : Effect of posteroinferior capsule tightness on contact pressure and area beneath the coracoacromial arch during pitching motion. Am J Sports Med, 38(3) : 600-607, 2010.
10) Gerber C, et al : Effect of selective capsulorrhaphy on the passive range of motion of the glenohumeral joint. J Bone Joint Surg Am, 85-A(1) : 48-55, 2003.
11) Hannafin JA, et al : Adhesive capsulitis. A treatment approach. Clin Orthop Relat Res, (372) : 95-109, 2000.
12) Harryman DT, et al : The stiff shoulder. In Rockwood CA, et al eds, The Shoulder 2nd ed, WB Saunders. Philadelphia : 1064-1112, 1998.
13) Bosworth BM : Calcium Deposits In The Shoulder And Subacromial Bursitis Survey of 12,122 Shoulders. JAMA, 116(22) : 2477-2482, 1941.
14) Welfing J, et al : Les calcification de l'épaule. La maladie des calcifications tendineuses multiples. Rev Rhum Mal Osteoartic, 32(6) : 325-334, 1965.
15) Yamamoto N, et al : Contact between the coracoacromial arch and the rotator cuff tendons in nonpathologic situations : a cadaveric study. J Shoulder Elbow Surg, 19(5) : 681-687, 2010.

Ⅱ 肩関節疾患を理解する

2 スポーツに関連する肩関節疾患

Abstract

- スポーツ活動における特定の肢位（投球やサーブ動作など）で肩関節痛をきたすが，日常生活動作において肩関節痛は一般に生じない。

- 骨端線閉鎖前の選手では上腕骨近位骨端線障害，骨端線閉鎖後の選手では肩峰下インピンジメントとインターナルインピンジメントが挙げられる。胸郭出口症候群による投球側上肢のしびれや筋力低下を認める場合もある。

- スポーツ活動を中止し，肩関節を安静にすれば疼痛は軽快するが，活動を再開すると再発することが多い。治療として，理学療法を中心とした保存療法が一般的であり，手術療法は少ない。

- 理学療法において，各疾患の病態，症状と局所・画像所見から肩関節構成体の損傷部位を理解することだけではなく，その損傷原因である患部外の機能異常を明らかにすることが大切である。

はじめに

　スポーツ活動による肩関節痛を訴えて受診したときに考えるべき疾患として，骨端線閉鎖前の選手では上腕骨近位骨端線障害，骨端線閉鎖後では肩峰下インピンジメントと後上方および前上方インターナルインピンジメントが挙げられる。胸郭出口症候群による投球側上肢のしびれ，だるさおよび筋力低下もときにみられる。野球やソフトボールなど投球動作を伴う選手以外にもバレーボール，テニス，ハンドボール，水泳のような上肢挙上を繰り返す選手にもしばしば生じる。

> **Memo　投球動作の特徴**
> 　投球動作は，下肢，股関節，体幹，上肢へと連動する全身運動である。投球スポーツ選手の肩関節痛の原因を考えるうえで，下肢・股関節機能の影響が大きく，投球動作の特徴を理解することが重要である。

総論

　投球動作はワインドアップ期，アーリーコッキング期，レイトコッキング期，アクセラレーション期，フォロースルー期に分けられる（**図1**）。各期の下肢，体幹，上肢の機能を理解しておくことが重要である。

▶アーリーコッキング期

　投球側下肢における股関節内転筋による並進運動と投球側股関節外旋運動を生じ，非投球側下肢をフットプラントする。体幹は伸展され投球側の肩甲骨を内転・上方回旋しながら，肩関節は外転される。

図1 投球動作

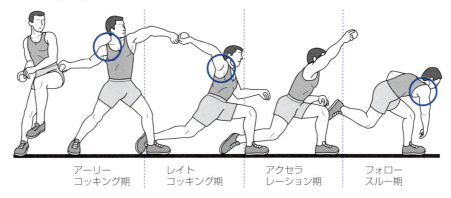

アーリー　　レイト　　アクセラ　　フォロー
コッキング期　コッキング期　レーション期　スルー期

●肩関節前・側方痛（三角筋筋痛）

　テイクバック時には，投球側の肩関節は次第に外転し，前腕は回内位をとりながら非投球側の足を地面に着地する。肩関節を過剰に水平外転・内旋（肘を後方に引きすぎ）することで肩関節前方部は過剰に伸張される。肩関節前方にある三角筋前部・中部線維や前方の関節包靱帯が過剰に伸張され（**図2**の⇔）疼痛を生じる。

図2 肩関節前方痛の病態（テイクバック時）

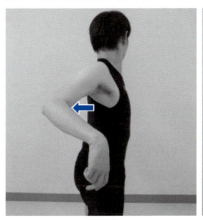
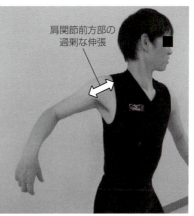

肩関節前方部の
過剰な伸張

●肩関節側方痛（肩峰下インピンジメント症候群）

　テイクバックによる肩関節の伸展・外転時に，棘上筋大結節付着部は肩峰とインピンジメント（Neer徴候）を生じることもある。

▶レイトコッキング期

　投球側肩関節を外転し最大外旋を行う。

●肩関節後方痛（インターナルインピンジメント症候群（後上方））

　投球側肩関節を過剰に水平外転・外旋すると，肩関節内では関節窩縁の関節唇（特に後上方）が関節包側棘上筋大結節付着部とインピンジメントし，肩関節後方痛を生じる。投球を継続すると，関節唇や腱板に損傷が波及する。

- ●投球側上肢のしびれと握力低下（胸郭出口症候群）

  肩関節を過剰に水平外転（肘を後方に引きすぎ）することによって腕神経叢が牽引され，血管の圧迫によって小指のしびれや，握力低下を生じる。血行障害による手指の冷感も伴う。

▶アクセラレーション期

肩関節は最大外旋しながら，胸椎の伸展を伴いボールリリースを行う。

- ●肩関節前側方痛（上腕骨近位骨端離開）

  骨端線閉鎖前の選手では，上記のインターナルインピンジメントではなく，肩関節外旋・内旋動作の反復によって骨端線に捻りの力が加わり損傷が生じる。

▶フォロースルー期

非投球側下肢に体重を移動し，股関節内旋運動が行われる。

- ●肩関節前方痛（肩峰下インピンジメント症候群，インターナルインピンジメント症候群（前上方））

  非投球側下肢への体重移動が不足する場合，投球側肩関節は水平内転・内旋が過剰になり，烏口肩峰アーチと腱板がインピンジメント（Hawkins徴候）を生じる。関節内ではpulley lesion（上腕二頭筋長頭腱病変）を含めた前上方部のインターナルインピンジメントをきたす。

- ●肩関節後方痛（関節窩Benett骨棘（図3），上方関節唇損傷（牽引性上方関節唇（SLAP）損傷））

  非投球側下肢への体重移動が不足する場合，投球側上肢は過剰に前方に牽引され，上腕三頭筋や三角筋後部線維にストレスを生じ，関節窩後方の三頭筋付着部に牽引性骨棘を生じる。また関節内では，上腕二頭筋長頭腱に牽引ストレスを生じ，関節唇損傷をきたす。

SLAP：
superior labrum anterior and posterior

図3 肩関節後方痛の病態

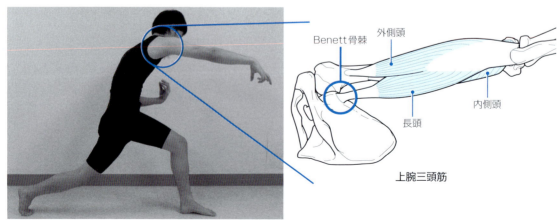

投球側上肢の過剰な前方牽引

上腕骨近位骨端離開

▶病態

　Dotter WE（1953年）は，少年野球投手における上腕骨近位骨端離開をlittle leaguer's shoulderとよんだ[1]。アクセラレーションからフォロースルー期での急激な肩関節外旋・内旋動作によって，上腕骨近位骨端軟骨に過度のストレスを生じる（**図4a**）。投球動作を反復することで，成長期の上腕骨近位骨端軟骨に捻れと張力が作用して，骨端軟骨に骨化障害をきたす。下肢と体幹の柔軟性低下による上半身中心の投球動作や不良姿勢による未熟な投球フォームが要因となる。投手・捕手だけでなく内外野手にも生じる。

▶症状

　投球動作による肩の疼痛が主訴で，肩関節可動域制限は通常みられない。

▶診断

　圧痛は，しばしば上腕骨近位骨端線の外側に生じる。HERTが陽性となる[2,3]（**図4b**）。単純X線検査では，肩関節外旋位正面像で骨端軟骨幅の拡大と不整

HERT：
hyper external rotation test

図4 上腕骨近位骨端離開の病態と局所所見

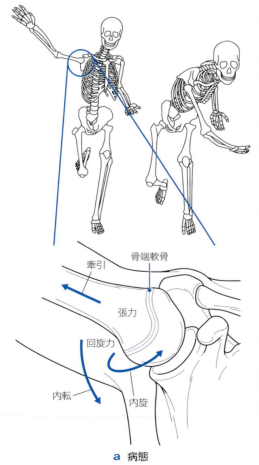

a 病態

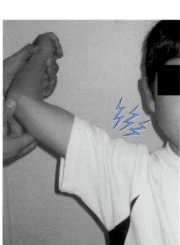

HERT

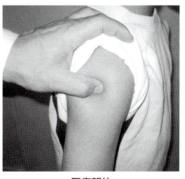

圧痛部位

b 局所所見

像を認める(図5a)。初期では骨端軟骨幅の拡大と不整像が外側および前方から始まり，進行期では骨端軟骨全域に拡大する。さらに進行すると，骨端は内・後方へ滑りを生じる。超音波画像では，骨端軟骨はX線画像と同様に健側に比べて幅と深さの拡大を認める(図5d)。MRIではT2強調画像で骨端軟骨は高信号像となる(図5c)。

▶治療

投球禁止による局所安静を指示する。疼痛は通常3～4週間で消失することが多く，投球禁止期間内に肩関節のみならず，体幹と下肢の柔軟性の改善を目的にリハビリテーションを行う。圧痛とHERTが陰性になれば投球動作を開始し，コンディショニングを継続しながら1～2カ月で全力投球を許可する。

図5 上腕骨近位骨端離開の代表症例

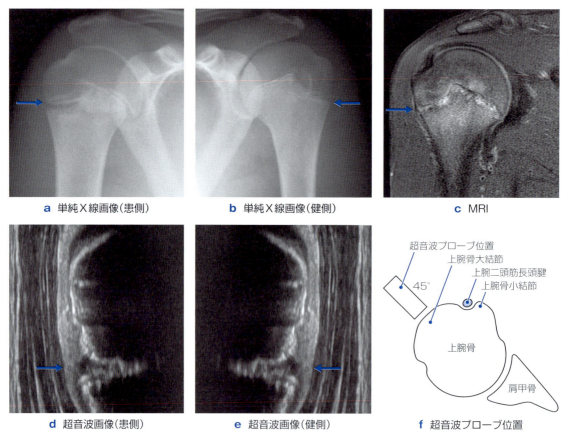

a 単純X線画像(患側)　　b 単純X線画像(健側)　　c MRI

d 超音波画像(患側)　　e 超音波画像(健側)　　f 超音波プローブ位置

Memo　指導者と保護者への啓発

スポーツ活動は，成長期の身体の発育と発達に不可欠な要素であるが，その質と活動量は適正でなければならない。発生には脆弱な骨軟骨，未発達な筋力および未熟な投球技術などが関与しているが，主な要因は過度に繰り返される投球動作である。予防策として投球を1日50球以内，かつ週300球以内に制限すること，投手と捕手は2人以上を養成すること，連投にならない試合日程を組むこと，シーズンオフの設定などが挙げられる(日本臨床スポーツ医学会提言，1995)。

初期では，損傷された骨端軟骨は次第に修復され，平均3カ月で単純X線画像での左右差は消失する。進行期では6カ月以上の修復期間を要し，再発することもある。

インターナルインピンジメント症候群（後上方）

▶病態

Andrewsら（1985年）は，投球のフォロースルー期において，上腕二頭筋長頭腱が牽引されて上方関節唇損傷を生じると報告した[4]。Snyderら（1990年）は，投球障害に限定せずSLAP損傷を4タイプに分類した[5]（図6）。その後Morganらは，外傷群と投球障害群の差に着目し，SLAP損傷typeIIを3つに分類し，投球障害選手ではposteriorタイプが多いと報告した[6]。Walchら（1992年）は，肩関節外転外旋位に腱板の関節包面が関節窩後上縁に衝突することによって腱板関節面と後上方の関節唇に損傷を生じるメカニズムを提唱し，インターナルインピンジメントの概念を報告した[7]（図7）。

図6 SLAP損傷

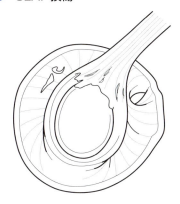

a typeI
上方関節唇に毛羽立ちはあるが，上方関節唇の剥離がないもの

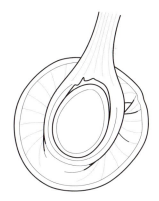

b typeII
上方関節唇が肩甲骨頚部から剥離しているもの

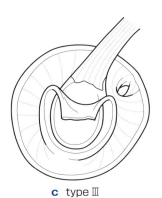

c typeIII
上方関節唇にバケツ柄断裂があるもの

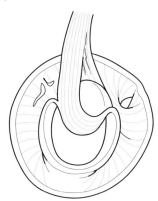

d typeIV
上方関節唇のバケツ柄断裂が上腕二頭筋長頭腱にまで広がっているもの

図7 インターナルインピンジメント

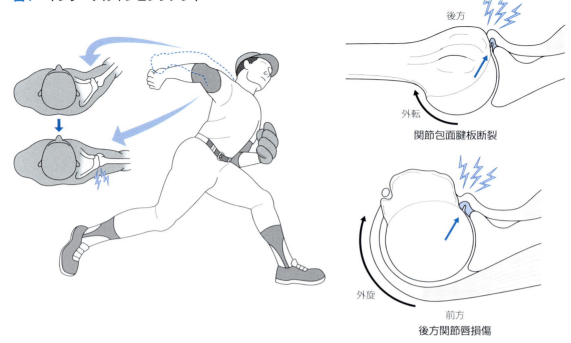

　Burkhartらは，後方関節包の拘縮や後方筋の過緊張によって，肩関節外転外旋時に上腕骨頭が後上方へ変位し，後上方関節唇のpeel back phenomenon（ピールバック現象）によって関節窩から剥離すると報告した[6,8-10]。過剰な肩関節水平外転（レイトコッキング期に無理に肘を後方に引くフォーム）によって，肩関節内では前方関節包の緩みを生じることも誘発因子となる[11-14]。腱板機能不全[15]や肩甲骨位置異常であるSICK scapula[16,17]も増悪因子となる。Andrewsらは，投球のフォロースルーの減速期にかかる上腕二頭筋長頭腱の遠心性牽引による病態を報告している[4]。

▶症状

　投球動作時による肩の疼痛が主訴で肩関節可動域制限は通常みられない。

▶診断

　HERTが陽性になる[2,3]（図8）。X線検査では上腕骨頭後上方に囊胞陰影を認めることがある。MRIでは，T2強調画像で後上方の関節唇内に高輝度像を生じる。関節窩後上方とのインピンジメントが継続すると上腕骨後上方部に囊胞様の変化をきたし，近接する後上方の腱板関節面の損傷を認める（図9）。

▶治療

　投球禁止による局所の安静を指示する。疼痛は通常3〜4週間で消失する。投球禁止期間内に肩関節，体幹と下肢の柔軟性の改善を積極的に行う。HERTが陰性になれば投球動作を徐々に開始し，コンディショニングを継続しながら1〜2カ月で全力投球可能とする。

図8 疼痛誘発テスト(HERT)

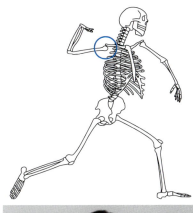
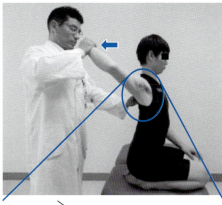
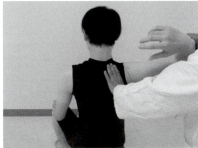
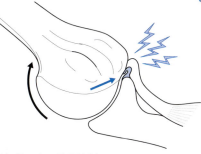

肩関節90, 120, 150°外転位→水平伸展強制

図9 インターナルインピンジメント症候群(MRI)

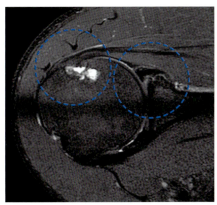
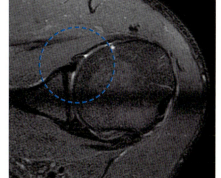

患側　　　　　　　　　健側

● 保存療法(リハビリテーション)

　上記病態を生じる原因として，胸椎後弯を伴った不良姿勢が挙げられる。良姿勢では，下垂位から肩関節挙上位で肩甲骨は上方回旋と内転することで，肩関節は最大挙上可能である。不良姿勢では，肩甲骨は下垂位で外転位となり，挙上位においても肩甲骨の内転，上方回旋が不足し，肩関節挙上制限をきたす(図10)。したがって，不良姿勢での投球動作では，良姿勢での投球に比較して，肩肘関節に負担をかける状態となり疼痛を生じる(図11)。

　筆者は姿勢異常(胸椎後弯)に起因する体幹・下肢の機能と肩関節機能の関連を評価するスクリーニングテストを用いて治療方針を決定している。端座位で

図10 良姿勢と不良姿勢（肩関節挙上）

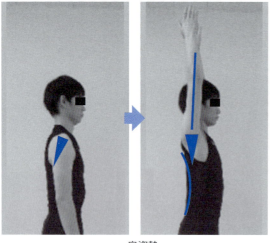

a 良姿勢
肩甲骨は後傾位で肩関節の最大挙上が可能。

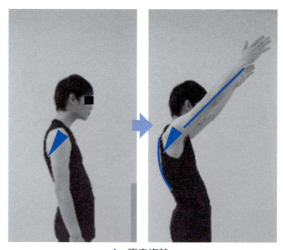

b 不良姿勢
肩甲骨は前傾位で肩関節挙上が制限される。

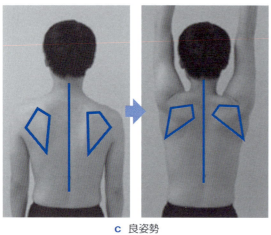

c 良姿勢
肩甲骨が内転，上方回旋し肩関節の最大挙上が可能。

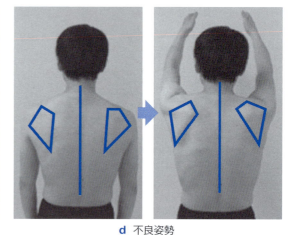

d 不良姿勢
肩甲骨は外転位で，上方回旋が不足し肩関節挙上が制限される。

図11 良姿勢と不良姿勢（投球動作）

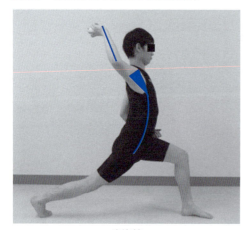

良姿勢
外転外旋角度は最大

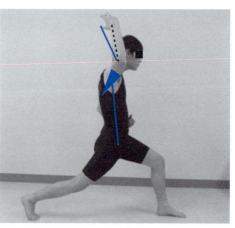

不良姿勢
外転外旋角度は制限

のHERTを行った後，骨盤の前後傾を正常化した正座位でHERTが陰性化するか（図12a），背臥位でのHERT後に背部に直径20cmのセラボールを挿入し，胸椎の前弯を高めHERTが陰性化するか（図12b）で，リハビリテーションでの治療効果が得られるかを判別している[2]。なお，保存療法と手術療法の選択については，詳細なスクリーニングテスト[18]と，画像所見，局所視所見を総合的に判断して決定している（図13）。

図12　スクリーニングテスト（姿勢と肩関節機能の関連を評価する方法）

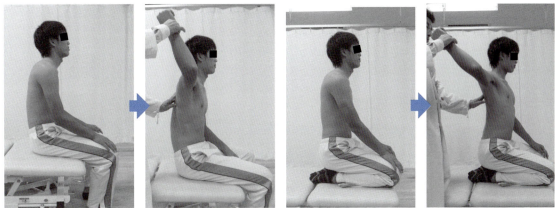

端座位：HERT＋　　　　　　　　　　　正座位：HERT＋ or －？

a 端座位と正座位でのHERT

正座位で股関節と下肢の影響を排除し，HERTが陰性化するか判別する。

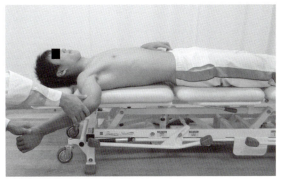 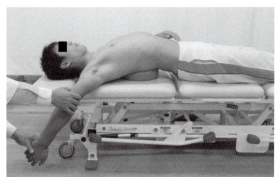

ボールなし：HERT＋　　　　　　　　　ボールあり：HERT＋ or －？

b 背臥位でのHERT

背部にボールを挿入し胸椎を伸展させることでHERTが陰性化するか判別する。

図13　治療方針チャート

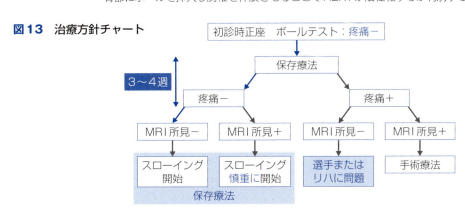

● 手術療法

　手術療法では，関節鏡視下にて後上方関節唇の損傷部（図14a）と腱板不全断裂部（図14b）を切除し，鏡視下にて肩関節外転外旋位でインピンジメントを消失することが重要である．SLAP損傷typeⅡ，Ⅲでは後上方関節唇の部分切除を行う．上方関節唇の不安定性が強い場合は，一部関節唇を関節窩に修復することもある．

図14　関節鏡所見

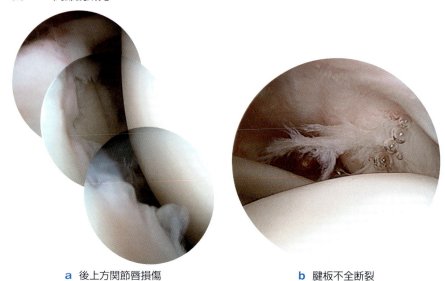

a　後上方関節唇損傷　　　　　　　　b　腱板不全断裂

インターナルインピンジメント症候群（前上方）

▶病態

　肩関節屈曲内旋時に肩甲下筋腱付着部の関節面側，あるいは上腕二頭筋長頭腱の結節間溝入口部が関節窩前上縁に衝突し損傷される形態で[19]，pulley lesionともよばれる．投球動作におけるフォロースルー期に非投球側下肢への体重移動が不十分になることが原因の一つである．

▶症状

　投球動作のフォロースルー期に肩関節前上方に疼痛が生じる．

▶診断

　理学所見として，O'Brien test（active compression test）（図15）や水平内転テスト（図16）が陽性となる[20]．MRIでは，二頭筋長頭腱の結節間溝入口部に高信号像（pulley lesion）を認める．

Memo O'Brien test（図15）
　肘を伸展させたままで肩関節90°屈曲，やや水平内転させる．母指を下に向けた前腕最大回内位で，検者が下方へ腕を下ろすような負荷をかけ，患者にはこれに対抗して挙上位を保持させる．次に手掌を上に向けた前腕回外位で同様の手技を行う．前腕回内位でクリックや疼痛が誘発され，前腕回外位で消失または軽減すれば陽性とする．

図15　O'Brien test

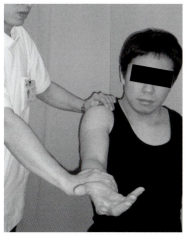
a　前腕回外位

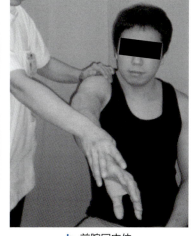
b　前腕回内位

Memo 水平内転テスト（図16）
　肩関節90°挙上，肘関節伸展位で，上腕内旋・前腕回内位と上腕外旋・前腕回外位で他動的に水平内転する．前腕回内位で肩関節前上方にクリックまたは疼痛が誘発され，前腕回外位で症状が誘発されない場合が陽性である．上腕内旋位では水平内転により上腕二頭筋が牽引されるため，上方関節唇損傷があると疼痛が誘発される．

図16　水平内転テスト

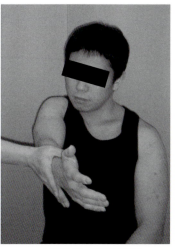
a　上腕外旋・前腕回外位

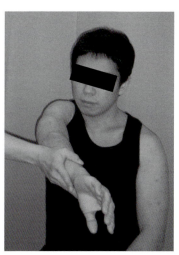
b　上腕内旋・前腕回内位

▶治療

●保存療法

フォロースルー期における非投球側下肢への体重移動を改善することが重要となる。そのために投球側下肢における内転筋の遠心性収縮トレーニングを行う。アーリーコッキング期では，体幹の後方傾斜を改善するリハビリテーションを行う。選手の投球動作を評価し，原因部位を特定するために理学療法士との連携が必要となる。

●手術療法

関節鏡視下にpulleyでの上腕二頭筋長頭腱の滑走状態を確認する。結節間溝前方の肩甲下筋不全断裂，上外側の烏口上腕靱帯を含めた棘上筋付着部の修復を行うことでpulleyを再建する。

肩峰下インピンジメント症候群

▶病態

テイクバック時に，肩関節を伸展・外転した場合，Neer肢位で肩峰下インピンジメントを生じる[21]（**図17a**）。後下方の肩関節包の拘縮や肥厚，後方の上腕三頭筋，三角筋後部線維の過緊張によって生じることが多い。

フォロースルー期では，非投球側下肢への体重移動が不足する場合，投球側肩関節は水平内転・内旋が過剰になり，Hawkins肢位での肩峰下インピンジメントを生じる[22]（**図18a**）。レイトコッキング期に肩関節内旋が過度になった場合に生じることが多い[23]。

▶症状

テイクバック時に，肩関節を伸展・外転すると肩関節痛を生じる[21]（**図17a**）。フォロースルー期では肩関節前上方痛を生じる。

▶診断

理学所見としてNeer test（**図17b**）やHawkins test（**図18b**）が陽性となる。MRIでは，肩峰下滑液包内に水腫を認めることがある。

▶治療

テイクバック時に肩関節を過剰に伸展しながら外転すると，肩関節外転が困難となる。リハビリテーションによって，肩関節伸展を制御しながら，肩関節を外転させるよう指導する。胸椎の伸展可動域の改善を行うことも効果的である。フォロースルー期での肩峰下インピンジメントを改善するためには，非投球側下肢への体重移動が必要である。非投球側下肢のインステップ，胸椎の後方移動を改善するリハビリテーションを行う。運動連鎖の概念から原因となる投球期を特定することが重要である。

図17 肩峰下インピンジメント (Neer test)

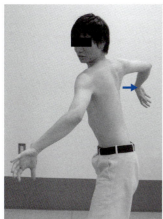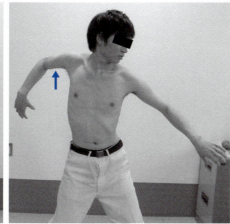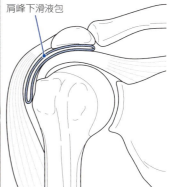

投球側肩関節を過剰に水平伸展

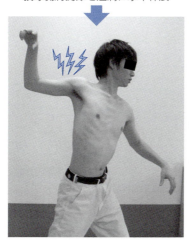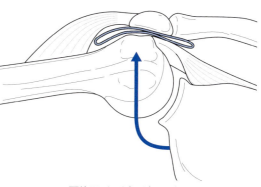

肩関節外転・外旋が困難　　　　肩峰下インピンジメント

a

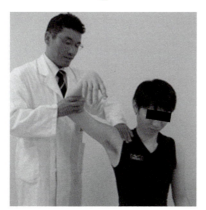

b　Neer test

図18 肩峰下インピンジメント(Hawkins test)

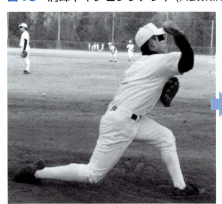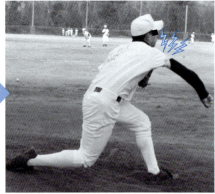

a フォロースルー期

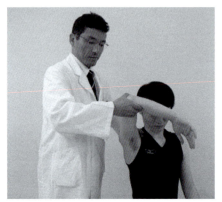

b Hawkins test

胸郭出口症候群（TOS）

TOS：
thoracic outlet syndrome

▶病態

　絞扼性神経障害の一つで，隣接する骨，靱帯，腱などに関節運動時の機械的刺激によって末梢神経と血流の障害をきたす。肩の挙上を繰り返すスポーツ選手に発症しやすい。頚部の腕神経叢（第5～8頚神経と第1胸神経から形成）と鎖骨下動脈は，①前斜角筋と中斜角筋の間，②鎖骨と第1肋骨の間の肋鎖間隙，③小胸筋の肩甲骨烏口突起停止部の後方を走行する。絞扼部位によって，斜角筋症候群，肋鎖症候群，小胸筋症候群（過外転症候群）とよばれる（**図19**）。

▶症状

　神経・血流障害に基づく上肢痛，上肢のしびれ，頚肩腕痛を生じる。上肢のしびれ，疼痛，前腕屈筋群の萎縮を認めることがある。特に，尺骨神経領域（C8）にしびれと筋力低下をきたす。

▶診断

　前斜角筋と中斜角筋間の腕神経叢部を圧迫（**図20**の◯部）すると上肢に放散する痛みを生じる（Morley test）。主に尺側の筋力低下としびれを認める。症

図19 腕神経叢の走行

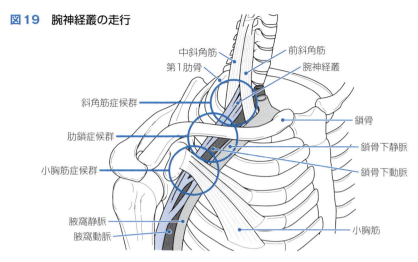

図20 TOS

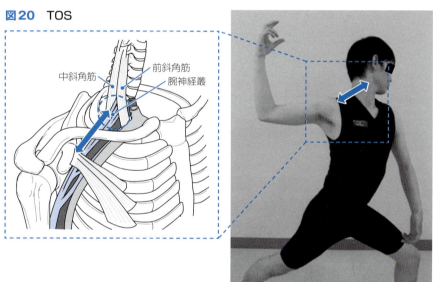

状誘発テスト[20, 24]としてWright test(**図21a**),Wright 投球テスト(**図21b**),Roos test(**図21c**)が陽性となる。単純X線頚椎正面像では,第7や第6頚椎から外側に伸びる頚肋を認めることがある。肋鎖間隙撮影(鎖骨軸位像)では,鎖骨や第1肋骨の変形によって間隙の狭小化を生じる。MRAでは,上肢下垂位での鎖骨下動脈は造影され,挙上位で血管の途絶がみられる。頚椎椎間板ヘルニア,頚椎症,肘部管症候群,脊髄空洞症,腕神経叢腫瘍,脊髄腫瘍などを鑑別する必要がある。

MRA：
MR angiography

▶治療

患部を安静とし,その安静期間に運動連鎖の概念から原因部位を特定し,各関節可動域や筋バランスの改善を行い,症状が軽快すれば投球を開始する。リハビリテーションでの症状改善が見られない場合は手術療法として第一肋骨切除と斜角筋切離を行う。

図21 症状誘発テスト

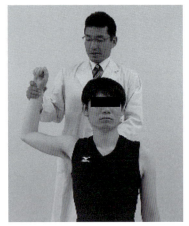
a Wright test
座位で両肩関節90°外転，90°外旋，肘関節90°屈曲位で，橈骨動脈が触れなくなり，手の血行障害によって蒼白になる。90°外転・外旋位で水平伸展させるとしびれや冷感の増強がみられる。

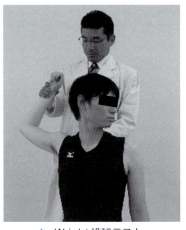
b Wright投球テスト
Wright肢位で，投球側に頚部を回旋し，Wright test（**a**）に示した症状を確認する。増強すれば頚部筋腱による絞扼の増大を考慮する。

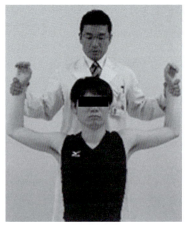
c Roos test
Wright test肢位で両手の指を3分間屈伸させると，手指のしびれ，前腕の鈍痛増強のため持続不可となる。大胸筋・小胸筋・斜角筋の過緊張，伸張性の低下，短縮が原因として挙げられる。

> **Memo** 小指・環指の屈曲筋力検査（図22）
> 　環指と小指を把持し，屈曲させることで，筋力の左右差をみる[24]。

図22 小指・環指の屈曲筋力検査

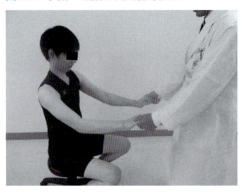

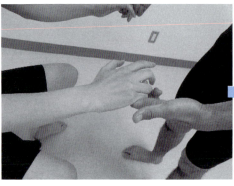
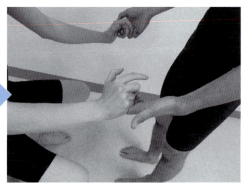

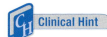

痛みを生じる動作について
　さまざまな評価法を理解する必要があるが，患者のスポーツ活動における実際の動作を診ることも忘れずに治療することが大切である。

文献
1) Dotter WE : Little Leaguer's Shoulder. Guthrie Clin Bull, 23 : 68-72, 1953.
2) 森原　徹, ほか : 肩関節内インピンジメント症候群を認めた野球選手に対する治療選択のためのスクリーニングテスト. 肩関節, 38(2) : 666-670, 2014.
3) 森原　徹, ほか : 高校野球選手における肩関節のHyper External Rotation Test陽性率とそのセルフチェック法の有用性. 日本臨床スポーツ医学会誌, 23(1) : 20-24, 2015.
4) Andrews JR, et al : Glenoid labrum tears related to the long head of the biceps. Am J Sports Med, 13(5) : 337-341, 1985.
5) Snyder SJ, et al : SLAP lesions of the shoulder. Arthroscopy, 6(4) : 274-279, 1990.
6) Morgan CD, et al : Type II SLAP lesions : three subtypes and their relationships to superior instability and rotator cuff tears. Arthroscopy, 14(6) : 553-565, 1998.
7) Walch G, et al : Impingement of the deep surface of the supraspinatus tendon on the posterosuperior glenoid rim : An arthroscopic study. J Shoulder Elbow Surg, 1(5) : 238-245, 1992.
8) Burkhart SS, et al : The peel-back mechanism : its role in producing and extending posterior type II SLAP lesions and its effect on SLAP repair rehabilitation. Arthroscopy, 14(6) : 637-640, 1998.
9) Burkhart SS, et al : The disabled throwing shoulder : spectrum of pathology Part I : pathoanatomy and biomechanics. Arthroscopy, 19(4) : 404-420, 2003.
10) Burkhart SS, et al : The disabled throwing shoulder : spectrum of pathology. Part II : evaluation and treatment of SLAP lesions in throwers. Arthroscopy, 19(5) : 531-539, 2003.
11) Jobe CM : Posterior superior glenoid impingement : expanded spectrum. Arthroscopy, 11(5) : 530-536, 1995.
12) Mihata T, et al : Biomechanical assessment of Type II superior labral anterior-posterior (SLAP) lesions associated with anterior shoulder capsular laxity as seen in throwers : a cadaveric study. Am J Sports Med, 36(8) : 1604-1610, 2008.
13) Mihata T, et al : Excessive humeral external rotation results in increased shoulder laxity. Am J Sports Med, 32(5) : 1278-1285, 2004.
14) Mihata T, et al : Excessive glenohumeral horizontal abduction as occurs during the late cocking phase of the throwing motion can be critical for internal impingement. Am J Sports Med, 38(2) : 369-374, 2010.
15) Mihata T, et al : Effect of rotator cuff muscle imbalance on forceful internal impingement and peel-back of the superior labrum : a cadaveric study. Am J Sports Med, 37(11) : 2222-2227, 2009.
16) Kibler WB : The role of the scapula in athletic shoulder function. Am J Sports Med, 26(2) : 325-337, 1998.
17) Burkhart SS, et al : The disabled throwing shoulder: spectrum of pathology Part III: The SICK scapula, scapular dyskinesis, the kinetic chain, and rehabilitation. Arthroscopy, 19(6) : 641-661, 2003.
18) 松井知之, ほか : 投球障害肩の病因を探索するスクリーニング検査の試み. 肩関節, 38(3) : 1004-1007, 2014.
19) Gerber C, et al : Impingement of the deep surface of the subscapularis tendon and the reflection pulley on the anterosuperior glenoid rim: a preliminary report. J Shoulder Elbow Surg, 9(6) : 483-490, 2000.
20) 森原　徹, ほか : リハビリテーション医に必要な関節疾患みかたのコツ. MD Medical Rehabilitation, 130 : 19-28, 2011.
21) Neer CS : Impingement lesions. Clin Orthop, 173 : 70-77, 1983.
22) Hawkins RJ, et al : Impingement syndrome in the athletic shoulder. Clin Sports Med, 2(2) : 391-405, 1983.
23) Yanai T, et al : In vivo measurements of subacromial impingement : substantial compression develops in abduction with large internal rotation. Clin Biomech(Bristol, Avon), 21(7) : 692-700, 2006.
24) 森原　徹, ほか : パフォーマンスUP! 運動連鎖から考える投球障害, 全日本病院出版会, 2014.

Ⅱ 肩関節疾患を理解する

3 肩関節不安定症

Abstract
■ 肩関節不安定症は大きく分けて，外傷性前方不安定症と非外傷性の後方不安定症があり，前者は単一方向性であるが後者は後方もしくは多方向性が多い。また，治療は原則として，前者が手術療法で後者は理学療法が推奨される。

■ 非外傷性不安定症では，脱臼方向や位置，随意性の有無などによりさまざまな用語が存在するが，本項ではこれらに関してもわかりやすく解説した。

はじめに

MDI：
multidirectional
instability

　肩関節不安定症といえば最も頻度の多いものは反復性前方肩関節脱臼（亜脱臼）であり，次いで多いものは習慣性後方亜脱臼，まれにMDIとよばれる多方向性肩関節不安定症などがある。治療法は，反復性前方肩関節脱臼（亜脱臼）は完治を目指すのであれば手術療法が必要であるが，習慣性後方亜脱臼とMDIは，第一選択は保存療法であり，胸郭の柔軟性を上げ肩甲骨の可動性などの機能向上，特に不良姿勢と肩甲骨の下方回旋を修正する理学療法が良く奏効する。これらの機能を改善しても愁訴が残る場合は手術が選択される。

　以上は肩関節専門医であれば常識であり違和感なく腑に落ちると思われるが，本書の読者層である若手の理学療法士の皆さんや，これから運動器理学療法を志そうとしている学生さんにとっては非常にわかりにくい言葉が氾濫していると思われる。それは反復性や習慣性，脱臼や亜脱臼など治療者からみる視点により言葉が異なっているからである。

肩関節不安定症の分類

▶脱臼と亜脱臼

　肩関節不安定症には脱臼と亜脱臼があるが，教科書的に定義されてはいないため，最も臨床の現場に即した分類を紹介する[1]。脱臼も亜脱臼も一度は完全に上腕骨頭が関節窩を乗り越えて逸脱する（脱臼する）が（図1），脱臼は他者の手による整復を要するか，ある程度時間をおいてから自然整復されるものである。一方，亜脱臼は一旦脱臼するが，ほぼ瞬間的に自然整復され，他者の手による整復操作を要さないものであると定義される[1]。したがって，亜脱臼でも外傷性であればBankart病変やHill-Sacks病変が存在する。外傷では亜脱臼まで至らずとも外転外旋位などの特定の肢位で痛みや脱力のみを訴える症例があ

UPS：
unstable painful
shoulder

り，UPSとよばれる[2]（図2）。

▶外傷性と非外傷性（反復性と習慣性）

　外傷性はもちろん転倒で腕をつくなど明らかな外傷を起因として発症する場合であり，非外傷性はそのようなエピソードなく発症する場合である。外傷性

の場合は，多くは脱臼や亜脱臼を繰り返すようになるため，反復性不安定症ともよばれる。すなわち，反復性脱臼(亜脱臼)とは外傷性に対して用いる言葉である。これに対し，非外傷性で反復する場合は習慣性とよぶ。肩関節専門医以外では，外傷性の不安定症であり反復性とすべきところを習慣性という言葉を用いていることが少なくないので注意を要する。英語では反復性はrecurrentで習慣性はhabitualと訳されるが，習慣性は非外傷性であるためhabitualの代わりにatraumatic(非外傷性)が用いられることが多い(図2)。

▶脱臼方向による分類

外傷性肩関節不安定症はほとんどが前方脱臼であるが，まれに外傷性後方脱臼(反復性であれば反復性後方亜脱臼)が存在する。一方，非外傷性不安定症は最も多いのが後方亜脱臼であり習慣性後方亜脱臼とよばれる。MDIは多方向性，すなわち，前方にも後方にも下方にも外れて自然に戻る状態で，頻度は多くはないが習慣性多方向性亜脱臼という状態である(図2)。

図1 肩甲上腕関節の外傷性脱臼の仕組み

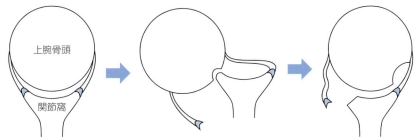

上腕骨頭が関節包の関節窩からの破綻によって関節窩縁を乗り越えて脱臼が起こる。整復後もBankart病変(関節窩からの関節唇の剥離)とHill-Sachs病変(上腕骨頭後上方部の陥凹)が残存する。

図2 外傷性肩関節不安定症(右)と非外傷性肩関節不安定症(左)の関係のイメージ図

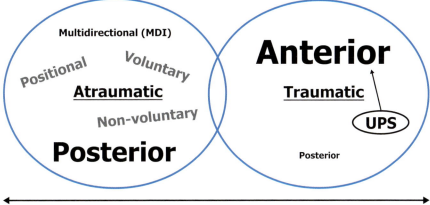

人間には元来その個々人のもつ関節の柔軟性(constitutional joint laxity)があり，もともと固い(tight)人からルース(lax)な人までそれぞれである。また，外傷性不安定症と非外傷性不安定症の区別が難しい症例もある(図のオーバーラップ部分)。外傷性不安定症は前方脱臼(anterior)がほとんどであり，その中にはUPSという病態も存在する。一方，非外傷性不安定症では後方亜脱臼(posterior)が多く，MDIもあるが，視点を変えれば位置性(positional)脱臼や随意性(voluntary)，非随意性(non-voluntary)の脱臼も存在する。

➤脱臼肢位による分類

　MDIなどは最大挙上位をとると上腕骨頭が下方に脱臼（実際はすぐ戻るので亜脱臼）することがあり，これを挙上位における位置性脱臼とよぶことがある。また，習慣性後方亜脱臼は肩関節を屈曲（前方挙上）していくと後方に亜脱臼し，さらに挙上したり水平外転を加たりすると整復されるというような挙上パターンを示すことが多いので，位置性の後方亜脱臼である。しかしながら，臨床の場ではこのような脱臼肢位による分類はあまり用いられなくなってきている。

➤随意性か否かによる分類

　非外傷性不安定症に散見されるが，随意的に肩を脱臼させることのできる人がいる。大胸筋を収縮させて前方脱臼させる症例と広背筋を収縮させて後方脱臼をさせる症例がある。ほとんどは両側性に可能であるが，愁訴にならない場合も多い。

➤愁訴となる不安定症

　外傷性の不安定症は全例不安定感や疼痛という愁訴があるが，非外傷性不安定症のなかには愁訴のないもの（困っていないケース）が多く存在する。非外傷性不安定症の多くは両側性であり，外れてもすぐ戻っていたので困っていなかったが，最近外れても戻りにくくなって困るという状態で病院を訪れることが多い。

外傷性不安定症

➤疾患の概念（定義）

　外傷を契機に肩関節が脱臼を起こし（初回脱臼），整復後も愁訴が残る場合である。反復性肩関節脱臼（亜脱臼）は初回脱臼（亜脱臼）後に，外転外旋位などの特定の肢位で脱臼や亜脱臼を繰り返す状態であり，ADLやスポーツ活動に支障をきたす場合が多い。UPSは脱臼や亜脱臼までいかないものの，やはり外転外旋位などの特定の肢位で痛みや脱力を訴える状態で，コリジョンアスリートに多くみられる[2]。

➤病因（発症要因）

SLAP：
superior labrum
anterior and
posterior

　外傷が契機となり前方関節唇損傷であるBankart病変や上方関節唇損傷であるSLAP病変，さらに上腕骨頭後上方部の陥凹であるHill-Sachs病変が生じ，反復性脱臼（亜脱臼）となったり，脱臼や亜脱臼を自覚しないUPSとなったりする。

➤臨床症状（自覚・他覚）

　平素はまったく自覚症状がないが，脱臼をきたすと激痛と上腕骨頭が前下方に逸脱するため肩関節前方部の変形をきたす。また，脱臼をきたさなくても外転外旋位などの肢位で脱臼不安感を訴える。UPSの場合は特定の肢位での痛みや脱力を訴える。他覚的には，外転外旋位で不安定感を訴える（apprehension test)。

▶診断(理学所見,画像所見)

理学所見としては,関節可動域制限はないが,患者を背臥位とし外転外旋位を強制するとapprehensionを訴える。受傷機転やHill-Sachs病変の位置や大きさなどで不安感を訴える肢位が異なるが,多くは60°から120°の外転位で外旋するとapprehensionを訴える。後方脱臼では90°外転位の最大内旋位でapprehensionを訴える場合が多いが,90°屈曲位内外旋中間位で上腕骨頭を後方に押し込むと痛みやapprehensionを訴えることもある。

画像所見としては,単純X線では内旋位で上腕骨頭後上方部の陥凹(Hill-Sachs病変)がみられる(図3)。また,Bernageau Viewという透視を使った方法で関節窩前下方部の骨欠損を見ることができるが[3],透視を使用しないTV watching viewという特殊な撮影法でも関節窩前方の骨形態の評価が可能である(図4)[1]。MRIでは前方関節唇の破綻であるBankart病変を確認できるが,

図3　単純X線画像におけるHill-Sachs病変

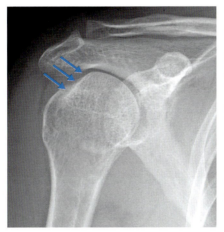 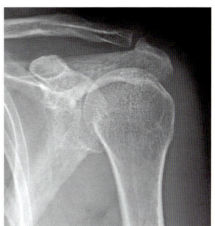

a 患側　　　　　　　　　　　　　　　　　　　　**b** 健側

肩関節内旋位正面像で上腕骨頭後上方部の陥凹がみられる(**a**の→)。

図4　単純X線による関節窩前方部撮影法(TV watching view)

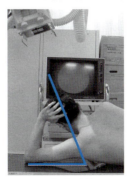 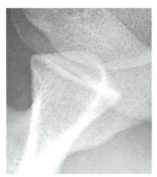 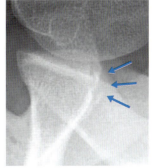

a 撮像肢位　　　　　**b** 正常関節窩　　　　**c** 関節窩骨欠損例(骨性Bankart)

患者をテレビを見るようなリラックスした姿勢とし,**a**のように上方からX線を入射させる。うまくX線が入ると関節窩前方部の骨形態が鮮明に確認できる(**c**の→)。

(文献1より転載)

MRA：
MR arthrography

ABER：
abduction external rotation position

IGHL：
inferior glenohumeral ligament

確実に評価するには生理食塩水を関節内に注入してから行うMRAが確実である。特に外転外旋位での撮像であるABER位の画像ではBankart病変，下関節上腕靱帯（IGHL）の状態や上腕骨頭の前方変位，さらには腱板関節面の異常の有無までが評価できるため，非常に有用である（図5）。反復性肩関節前方脱臼（亜脱臼）の場合は，骨欠損の評価が重要である。単純X線のBernageau viewやTV watching viewでもある程度の関節窩骨欠損をとらえることができるが，正確な評価は3D-CTのみによって可能となる。上腕骨頭を外して関節窩の正面像や前下方像をみることにより，正確な骨形態の把握と骨欠損の定量化ができるため，術前画像診断として最も重要である（図6）[4,5]。

▶治療（保存療法と手術療法）

UPSの場合は肩甲胸郭機能を向上させる理学療法が有効な場合があるが，それ以外の外傷性肩関節不安定症は原則として手術療法が優先される。手術は，

図5　MRA（生理食塩水を関節内に注入後のMRI）

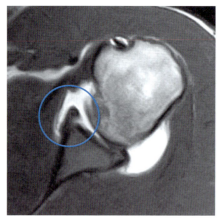 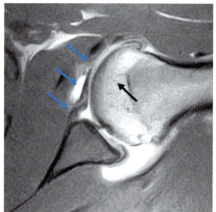

  a 水平断像   **b** ABER位（外転外旋位）
Bankart病変（○）が確認できる。 Bankart病変だけでなく，IGHLの弛緩（→），上腕骨頭の前方変位（→）が確認できる。

図6　上腕骨頭を外した関節窩の3D-CT正面像

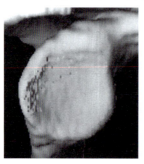 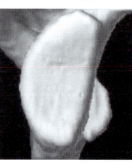 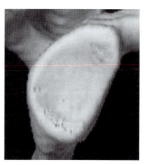

 a 正常例   **b** 骨性Bankart例   **c** 摩耗例

（文献4より転載）

関節鏡視下Bankart法が今やゴールドスタンダードといえるが（図7，8）[6]，コリジョンアスリートやコンタクトアスリートなど，術後再受傷のリスクが高い場合は，腱板疎部縫合やHill-Sachs Remplissageなどの補強手術が不可欠である（図9）[7]。術後再受傷のリスクの高いコリジョンアスリートに対しては，烏口突起移植（Bristow法やLatarjet法）を第一選択とする医師も少なくない。

図7　右肩のBankart修復のイメージ（シェーマ）

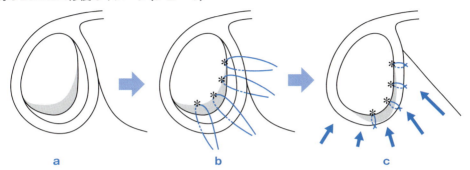

複合体の剥離は2時から7時半まで行い，モービライゼーションと同時に関節窩頸部の新鮮化を行う。また，関節窩の3時～7時半付近は，関節窩面上の軟骨も除去（グレーの部分）しておく。修復後は，この部分に複合体が乗り上げるようになり，IGHLに十分な緊張がかかる（c）。
＊印：アンカー刺入位置

（文献6より引用）

図8　関節鏡視下手術（右肩）の実際
上段：後方鏡視像，下段：前方鏡視像，G：関節窩，H：上腕骨頭

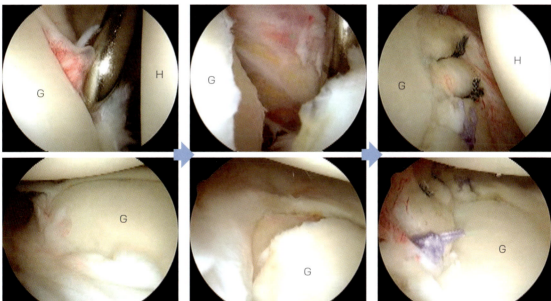

a Bankart病変
後方鏡視像からBankart病変がみられる。前方鏡視像からはBankart病変に加えて関節唇の弛緩が確認できる。

b 関節窩面の郭清とモービライゼーション終了時

c Bankart修復終了時

（a下段，b, c上段：文献6より転載）

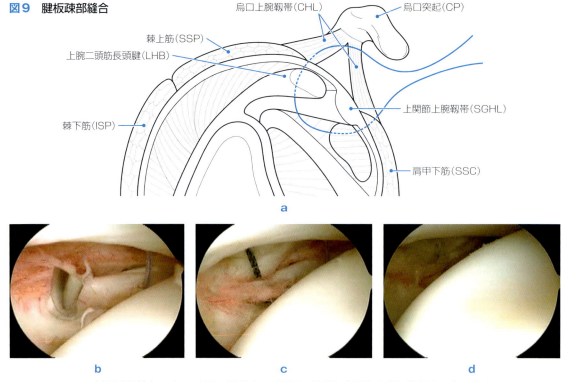

図9 腱板疎部縫合

a：腱板疎部縫合のイメージ図。関節内では肩甲下筋腱と上関節上腕靱帯（SGHL）の上方に縫合糸がかかり，関節外（肩峰下滑液包）からみると，烏口突起基部より起こり棘上筋腱と肩甲下筋腱に付着する烏口上腕靱帯（CHL）の両脚に縫合糸がかかっている。
b：肩関節下垂位外旋位にて内側の縫合糸を装着するため肩甲下筋腱を16Gの硬膜外針が貫いている。
c：高強度糸装着終了時（60°以上の下垂位外旋位）。
d：前方ポータル内でのknot tying終了後。

非外傷性不安定症

CHL：
coracohumeral ligament

SSP：
supraspinatus

LHB：
long head of biceps tendon

ISP：
infraspinatus

CP：
coracoid process

SGHL：
superior glenohumeral ligament

SSC：
subscapularis

▶疾患の概念（定義）

　外傷などのきっかけがなく，肩関節が脱臼や亜脱臼を起こす状態である。多くは思春期に発症するため中学生以降に多くみられる。頻度は女子に多いが，男子にみられることもある。脱臼や亜脱臼を繰り返していても，多くは簡単に自己整復可能であるため愁訴にならない場合も多い。病院に訪れるのは，脱臼をしても簡単に戻せなくなったとか，随意性脱臼だったものが不随意に外れるようになった，あるいは脱臼や亜脱臼時に従来感じていなかった疼痛を感じるようになったなどと訴える場合が多い。また，中学校の部活でスポーツを始めてから肩の緩さを感じて困るという訴えで来院する場合もある。

▶病因（発症要因）

　先天性あるいは遺伝的な素因により肩関節が緩い，すなわち，肩甲上腕関節の関節包が広くて薄いという特徴がある。手術症例を関節鏡でみると，関節包が肩甲上腕関節全体に薄く広々としていて，肩甲下筋や棘下筋小円筋などの筋が関節包を介して透見できる。また，関節唇の盛り上がり（いわゆるバンパー）

がなく，関節窩が砲台のようにみえて関節包が下に落ち込んでいるように見える（図10）。これらの所見は先天的なものであるが，こういう人がすべて有症状となり発症するわけではなく，何らかの機能的な問題で，胸郭の動きが硬くなったり肩甲骨が下方回旋位になったり[8]，あるいは軽微な外傷がきっかけで有症状化するようになる。また，難治性の非外傷性肩関節不安定症として，関節運動亢進型のEhlers-Danlos症候群があり，保存療法はおろか手術療法にも抵抗性であり，最終的には関節固定が必要となることがある[9]。

▶臨床症状（自覚・他覚）

自覚症状としては，①脱臼をしても簡単に戻せなくなった，②随意性脱臼だったものが不随意に外れるようになった，③脱臼や亜脱臼時に従来感じていなかった疼痛を感じるようになった，④中学の部活でオーバーヘッドスポーツを始めてから肩の緩さや外れやすさを感じて困るなどが挙げられる。他覚的には，視診上不良姿勢と肩甲骨下方回旋位などの位置異常や後述する理学所見が陽性化する。

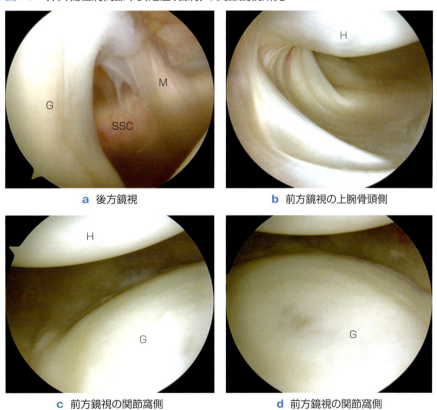

図10 非外傷性肩関節不安定症（右肩）の関節鏡視所見

a 後方鏡視　　b 前方鏡視の上腕骨頭側
c 前方鏡視の関節窩側　　d 前方鏡視の関節窩側

SSC：肩甲下筋腱，G：関節窩，H：上腕骨頭，M：中関節上腕靱帯（MGHL）
破綻部位はないものの，関節包は弛緩し薄く深部の筋が透見できる。MGHL（M）は低形成である。

（文献9より転載）

MGHL：
middle
glenohumeral
ligament

CAT：
combined abduction test

HFT：
horizontal flexion test

▶診断（理学所見，画像所見）

　理学所見としては，関節可動域制限はないが，視診上不良姿勢と肩甲骨下方回旋位などの位置異常に加え，肩甲上腕関節の弛緩性（Sulcus sign陽性）（図11），関節窩に対する上腕骨頭の求心性が悪いためにCATとHFTも陽性となる[10]。患者を背臥位とし外転外旋位するanterior apprehensionや，外転内旋位とするposterior apprehensionでも特に不安感を訴えることはほとんどなく，外傷性不安定症とは反応が明らかに異なる。外傷性後方不安定症でも陽性化することの多いテストとしてJerk test（あるいはKim's test）がある。患者を座位とし，右肩であれば患肢の肩甲骨を左手で保持し，患肢を肩甲平面上90°外転位内外旋中間位とし，右手で患肢の肘を持って関節窩に軸圧を加えながら患肢を水平内転させるとクリック音とともに後方に外れる[11, 12]。ただし，純粋な非外傷性不安定症の場合は，肩甲平面上での自動挙上で後方に亜脱臼し，水平内転させるとクリック音とともに整復されることのほうが多い。

　画像所見としては，単純X線では正面像で上腕骨が関節窩に対してやや下垂していることがあるが必須の所見ではない。アスリートの場合でバンザイ位の正面像で上腕骨頭が大きく下垂している場合がある（図12）。3D-CTにおける骨形態はまったく正常であり，MRAにおいても外傷性不安定症のような異常所見はなく，関節包がやや大きいと感じるくらいである（図13）。

▶治療（保存療法と手術療法）

　治療の第一選択は，姿勢や肩甲骨の下方回旋などの肩甲胸郭関節機能を修正する理学療法であり，良く奏効する。肩甲胸郭機能が修正されても症状が取れない場合は手術が必要になるが，その頻度は多くない。手術はIGHLの縫縮術（図14, 15）と腱板疎部縫合が行われ，Ehlers-Danlos症候群でなければ良好な術後成績が期待できる。実際に保存療法に抵抗性で手術になる症例の鏡視所

図11 Sulcus sign

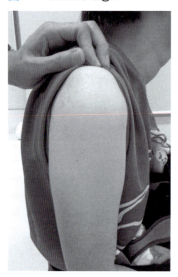 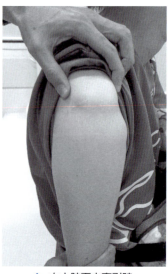

　　a　無負荷時　　　　　　　　　b　右上肢下方牽引時

（文献9より転載）

図12　バンザイ位での単純X線における上腕骨頭のスリッピング

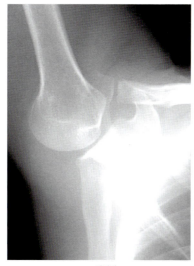
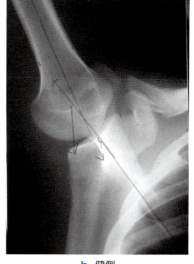

　a　患側　　　　　　　　　　　b　健側

（文献9より転載）

図13　非外傷性不安定症におけるABER位MRA

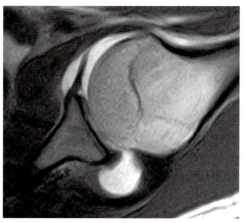

図5の外傷性の場合と異なり，Bankart病変や上腕骨頭の前方への変位はみられないが，IGHLの弛緩がある。

（文献9より転載）

図14　関節鏡視下関節包縫縮術のシェーマ

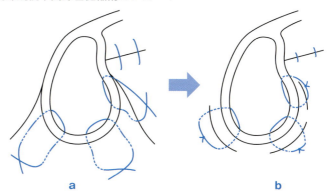

　　　　a　　　　　　　　　　　　b

関節包と関節唇に1本の2号高強度糸を3カ所（3本）かけ，それぞれを縫合することでIGHLの縫縮を行う（a）。次いで，腱板疎部縫合を図9と同じ要領で行う（b）。

（文献9より引用）

見をみると，術前の3D-CTやMRA上に異常を確認できなくても，微妙にわずかな関節唇損傷が認められることが少なくない（図16）。これは筆者の主観

図15　関節鏡視下関節包縫縮術の鏡視像（図10と同一症例）

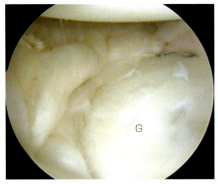

　　a　前方鏡視による縫縮後の関節包　　　　b　前方鏡視による縫縮後の関節包
なお，図10c・dが縫縮前である。

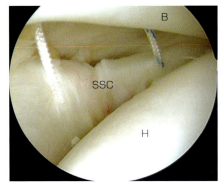 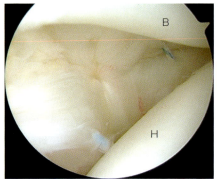

　　c　後方鏡視腱板疎部縫合の縫合糸装着後　　　　d　同縫合後
G：関節窩，H：上腕骨頭，SSC：肩甲下筋腱，B：上腕二頭筋腱

(文献9より転載)

図16　手術となった非外傷性肩関節不安定症の後方鏡視像（左肩）

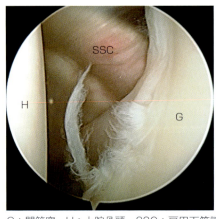 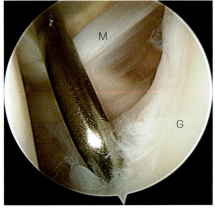

G：関節窩，H：上腕骨頭，SSC：肩甲下筋腱，M：MGHL
画像所見でははっきりしなかった前方関節唇の破綻がみられる。この症例は，最終脱臼後より不安定感が極端に悪化し，常時スリングを装着している状態であった。手術は前方部分だけアンカーを用いて，図15と同様に関節包の縫縮術と腱板疎部縫合を行って症状の消失をみた。

(文献9より転載)

であるが，おそらく本来保存療法で無症状化するべきものが，本人が自覚するかしないかのレベルの軽微な外傷により，関節唇損傷や関節包の更なる弛緩をきたしていた可能性が高い．すなわち，純粋な非外傷性不安定症で手術を要する症例はさらに少ないものと考えられる．一方，Ehlers-Danlos 症候群は手術療法に対しても極めて抵抗性で，関節包などの軟部組織の縫縮術では何度手術しても数カ月で緩むようになり，関節窩に対して上腕骨頭が常に下垂した状態で処しがたい疼痛を訴えるため，最終的には関節固定術をせざるを得ない（図17）．難治性と思われる症例や愁訴が多関節に及びEhlers-Danlos 症候群の家族歴のある症例は，本症を疑い専門医に送って遺伝子検査を受けるべきである．

図17　関節運動亢進型Ehlers-Danlos 症候群

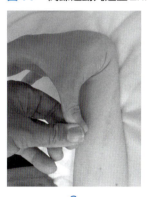 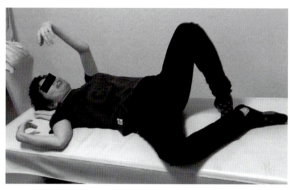

a　　　　　　　　　　　　　　　　　　　　b

27歳，女性．全身（両肩，両股関節，両膝関節，両足関節）の関節弛緩性を認める．両肩ともに多数回の軟部組織手術を行うも疼痛が取れないため，最終的に両肩関節の関節固定術を行った．

（文献9より転載）

文献

1) Sugaya H : Chapter 14. Instability with Bone Loss. AANA Advanced Arthroscopy : The Shoulder（Angelo RL, et al eds），p136-146, Elsevier, Philadelphia, 2010.
2) Boileau P, et al : The unstable painful shoulder（UPS）as a cause of pain from unrecognized anteroinferior instability in the young athlete. J Shoulder Elbow Surg, 20 : 98-106, 2011.
3) Edwards TB, et al : Radiographic analysis of bone defects in chronic anterior shoulder instability. Arthroscopy, 19 : 732-739, 2003.
4) Sugaya H, et al : Glenoid Rim Morphology in Recurrent Anterior Glenohumeral Instability. J Bone Joint Surg Am, 85A : 878-884, 2003.
5) Sugaya H, et al : Arthroscopic Osseous Bankart Repair for Chronic Recurrent Traumatic Anterior Glenohumeral Instability. J Bone Joint Surg Am, 87A : 1752-1760, 2005.
6) 菅谷啓之：V. Bankart病変に対する鏡視下手術　3. 私のアプローチ．実践 反復性肩関節脱臼　鏡視下バンカート法のABC（菅谷啓之 編），p100-106, 金原出版, 2010.
7) 高橋憲正, 菅谷啓之, ほか：反復性肩関節前方不安定症に対する鏡視下手術－補強手術としての鏡視下腱板疎部縫合術の有用性－．関節鏡, 30 : 57-60, 2005.
8) Ogston JB, et al : Differences in 3-dimensional shoulder kinematics between persons with multidirectional instability and asymptomatic controls. Am J Sports Med, 35 : 1361-1370, 2007.
9) Sugaya H : 21 Multidirectional Instability and Loose Shoulder in Athletes. Sports Injuries to the Shoulder and Elbow（Jin-Young Park ed），p237-250, Springer, Berlin, 2015.
10) 菅谷啓之：上肢のスポーツ障害に対するリハビリテーション．関節外科, 29（4月増刊号）: 148-158, 2010.
11) Kim SH, et al : The Kim test : a novel test for posteroinferior labral lesion of the shoulder-a comparison to the jerk test. Am J Sports Med, 33 : 1188-1192, 2005.
12) Cuéllar R, et al : Exploration of glenohumeral instability under anesthesia : the shoulder jerk test. Arthroscopy, 21 : 672-679, 2005.

機能障害別マネジメント

Ⅲ　機能障害別マネジメント

1 肩甲上腕関節の動的安定性低下（骨頭求心性の破綻）

Abstract

■ 肩腱板筋群や上腕二頭筋長頭は，上肢挙上時の上腕骨頭の上方変位に拮抗する働きがあり，これらの機能が低下すると上腕骨頭は上方に変位し，肩峰下インピンジメントを起こす可能性がある。

■ 動的安定性の評価には超音波診断装置を用いた方法が有用である。また，肩腱板筋群や上腕二頭筋長頭の機能障害は，画像所見や整形外科テストなどで評価する。

■ 動的安定性低下に対してはその原因を明らかにし，患部のストレスを減らしながら，炎症が原因の場合には消炎鎮痛を行い，機能障害が原因の場合には残存している部位で動的安定性の向上を図る。

はじめに

　肩甲上腕関節の動的安定性には，肩腱板筋群や上腕二頭筋長頭が寄与していると報告されており，これらの破綻は安定性を低下させ，肩峰下でのインピンジメントや他の筋群への過剰な負荷を引き起こすと考えられる。本項では，動的安定性の破綻が起こるメカニズムと，それがどのような機能障害を引き起こすかについて説明し，その評価法と治療について示す。

機能障害と肩疾患（病態）との関係について

▶肩腱板筋群の障害による動的安定性の破綻

●肩腱板断裂と上腕骨頭の変位

　肩腱板筋群が肩関節の動的安定性に与える影響について，これまで屍体肩を用いた研究が多く行われてきた。なかでも，棘上筋は上肢挙上時に上腕骨頭を下方へ引き下げる働きを有し，その機能が低下すると上腕骨頭の上方変位を引き起こす[1-3]。Sharkeyら[1]は，棘上筋の単独断裂では上腕骨頭は0.1〜1.8 mm上方に変位したと報告している。また，Halderら[3]は，各腱板に負荷を加えて上腕骨頭変位量を分析した結果，棘上筋に負荷をかけると上肢下垂位，肩関節30°・60°・90°外転位それぞれの肢位の平均で2.0 mm，棘下筋では4.6 mm，肩甲下筋では4.7 mmそれぞれ下方に変位することを示した（**図1**）。これらの結果から，棘上筋，棘下筋，肩甲下筋のどれが単独で機能低下を起こしても上腕骨頭の上方変位を引き起こすと考えられるが，上腕骨頭を下方へと押し下げる働きについては棘上筋より棘下筋や肩甲下筋が大きいようである。

　生体における先行研究では，単純X線画像[4]やMRI[5]を用いた静的な解析が行われてきた。Yamaguchiら[4]は単純X線画像を用い静止肢位での肩甲骨面における上肢挙上時の肩甲骨上方回旋角度を分析した結果，肩腱板小断裂症例では健常群に比べ上肢挙上60〜150°において上腕骨頭が有意に上方に変位することを明らかとした。Graichenら[5]は，健常者を対象に受動での静止肢位に比べ自動での筋活動を伴う静止肢位では肩関節外転時に上腕骨頭がより後下方に

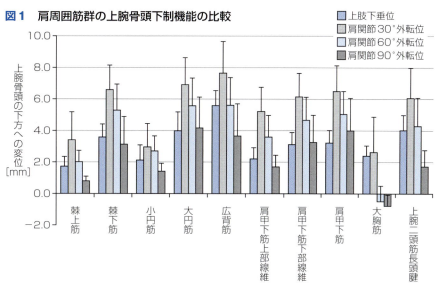

図1 肩周囲筋群の上腕骨頭下制機能の比較

各筋に20Nの張力を与えた時の関節窩に対する上腕骨頭の下方への変位量を示している。

（文献3より一部改変引用）

変位したことから，この変化が肩腱板機能によるものと考察している。これらの報告より，生体においても肩腱板筋が断裂すると，屍体肩での研究と同様に，上肢挙上時に上腕骨頭は上方に変位すると考えられる。

● 複数腱断裂と上腕骨頭の変位

2腱以上の肩腱板が機能低下を起こすと，上肢挙上時の上腕骨頭の上方変位はより顕著になることが示されている[1,6]。Sharkeyら[1]は，棘下筋と肩甲下筋が同時に断裂すると，上肢挙上時に上腕骨頭は0.5～2.3mm上方に変位し，さらに，肩甲下筋と棘上筋および棘下筋が断裂する広範囲断裂では，上腕骨頭の上方変位は1.1～2.8mmであることを明らかにした。同様に広範囲断裂症例の上腕骨頭の上方変位は，Konradら[7]は4.7mm，Dyrnaら[8]は8.3mmであることを示し，断裂サイズが大きくなるに伴い上肢挙上時の上腕骨頭の上方変位は大きくなること示している。

● 肩腱板断裂と関節窩への骨頭圧縮力

上腕骨頭を関節窩に押し付ける圧縮力に関し，Parsonsら[9]は正常肩では377Nであったのに対し，棘上筋不全断裂では296N，棘上筋完全断裂では300Nと有意な変化はみられなかったことから，棘上筋単独での機能低下は圧縮力にはあまり影響しないとしている。一方で，棘上筋・棘下筋断裂では149N，広範囲断裂では126Nと断裂サイズの拡大に伴い圧縮力は有意に減少することを明らかにしている。

● 肩腱板断裂による三角筋に求められる力の増大と肩関節挙上角度の減少

肩腱板の断裂サイズが大きくなると，肩腱板筋群が担う挙上方向へのトルクが減少し，それを補うように三角筋への負荷が大きくなる。Dyrnaら[8]は，

挙上時に正常肩にかかる三角筋への力は193.8 Nであるが，肩甲下筋断裂で194.9 N，棘上筋断裂で251.5 N，棘上筋・棘下筋断裂で300.8 N，棘上筋・肩甲下筋断裂で403.3 Nであったと示している（図2）。Thompsonら[10]は，広範囲断裂では正常肩に比べ三角筋への負荷は300％増加したと述べている。

一方で，上腕骨頭の上方変位と挙上トルクの減少により肩関節外転角度が減少するという報告が複数示されている[7,8,10]。Dyrnaら[8]は，正常肩での肩甲骨面での肩甲上腕関節の最大外転角度は79.8°であるが，肩甲下筋断裂で72.6°，棘上筋断裂で58.1°，棘上筋・棘下筋断裂で56.5°，棘上筋・肩甲下筋断裂で38.7°であることを明らかにしている（図2）。また，広範囲断裂での最大外転角度について，Konradら[7]は11.8°，Thompsonら[10]は25°であったと述べている。

このように，正常肩に比べると複数腱板の断裂では三角筋に求められる力は増大し，挙上角度も減少する。

●肩腱板断裂と肩峰下圧

Payneら[11]は，肩峰下圧を測定し，正常肩では肩峰の前外側が310 kPa，後外側が48 kPaであったが，広範囲断裂では前外側が362 kPa，後外側が638 kPaに増加したことを示した。つまり，広範囲断裂により上腕骨頭が上方に変位すると，特に後外側の肩峰下圧が高まる。

▶上腕二頭筋長頭の障害による動的安定性の破綻

Warnerら[12]は，単純X線画像を用いた研究で上腕二頭筋長頭腱断裂症例の健側では挙上90°位において上腕骨頭の上方変位は0.1 mmであったが，患側では2.4 mmであったと報告している。またKidoら[13]は，肘関節屈曲方向に1.5 kg

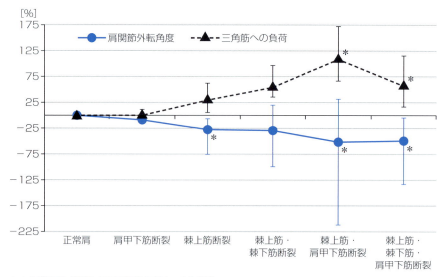

図2 肩腱板断裂サイズと肩関節外転角度，三角筋への負荷の関係

＊：正常肩と比較して有意差あり（p＜0.05）
正常肩に比べ，棘上筋・肩甲下筋断裂や棘上筋・棘下筋・肩甲下筋断裂では三角筋への負荷が増大している。また肩関節外転角度は，棘上筋断裂，棘上筋・肩甲下筋断裂，棘上筋・棘下筋・肩甲下筋断裂で低下がみられる。

（文献8より一部改変引用）

の負荷をかけると挙上0°および45°において上腕骨頭は下方に変位したと述べている。Giphartら[14]は，上腕二頭筋長頭腱炎の症例を対象に透視装置を用いて動的な解析を行った結果，外転時の上腕骨頭中心位置に健患差はみられず，肩関節90°外転・90°外旋位では患側で0.9mm前方に変位したことを示している。

筋活動に関して，Giphartら[14]は肩関節外転時の上腕二頭筋長頭の筋活動は健常者で最大等尺性収縮の9.5％，上腕二頭筋長頭腱炎症例で7.9％であることを示し，同様にChalmersら[15]は健常者を対象に上肢挙上時の上腕二頭筋長頭の筋活動は4.2〜8.8％であったと報告している。これらの先行研究から，上腕二頭筋長頭の機能障害により，上腕骨頭は上方・前方に変位することが明らかとなっている。ただし，上肢挙上時の上腕二頭筋長頭の筋活動は小さく，上腕二頭筋長頭腱炎症例においては上腕骨頭中心位置に健常群と差がみられなかったとの報告[14]もあり，肩関節の動的安定性に対する上腕二頭筋長頭の寄与はあまり大きくない可能性がある。

▶肩峰下インピンジメントと動的安定性の破綻

●インピンジメントと肩峰骨頭間距離

肩腱板筋群や上腕二頭筋長頭の機能低下により，上肢挙上時に骨頭の上方変位を招き，動的安定性が破綻する。結果として，肩峰や烏口肩峰靱帯に肩腱板付着部や肩峰下滑液包が圧迫されて疼痛が生じる，いわゆる肩峰下インピンジメントが起こる可能性がある。Hebertら[16]は，インピンジメント症例の患側と健側の肩峰骨頭間距離を調査し，肩関節屈曲では患側2.8〜8.3mm，健側4.1〜8.3mmであり，屈曲70〜130°で群間に差がみられ，肩関節外転では患側3.4〜8.1mm，健側4.6〜8.8mmであり，外転80〜110°で群間に差がみられたと報告している。また，Navarro-Ledesmaら[17]も，肩関節外転60°での肩峰骨頭間距離は患側6.3mm，健側6.8mmであり健患差がみられたと述べている。しかし，Michenerら[18]は，インピンジメント症候を有する症例と健常群において，上肢挙上時の肩峰骨頭間距離を報告した研究で，群間で有意な差はみられなかったと報告している。

このように，インピンジメント症候を有する症例の上肢挙上時の肩峰骨頭間距離は健側に比べると減少するものの，健常群とは差はみられないことが明らかとなっている。

肩峰骨頭間距離が健常群と差がないにも関わらず，インピンジメント症候を起こす理由について，Michenerら[18]は，インピンジメント症候を有する症例では棘上筋の腱端部がコントロール群に比べ0.6mm厚かったと報告し，このことが疼痛の原因ではないかと考察している。筆者の考えとしては，現在報告されているインピンジメント症候の症例は，整形外科テストの診断により分類されているため，超音波診断装置などにより生体での肩峰下インピンジメントを確認したうえで，動的安定性を測定すべきと考える（測定方法は後述する）。肩峰下インピンジメントが上腕骨頭の上方変位により起こるのか，上方変位は起こらないが，肩腱板筋群の腱端部の腫脹により肩峰骨頭間距離が相対的に減少しているのか，今後の研究により明らかになることを期待したい。

● 後方タイトネスと上腕骨頭の変位

上肢挙上時の上腕骨頭の上方変位を起こす要因として，肩関節後方タイトネスが報告されている。Harrymanら[19]は，屍体を用いた研究で，正常の関節包では肩関節屈曲時の上腕骨頭の上方変位は0.35 mm，前方変位は3.79 mmであるが，関節包後方タイトネスの条件では上方変位は2.13 mm，前方変位は7.27 mmであることを示している。また，Tylerら[20]は，インピンジメント症候を有する症例では，肩関節後方タイトネスを有していたと述べている。これらの先行研究より，関節包後方のタイトネスは上腕骨頭の上方変位を惹起し，その結果肩峰下でのインピンジメントを起こすことが考えられる。

機能障害の見極め（評価とその流れ）

▶動的安定性の評価

肩関節の動的安定性は，透視X線装置やMRIなどを用いて肩甲骨関節窩に対する上腕骨頭の変位を評価するのが一般的であるが，日々の臨床場面でそれらの画像診断装置を用いることは困難である。そこで臨床場面で可能な客観的評価として，筆者が行っている超音波診断装置を用いた評価法をここでは紹介する。

上肢下垂位と肩関節外転90°・外旋90°の肢位で，プローブを肩峰角と肩峰前方の中央に置き，肩峰外側に対して垂直に当てて撮影する（**図3**）。撮影した画像から下垂位と肩関節90°外転位において上腕骨と肩峰上縁との距離を測定することで，上腕骨頭の上方への変位を評価する。この測定法は静的な評価であることや，上腕骨のどの部位での距離を測定しているかが明らかでないことが欠点として挙げられるが，検者間信頼性（ICC）（1.1）が0.98～0.99，標準誤差（SEM）が0.23～0.35 mmと高い信頼性が報告されており[21]，臨床場面での評価として有用であると考える。

ICC：
intraclass correlation coefficients

SEM：
standard error of measurement

図3 超音波診断装置を用いた肩峰骨頭間距離の評価

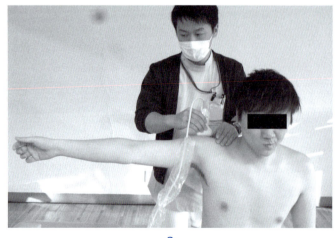
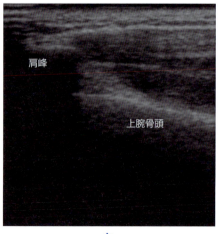

a

b

肩関節外転90°・外旋90°の肢位で，プローブを肩峰中央で肩峰外側に垂直に当てる（**a**）。
得られた画像より肩峰上縁と上腕骨との距離を算出する（**b**）。

▶肩腱板断裂の評価
●画像評価

　肩腱板断裂の評価として重要な点はまず，断裂サイズ，断裂腱板の萎縮・変性を正しく評価することである．断裂腱板の評価には，これまでMRIが用いられてきたが，近年超音波診断装置を用いた評価も行われており，不全断裂に対し感度0.84，特異度0.89，完全断裂に対し0.96，特異度0.93と良好な成績が報告されている[22]．

　MRIでの肩腱板断裂の評価は脂肪抑制画像で大まかな断裂を把握した後に，完全断裂ではT2画像，不全断裂ではT1画像より評価するとよい（図4）．超音波診断装置での棘上筋断裂の評価では，患側の手を腰にあてるmodified crass positionをとり，プローブを肩峰前方の下方に当てて評価する（図5）．肩腱板の萎縮はMRI-T2斜位矢状断像，関節窩内側レベル（肩峰と烏口突起がY字交差するレベル）で評価する．

図4　MRIによる棘上筋腱断裂の評価

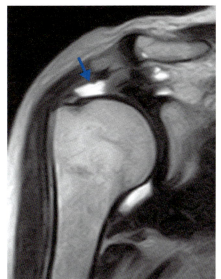 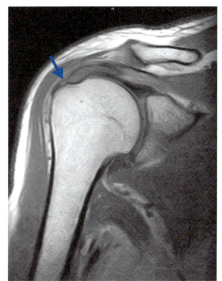

a　棘上筋完全断裂（T2-斜位冠状断像）　　b　棘上筋不全断裂（T1-斜位冠状断像）

図5　超音波診断装置による棘上筋断裂の評価

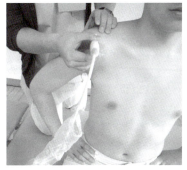 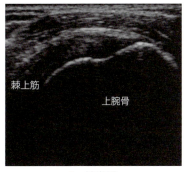 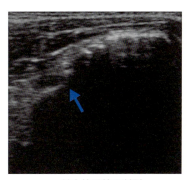

a　測定肢位（modified crass position）
手を腰にあてた肢位でプローブを肩峰前方の下方にあてる．

b　健常例

c　棘上筋関節面断裂
棘上筋に不整がみられる（→）．

正確に評価するためには筋の断面積を測定する方法もあるが，臨床場面では解析に時間がかかり困難である。そこで簡易な方法として，tangent signという評価法が報告されている[23]。これは，棘上筋であれば烏口突起側と肩峰側の肩甲骨を結んだ線より棘上筋の筋実質部が下になる場合に，また棘下筋であれば肩峰側と下角の肩甲骨を結んだ線より棘下筋の筋実質部が内側になる場合に萎縮が陽性と評価する方法で，簡易的で臨床場面で有用である(図6)。

　筋の脂肪変性も萎縮と同様にMRI-T2斜位矢状断像，関節窩内側レベルでGoutallier grade[24]を用いて評価する。Goutallier gradeとは脂肪が何もなければgrade 0，脂肪の線があればgrade 1，筋実質部に対し脂肪の割合が50％未満であればgrade 2，脂肪の割合が50％であればgrade 3，脂肪の割合が50％より高ければgrade 4と評価する方法である(図7)。

　肩腱板断裂の保存療法ではGoutallier grade 2，tangent sign陽性になると手術加療を行うべきという報告や[25]，術後の脂肪変性は改善しないことから，術前の変性や萎縮が大きいと術後の成績が悪くなることが報告されており[26]，萎縮や脂肪変性を評価することは予後予測の観点からも重要である。

● 整形外科的テスト

　ここでは整形外科的テストにより肩腱板断裂の有無を評価する方法について述べる。なお，多くのテストで抵抗を負荷した評価が行われるが，抵抗に抗することができる場合(MMT5レベル相当)を陰性，抵抗に抗することができない場合(MMT4レベル相当)を陽性と判断する。

図6　棘上筋，棘下筋萎縮の評価

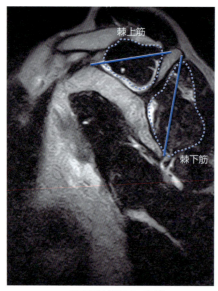
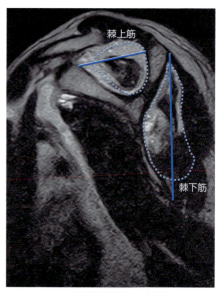

　　　a　筋萎縮が少ない症例　　　　　　　　b　筋萎縮が重度の症例

棘上筋：**a**では筋腹部が線より上に多くあるが，**b**では筋腹部が線の下にきており，萎縮があると評価する。
棘下筋：**a**では筋腹部が線より右側に多くあるが，**b**では筋腹部が線の左に多く，萎縮があると評価する。

図7 棘上筋の脂肪変性の評価（Goutallier grade）

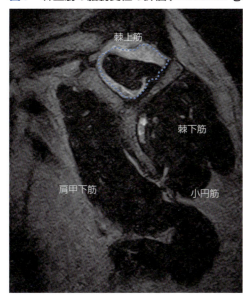

点線で囲まれた部分が棘上筋部であり，白い部分が脂肪変性，黒い部分が筋実質部である。点線で囲まれた部分に対する白い脂肪変性の部分の割合を評価する。

棘上筋の評価

　肩腱板断裂症例において，どの肩腱板が断裂しているかを特定する評価法として，多くの整形外科的テストがある。棘上筋断裂の評価では，full can test（図8a）の感度は77～83％，特異度は32～53％[27,28]，empty can test（図8b）の感度は76～87％，特異度は43～71％[27,28]，drop arm sign（図8c）の感度は45～73％，特異度は70～77％[29,30]，external rotation lag sign（図8d）の感度は7～56％，特異度は84～98％[31,32]と示されている。当院では，肩関節30°外転位における抵抗運動（図8e）で棘上筋断裂を評価しているが，その感度は93％，特異度は30％であったと田中ら[33]は述べている。

　これらの先行研究をみると，感度，特異度ともに高い評価法は見当たらないが，当院で行っている方法の長所としては，代償運動を評価しやすい点が挙げられる。肩関節外転30°を行う際に，肩甲骨が代償的に挙上・上方回旋する症例では，その運動を制限して再度抵抗運動を行うことで，棘上筋の機能低下が顕在化する。また，筆者の経験則になるが，drop arm signやexternal rotation

感度（sensitivity）と特異度（specificity）

　感度と特異度について，drop arm signを例に説明する（表1）。感度とは棘上筋断裂症例中の検査陽性者の割合を示し，a／（a＋c）×100で表される。一方，特異度とは棘上筋断裂がない対象のうち，検査陰性者の割合を示し，d／（b＋d）×100で表される。感度が高いということは，棘上筋断裂症例の大部分が検査陽性となることを意味し，特異度が高いということは，棘上筋断裂がない対象の大部分が検査陰性になることを意味している。

表1　棘上筋断裂診断におけるdrop arm signの例

	棘上筋断裂あり	棘上筋断裂なし
陽性（挙上位保持不可）	a名	b名
陰性（挙上位保持可）	c名	d名

lag signが陽性であれば広範囲断裂を疑い，その他の肩腱板筋も評価するとよいと考える。

棘下筋の評価

棘下筋断裂の評価では，external rotation lag sign（図8d）の感度は97％，特異度は93％[31]，resisted external rotation test（図8f）は肩下垂位・前腕中間位で内旋方向に抵抗をかけ，抵抗に抗することができるか否かを評価する方法であり，その感度は84％，特異度は53％[28]と報告されている。

当院ではresisted external rotation testを用いているが，その感度は89％，特異度は45％であった[33]。特異度がやや低いが，このテストにおいても代償運動を評価することで棘下筋の断裂を評価できる。抵抗運動の際に，肩甲骨内転や肩関節伸展，肩関節外転動作がみられれば，それらの代償動作を制限したうえで評価するとよい。

図8 棘上筋・棘下筋断裂の評価

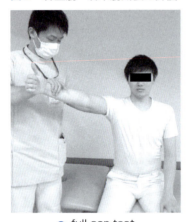

a full can test
肩関節90°挙上位・外旋位で抵抗をかける（抵抗に対して上肢を保持できない場合を陽性とする。疼痛の出現を陽性とする場合もある）。

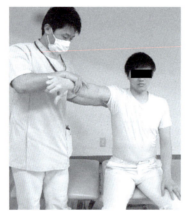

b empty can test
肩関節90°挙上位・内旋位で抵抗をかける（抵抗に対して上肢を保持できない場合を陽性とする。疼痛の出現を陽性とする場合もある）。

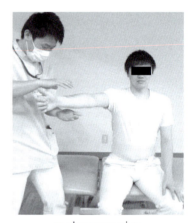

c drop arm sign
肩関節90°挙上位を保持させる（肩関節90°挙上位で手を離し，上肢を保持できない場合を陽性とする）。

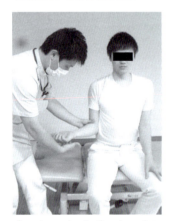

d external rotation lag sign
自動で下垂位外旋を行わせる（自動運動と他動運動で差がみられた場合を陽性とする）。

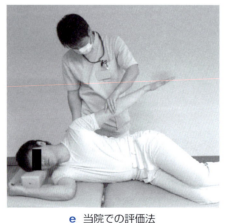

e 当院での評価法
肩関節30°外転位で抵抗をかける（MMTに準じ段階付けを行う）。

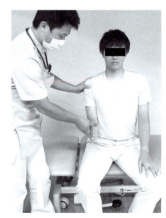

f resisted external rotation test
肩下垂位・前腕中間位で抵抗をかける（抵抗に対して上肢を保持できない場合を陽性とする）。

肩甲下筋の評価

肩甲下筋断裂の評価では，resisted lift off testの感度は79％，特異度は59％[28]，resisted belly press testの感度は75％，特異度は97％であると報告されている[34]（図9）。

当院ではresisted belly press testを臨床場面で用いている。その理由としてこの検査法は大胸筋と広背筋の収縮を抑え，肩甲下筋を選択的に収縮させることが報告されているためである[35]。また，resisted lift off testでは可動域制限のため測定肢位をとれない場合や，棘上筋断裂を合併している場合に，測定肢位が棘上筋を伸張する肢位となり疼痛を惹起するため測定が困難になることも理由として挙げられる。筆者の経験則になるが，belly press testを重力に抗して行えない場合は肩甲下筋断裂を含んだ広範囲断裂を疑い，さらなる評価を進めていくとよいと考える。

図9 肩甲下筋断裂の評価

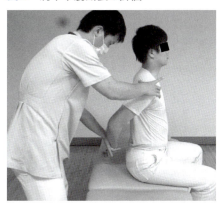
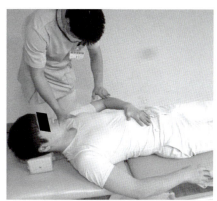

a resisted lift off test
結帯の肢位から外旋方向に抵抗を加える。

b resisted belly press test
肩内旋で腹部を押してもらいながら肘に抵抗を加える。

＊a，bのテストいずれも抵抗に対して上肢を保持できなかった場合を陽性とする。

Clinical Hint

肩腱板断裂部位と疼痛訴え部位の関係

Itoiら[28]は，棘上筋，棘下筋，肩甲下筋断裂それぞれの症例がどの部位に疼痛を訴えるかを分析した結果，断裂部位にかかわらず，肩関節の前方，外側（図10のA，L）に疼痛を訴えることを報告している。したがって症例の疼痛部位の訴えから断裂部位を特定することは困難である。

図10 肩腱板断裂症例の疼痛訴え部位

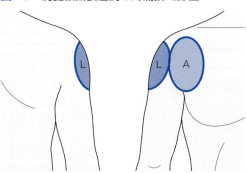

● 徒手筋力検査

　臨床場面では肩腱板断裂症例の肩関節機能を評価するために，徒手筋力検査を実施する．肩腱板断裂が生じると，断裂腱板の機能低下により肩関節筋力が低下する．Moosmayerら[36]は，疼痛はないが肩腱板断裂を有する症例を健常群と比べたところ，等尺性肩関節屈曲筋力が低下していたことを報告している．また，Shinら[37]は，肩腱板修復術後の肩関節挙上，外旋，内旋方向の等尺性筋力の回復過程を調査した結果，すべての方向が健側と同レベルに達するには小断裂症例で術後6カ月，中断裂症例で術後18カ月を要することを明らかにしている．このように肩関節の筋力を検査することで，肩関節機能低下や術後の回復過程を評価することができる．

　具体的な評価項目としては，肩腱板筋と三角筋を中心に評価するとよい．肩腱板筋群は断裂腱板だけでなく，残存している肩腱板筋群も必ず評価する．これは，腱板断裂が起こると，その機能低下を残存している肩腱板筋群が補うためである．また，広範囲断裂症例や高齢の変形性肩関節症を合併する症例では三角筋の筋力低下も問題となるため，評価を行うとよい．評価の際には，肩甲骨の過剰な運動に注意しながら行い，測定中の疼痛についても聴取することや，筋の収縮についても確認しながら実施する．

▶上腕二頭筋長頭腱障害の評価

　上腕二頭筋長頭腱炎の画像評価では，MRI-T2軸位断像（結節間溝レベル）で炎症所見がみられるかを評価する（図11）．上腕二頭筋長頭腱断裂では，この画像で上腕二頭筋長頭腱がみられないため同時に評価することができる．また，上腕二頭筋長頭腱断裂は肘関節屈曲位で上腕二頭筋の筋腹の垂れ下がりを視診で評価することもできる．

　上腕二頭筋長頭腱炎の整形外科的テストはYergason testとSpeed testが有名である（図12）．Yergason testは感度が14〜75％，特異度は78〜89％であり[38-41]，Speed testは感度が49〜71％，特異度は67〜85％と報告されてい

図11　上腕二頭筋長頭腱炎のMRI（T2軸位断像）

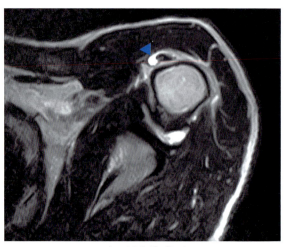

▲：白い部分がeffusion

る[32,35,42,43]。上腕二頭筋長頭腱の部分断裂に対して，GillらはSpeed testで感度が50％，特異度が67％，結節間溝の圧痛で感度が53％，特異度が54％であったと示している[44]。これらの先行研究より，特異度は高いものの，感度はさまざまな報告があり見解が一致していない。画像所見がない場合は，Yergason testやSpeed testに加えて，結節間溝の圧痛の検査や視診により評価するとよい。

図12　上腕二頭筋長頭腱炎の整形外科的テスト

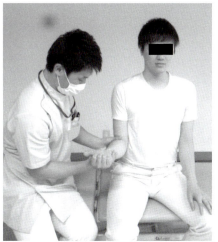
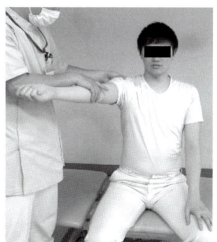

a Yergason test
肘関節屈曲位，前腕回内方向に抵抗をかけて回外させる。

b Speed test
肩関節屈曲90°，外旋・前腕回外位で下垂方向に抵抗を加える。

＊**a**，**b**いずれのテストも結節間溝部に疼痛が誘発された場合を陽性とする。

Memo　上腕二頭筋長頭腱と肩甲下筋障害の関連について

新井ら[45]は，肩甲下筋の最頭側部は小結節とその上面であり（図13の◌部），この最頭側の停止部（舌部）は，上腕二頭筋長頭腱を下内側から支持するようになっていたと報告している。そのため上腕二頭筋長頭腱と肩甲下筋の障害は関連して起こることを留意しておくとよい。

図13　肩甲下筋と上腕二頭筋長頭腱の解剖学的位置関係

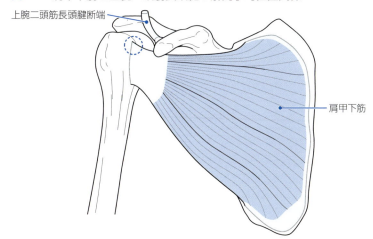

▶肩峰下インピンジメントの評価

　肩峰下インピンジメントの整形外科的テストでは，Neer impingement testやHawkins-Kennedy impingement testがよく行われている（**図14**）。Neer impingement testの感度は54〜81％，特異度は10〜95％であり[46-49]，Hawkins-Kennedy impingement testの感度は63〜74％，特異度は40〜89％であることが明らかとなっている[43, 46-49]。また，肩関節挙上90°位付近での疼痛を評価するpainful arc signは，感度が49〜75％，特異度は33〜80％と報告されている[46, 47, 49]。

　いずれのテストも感度，特異度に一定の見解が得られていない。その理由としてこれらのテストは，炎症の程度や可動域制限などの影響を受けやすいことが考えられる。そのため，上腕骨頭が上方変位し，その結果肩峰下でインピンジメントが起こっていることを評価するためには，整形外科テストで陽性であれば，「動的安定性の評価」（p80）で述べたように超音波による肩峰骨頭間距離を評価することが有用であると考える。この際，インピンジメント陽性と判断する基準に関しては先行研究で統一した見解は得られていないが，インピンジメントサイン陽性症例では肩関節90°外転位での肩峰骨頭間距離が健側に比べて減少することが報告されていることから[17, 18]，この健患差をインピンジメント陽性と判断するのが現状では妥当ではないかと考える。超音波診断装置がない場合には，体表からこの差異を評価することは困難であるため，整形外科テストのみで判断するとよい。

　また，肩峰下インピンジメントには肩関節後方タイトネスが関係することが報告されている[19, 20]。そのため，肩関節屈曲90°位や外転90°位において，肩甲骨を固定した肢位で肩関節内旋可動域を評価するとよい。

図14　肩峰下インピンジメントの整形外科テスト

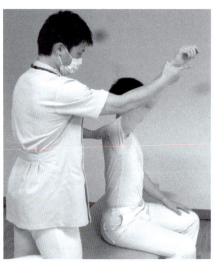
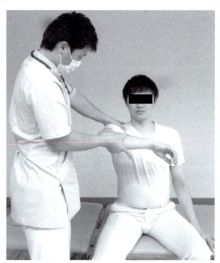

a Neer impingement test
肩甲骨の上方回旋・後傾を抑えながら，受動的に肩を屈曲させる。

b Hawkins-Kennedy impingement test
肩甲骨の前傾・内旋を抑えながら，他動的に肩関節を90°屈曲位から内旋させる。

＊**a**，**b**いずれのテストも肩峰下で疼痛が誘発された場合を陽性とする。

機能障害に対する理学療法アプローチ

➤肩腱板断裂に対する理学療法

　肩腱板断裂の理学療法においては，断裂腱板や関節内の炎症を抑え，断裂腱板にストレスがかからないように可動域の拡大や残存腱板の筋力トレーニングを実施する。肩腱板断裂症例に対する運動療法の効果についてのシステマティックレビュー[50]では，対象をランダム化して介入した報告はないが，その効果については中程度のエビデンスはあることが示されており，肩腱板断裂症例に対する運動療法は行うべきと考えられる。

●肩腱板筋群の伸張肢位

　断裂腱板へのストレスとして，伸張ストレスが挙げられる。棘上筋の伸張肢位に関して，Murakiら[51]は肩関節伸展＋水平外転で，Nishishitaら[52]は肩関節挙上45°および90°における最大水平外転位での最大内旋と最大伸展位での最大内旋で，棘上筋が最も伸張されると報告している。また，回旋肢位に関して，Acklandら[53]は屍体を用いて棘上筋のモーメントアームを求めた結果，肩関節外転位では前部・後部線維ともに外旋方向，肩関節屈曲位では内旋方向のモーメントアームを有することを明らかにしている。これらの報告より棘上筋腱断裂症例の理学療法においては，可動域拡大を目的に肩関節最大伸展位からの水平外転，肩関節水平外転位での内旋，また肩関節外転位での内旋は行わないほうがよい。日常生活動作では結帯動作は行わないよう指導する。

　なお，断裂腱板へのストレッチを禁止する期間については，保存療法であれば断裂腱板は自然治癒しないと考えられるため，基本的には許可しない。結帯動作などで日常生活に支障をきたし，肩甲上腕関節以外の部位への治療に効果がみられない場合には，断裂サイズの拡大や疼痛が増悪するリスクを留意し，医師・患者と相談したうえで断裂腱板へのストレッチを行う場合もある。術後の症例に関しては，修復腱板と骨との治癒課程から，術後6～8週から修復腱板へのストレッチが許可される。

　棘下筋の伸張肢位に関して，Murakiら[51]は横走線維では挙上0，30°位，伸展位での内旋，斜走線維では挙上0，30，60°位，伸展位での内旋で伸張されることを示している。屍体を用いてモーメントアームを算出した結果，肩関節屈曲位，外転位において，横走線維・斜走線維ともに外旋方向のモーメントアームを有していると報告されている[53]。そのため，棘下筋腱断裂症例に対しては肩関節内旋への運動は横走線維，斜走線維ともに伸張肢位となるため避けるべきである。

　肩甲下筋の伸張肢位に関して，Murakiら[54]は肩甲下筋上部・中部線維は肩甲骨面挙上0°および30°位での外旋で伸張されるが，挙上角度が大きい肢位での外旋ではこれらの線維は伸張されず，また下部線維に関しては肩関節挙上30°以上の外旋で伸張されることを明らかにした。屍体を用いてモーメントアームを算出した研究では，肩甲下筋は肩関節屈曲，外転位においてすべての線維で内旋方向のモーメントアームを有しているが，肩関節外転120°での上部・

中部線維の内旋モーメントアームは小さいことを報告している[53]。そのため，肩甲下筋腱断裂症例に対しては肩関節外旋への伸張ストレスを避けるべきである。ただし，肩関節外転120°では上部・中部線維へのストレスは小さいため，行うのであればこの肢位がよいと考えられる。

●肩腱板筋群の筋力トレーニング

　肩腱板断裂症例では動的安定性が低下するため，それを補うために肩腱板筋力トレーニングが必要となる。ただし，保存療法や術後早期の場合には断裂腱板や修復腱板へのストレスを避け，目的としている残存腱板筋群を選択的に筋力強化する。術後6〜8週以降は修復腱板への筋力トレーニングが許可されるため，修復腱板を対象筋にした筋力トレーニングを行っていく。

棘上筋の筋力トレーニング

　棘上筋の挙上方向のモーメントアームは挙上0〜40°で前部・後部線維ともに大きい。対して代償的に働く三角筋はこの角度でモーメントアームは小さいため[55]，この範囲で筋力トレーニングを行うとよい。また，full can test，empty can testの肢位（図8）では棘上筋の筋活動に差はないが，full can testの肢位において三角筋中部・後部線維の筋活動が低いことが示されている[56]。そのため，棘上筋を選択的に筋力トレーニングするためには，挙上角度は0〜40°の範囲において前腕中間位で行うとよい。

棘下筋の筋力トレーニング

　棘下筋の外旋方向のモーメントアームは横走線維，斜走線維ともに肩関節屈曲位より外転位で大きいことが示されている[53]。また，Bitterら[57]は筋電図を用いて，棘下筋の効率的な負荷量と，肩関節外旋に加え内転を伴わせる運動時の棘下筋の筋活動を分析した。その結果，三角筋と大胸筋の筋収縮を抑え選択的に棘下筋の収縮を得られる運動は，最大等尺性収縮の40％以下で肩関節外旋に内転を行わせる運動であったと報告している。そのため，棘下筋の筋力エクササイズは肩関節外転位，最大等尺性収縮の40％以下で行うとよい。さらに三角筋の収縮を抑えるためには肩関節外旋に加え内転を伴わせると選択的な筋力トレーニングが可能である。

肩甲下筋の筋力トレーニング

　肩甲下筋は肩関節屈曲位では30〜120°の挙上角度ですべての線維が内旋方向にモーメントアームを有するが，肩関節外転位では外転120°での上部・中部線維の内旋モーメントアームは小さいため[51]，小さい挙上角度で内旋方向への筋力トレーニングを行うとよい。また，belly press testは大胸筋，広背筋の収縮を抑え選択的に肩甲下筋の上部・下部線維の収縮を得られるため[35]，belly press testをトレーニングに応用するとよい。ただし，このエクササイズを行うときには，肩関節内旋でしっかり腹部を押すことや，肩甲骨が前傾し，上腕骨頭が前方に出るような運動にならないよう注意することが必要である（図15）。

図15 belly press testを用いた肩甲下筋のトレーニング

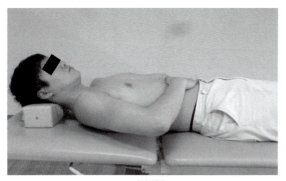

a 良好例
肩関節内旋が行えている。

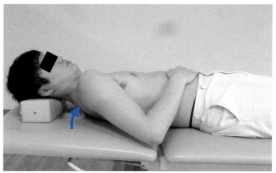

b 不良例
肩甲骨前傾で代償している。

▶上腕二頭筋長頭腱障害に対する理学療法

　上腕二頭筋長頭腱障害に対する理学療法においては，急性期では局所注射，安静，アイシングによる消炎鎮痛を行い，また上腕二頭筋の過使用や伸張ストレスを避けるように努め，上腕二頭筋長頭腱障害による動的安定性の低下が残存する場合には，肩腱板筋群のトレーニングを行っていく。

　上腕二頭筋長頭は肘関節屈曲，前腕回外，肩関節屈曲・外転・内旋の作用を有することから，これらの運動は結節間溝での上腕二頭筋長頭腱の摩擦を引き起こし，炎症を助長することが考えられるため避けるべきである。また，作用方向と逆向きの運動は伸張ストレスを与えるため行うべきではない。上腕二頭筋の回外方向のモーメントアームを報告した研究によると，肘関節屈曲90°，前腕回内40～60°で最もモーメントアームが高かったと報告していることからも[58]，肘関節伸展，前腕回外位で伸張ストレスが高まることが考えられる。

　さらに上腕二頭筋長頭は上肢挙上初期の30°までに筋活動が起こり，5ポンド（約2.7 kg）の重りを持つとさらに筋活動が高まることや[59]，投球動作の加速期において上腕二頭筋長頭の筋活動が大きくなることが示されていることから[60]，これらの運動にも注意が必要である。単純な上肢挙上動作に関しては，上腕二頭筋長頭の筋活動は小さいため[14,15]，許容してよい運動ではないかと考えられる。

　上腕二頭筋長頭腱障害に対する運動療法の効果については現状では明らかになっていない[61]。その理由として上腕二頭筋長頭腱障害は肩腱板断裂やSLAP損傷などと合併することが多く，単独での上腕二頭筋長頭腱障害に対する治療効果を示しにくいことが挙げられるが，今後，運動療法の効果についてのエビデンスが確立されることを期待したい。

▶肩峰下インピンジメントに対する理学療法

　動的安定性の破綻に起因した肩峰下インピンジメントに対する理学療法では，まず動的破綻の病巣を明らかにする必要がある。そして，その原因が炎症による場合には消炎鎮痛に努めることになるが，機能障害を有する場合には病巣以外の部位で動的安定性の向上を図るとよい。動的安定性の破綻に関する評価・

SLAP：
superior labrum anterior and posterior

治療に関しては前述の「肩腱板断裂」，「上腕二頭筋長頭腱障害」を参照して頂きたい。

　肩関節後方タイトネスは上肢挙上時の上腕骨頭上方変位に関係することから，その改善を目指す必要がある。Maenhoutら[62]は肩関節内旋制限を有する対象に，肩関節90°屈曲位での内旋方向のストレッチを1日30秒3回，6週間介入した。その結果，介入前後で肩関節90°外転位での内旋可動域は33.7°から47.5°に改善し，それに伴い肩関節外転0，45，60°での肩峰骨頭間距離は有意に大きくなったと報告しており，肩関節後方タイトネスの改善が肩峰下インピンジメントに対して有効であることが示唆される。また，システマティックレビューによる肩峰下インピンジメントに対する運動療法の効果については，特に疼痛軽減に対し強いエビデンスがあることが報告されており[63]，運動療法が推奨されている。

Memo　動的安定性改善に対する理学療法の効果

　Millerら[64]は5名の症候性棘上筋完全断裂症例に対し，12週間の理学療法を実施し，肩関節外転動作中の動的安定性の変化について報告している。その結果，総軌跡長は関節窩縦径の36％減少し，肩峰骨頭間距離は0.9mmから1.3mmに改善したと報告している。対象数は少ないが運動療法の介入により動的安定性を改善できることが示されている。

文献

1) Sharkey NA, et al : The rotator cuff opposes superior translation of the humeral head. Am J Sports Med, 23 (3) : 270-275, 1995.
2) Soslowsky LJ, et al : Active and passive factors in inferior glenohumeral stabilization : a biomechanical model. J Shoulder Elbow Surg, 6(4) : 371-379, 1997.
3) Halder AM, et al : Dynamic contributions to superior shoulder stability. J Orthop Res, 19(2) : 206-212, 2001.
4) Yamaguchi K, et al : glenohumeral motion in patients with rotator cuff tears. J Shoulder Elbow Surg, 9(1) : 6-11, 2000.
5) Graichen H, et al : Glenohumeral translation during active and passive elevation of the shoulder : a 3D open-MRI study. J Biomech, 33(5) : 609-613, 2000.
6) Su WR, et al : The effect of posterosuperior rotator cuff tears and bieps loading on glenohumeral translation. Arthroscopy, 26(5) : 578-586, 2010.
7) Konrad GG, et al : Decreasing glenoid inclination improves function in shoulder with simulated massive rotator cuff tears. Clin Biomech (Bristol, Avon), 21(9) : 942-949, 2006.
8) Dyrna F, et al : Relationship between deltoid and rotator cuff muscles during dynamic shoulder abduction; A Biomechanical Study of Rotator Cuff Tear Progression. Am J Sports Med, 46(8) : 1919-1926, 2018.
9) Parsons IM, et al : The effect of rotator cuff tears on reaction forces at the glenohumeral joint. J Orthop Res, 20(3) : 439-446, 2002.
10) Thompson WO, et al : A biomechanical analysis of rotator cuff deficiency in a cadaveric model. Am J Sports Med, 24(3) : 286-292, 1996.
11) Payne LZ, et al : The combined dynamic and static contributions to subacromial impingement. Am J Sports Med, 25(6) : 801-808, 1997.
12) Warner JJ, McMahon PJ : The role of the long head of the biceps brachii in superior stability of the glenohumeral joint. J Bone Joint Surg Am, 77(3) : 366-372, 1995.
13) Kido T, et al : The depressor function of biceps on the head of the humerus in shoulders with tears of the rotator cuff. J Bone Joint Surg Br, 82(3) : 416-419, 2000.
14) Giphart JE, et al : The long head of the biceps tendon has minimal effect on in vivo glenohumeral kinematics : a biplane fluoroscopy study. Am J Sports Med, 40(1) : 202-212, 2012.
15) Chalmers PN, et al : Glenohumeral function of the long head of the biceps muscle : An electromyographic analysis. Orthop J Sports Med, 26(2), 2014.
16) Hebert LJ, et al : Acromiohumeral distance in a seated position in persons with impingement syndrome. J Magn Reson Imaging, 18(1) : 72-79, 2003.

17) Navarro-Ledesma S, et al : Comparison of acromiohumeral distance in symptomatic and asymptomatic patients shoulders and thoes of healthy controls. Clin Biomech(Bristol, Avon), 53 : 101-106, 2018.

18) Michener LA, et al : Supraspinatus tendon and subacromial space parameters measured on ultrasonographic imaging in subacromial impingement syndrome. Knee Surg Sports Traumatol Arthrosc, 23(2) : 363-369, 2015.

19) Harryman DT, et al : Translation of the humeral head on the glenoid with passive glenohumeral motion. J Bone Joint Surg, 72(9) : 1334-1343, 1990.

20) Tyler TF, et al : Quantification of posterior capsule tightness and motion loss in patients with shoulder impingement. Am J Sports Med, 28(5) : 668-673, 2000.

21) Longo S, et al : Ultrasound evaluation of subacromial space in healthy subject performing three different positions of shoulder abduction in both loaded and unloaded conditions. Phys Ther Sport, 23 : 105-112, 2017.

22) Smith TO, et al : Diagnostic accuracy of ultrasound for rotator cuff tears in adults. A systematic review and meta-analysis. Clin Radiol, 66(11) : 1036-1048, 2011.

23) Zanetti M, et al : Quantitative assessment of the muscles of the rotator cuff with magnetic resonance imaging. Invest Radiol, 33(3) : 163-170, 1998.

24) Goutallier D, et al : Fatty muscle degeneration in cuff ruptures. Pre- and postoperative evaluation by CT scan. Clin Orthop Relat Res, 304 : 78-83, 1994.

25) Melis B, et al : Natural history of fatty infiltration and atrophy of the supraspinatus muscle in rotator cuff tears. Clin Orthop Relat Res, 468(6) : 1498-1505, 2010.

26) Gladstone JN, et al : Fatty infiltration and atrophy of the rotator cuff do not improve after rotator cuff repair and correlate with poor functional outcome. Am J Sports, 35(5) : 719-728, 2007.

27) Kim E, et al : Interpreting positive signs of the supraspinatus test in screening for torn rotator cuff. Acta Med Okayama,60 : 223-228, 2006.

28) Itoi E, et al : Are pain location and physical examinations useful in locating a tear site of the rotator cuff?. Am J Sports Med, 34(2):256-264, 2006.

29) Miller CA, et al : The validity of the lag signs in diagnosing full-thickness tears of the rotator cuff : a preliminary investigation. Arch Phys Med Rehabil, 89 : 1162-1168, 2008.

30) Bak K, et al : The value of clinical tests in acute full-thickness tears of the supraspinatus tendon : does a subacromial lidocaine injection help in the clinical diagnosis? A prospective study. Arthroscopy, 26 : 734-742, 2010.

31) Castoldi F, et al : External rotation lag sign revisited : accuracy for diagnosis of full thickness supraspinatus tear. J Shoulder Elbow Surg, 18(4) : 529-534, 2009.

32) Jia X, et al : Examination of the shoulder : the past, the present, and the future. J Bone Joint Surg Am, 91 (Suppl 6):10-18, 2009.

33) 田中公二，ほか：腱板機能検査による腱板断裂のスクリーニング．第44回日本理学療法学術大会 抄録集，36(Suppl 2)：1-414, 2009.

34) Bartsch M, et al : Diagnostic values of clinical tests for subscapularis lesions. Knee Surg Sports Traumatol Arthrosc, 18 : 1712-1717, 2010.

35) Chao S, et al : An electromyographic assessment of the "Bear-Hug":An examination for the evaluation of the subscapularis muscle. Arthroscopy, 24(11) : 1265-1270, 2008.

36) Moosmayer S, et al : Prevalence and characteristics of asymptomatic tears of the rotator cuff : an ultrasonographic and clinical study. J Bone Joint Surg Br, 91(2):196-200, 2009

37) Shin SJ, et al : Recovery of muscle strength after intact arthroscopic rotator cuff repair according to preoperative rotator cuff tear size. Am J Sports Med, 44(4):972-980, 2016.

38) Ben Kibler W, et al : Clinical utility of traditional and new tests in the diagnosis of biceps tendon injuries and superior labrum anterior and posterior lesions in the shoulder. Am J Sports Med, 37(9) : 1840-1847, 2009.

39) Chen HS, et al : A comparison of physical examinations with musculoskeletal ultrasound in the diagnosis of biceps long head tendinitis. Ultrasound Med Biol, 37 : 1392-1398, 2011.

40) Kim HA, et al : Ultrasonographic findings of painful shoulders and correlation between physical examination and ultrasonographic rotator cuff tear. Mod Rheumatol, 17 : 213-219, 2007.

41) Kim HA, et al : Ultrasonographic findings of the shoulder in patients with rheumatoid arthritis and comparison with physical examination. J Korean Med Sci, 22 : 660-666, 2007.

42) Goyal P, et al : High resolution sonographic evaluation of painful shoulder. Internet Journal of Radiology, 12 : 22, 2010.

43) Salaffi F, et al : Clinical value of single versus composite provocative clinical tests in the assessment of painful shoulder. J Clin Rheumatol, 16 : 105-108, 2010.

44) Gill HS, et al : Physical examination for partial tears of the biceps tendon. Am J Sports Med, 35(8) : 1334-1340, 2007.

45) 新井隆三，ほか：肩甲下筋腱停止部の上腕二頭筋長頭腱安定化機構．肩関節，31(2) : 205-207, 2007.

46) Fodor D, et al : Shoulder impingement syndrome : correlations between clinical tests and ultrasonographic findings. Ortop Traumatol Rehabil, 11 : 120-126, 2009.

47) Michener LA, et al : Reliability and diagnostic accuracy of 5 physical examination tests and combination of tests for subacromial impingement. Arch Phys Med Rehabil, 90 : 1898-1903, 2009.

48) Silva L, et al : Accuracy of physical examination in subacromial impingement syndrome. Rheumatology (Oxford), 47 : 679-683, 2008.

49) Kelly SM, et al : The value of physical tests for subacromial impingement syndrome : a study of diagnostic accuracy. Clin Rehabil, 24 : 149-158, 2010.

50) Ainsworth R, et al : Exercise therapy for the conservative management of full thickness tears of the rotator cuff : a systematic review. Br J Sports Med, 41 : 200-210, 2007.

51) Muraki T, et al : The effect of arm position on stretching of the supraspinatus, infraspinatus, and posterior portion of deltoid muscles : a cadaveric study. Clin Biomech(Bristol, Avon), 21(5) : 474-480, 2006.

52) Nishishita S, et al : Effective stretching position for the supraspinatus muscle evaluated by shear wave elastography in vivo. J Shoulder Elbow Surg, 27(12) : 2242-2248, 2018.

53) Ackland DC, et al : Moment arms of the shoulder muscles during axial rotation. J Orthop Res, 29(5) : 658-667, 2011.

54) Muraki T, et al : A Cadaveric Study of Strain on the Subscapularis Muscle. Arch Phys Med Rehabil, 88(7) : 941-946, 2007.

55) Ackland DC, et al : Moment arms of the muscles crossing the anatomical shoulder. J Anat, 213(4) : 383-390, 2008.

56) Reinold MM, et al : Electromyographic analysis of the supraspinatus and deltoid muscles during 3 common rehabilitation exercises. J Athl Train, 42(4) : 464-469, 2007.

57) Bitter NL, et al : Relative contributions of infraspinatus and deltoid during external rotation in healthy shoulders. J Shoulder Elbow Surg, 16(5) : 563-568, 2007.

58) Bremer AK, et al : Moment arms of forearm rotators. Clin Biomech(Bristol, Avon), 21(7) : 683-691, 2006.

59) Levy AS, et al : Function of the long head of the biceps at the shoulder : electromyographic analysis. J Shoulder Elbow Surg, 10(3) : 250-255, 2001.

60) Digiovine NM, et al : An electromyographic analysis of the upper extremity in pitching. J Shoulder Elbow Surg, 1(1) : 15-25, 1992.

61) Krupp RJ, et al : Long head of the biceps tendon pain : differential diagnosis and treatment. J Orthop Sports Phys Ther, 39(2) : 55-70, 2009.

62) Maenhout A, et al : Quantifying acromiohumeral distance in overhead athletes with glenohumeral internal rotation loss and the influence of a streching program. Am J Sports Med, 40(9) : 2105-2112, 2012.

63) Kuhn JE, et al : Exercise in the treatment of rotator cuff impingement : A systematic review and a synthesized evidence-based rehabilitation protocol. J Shoulder Elbow Surg, 18(1) : 138-160, 2009.

64) Miller RM, et al : Effects of exercise therapy for the treatment of symptomatic full-thickness supraspinatus tear on in vivo glenohumeral kinematics. J Shoulder Elbow Surg, 25(4) : 641-649, 2016.

III 機能障害別マネジメント

2 肩関節の可動域制限

Abstract
- 肩関節可動域制限を呈する代表疾患に凍結肩が挙げられ，その主症状は疼痛と拘縮である．
- 可動域制限の評価では痛みや可動域のみならず，制限因子（関節包，靱帯，筋など）を把握することが重要である．
- 肩関節可動域制限に対する理学療法では，制限因子となりうる組織を適切に把握し，ストレッチングなどを用いて伸張性を改善する．
- ただし，疼痛を助長するほどの伸張刺激は，炎症を増悪・再燃させ，治療成績を低下させる可能性がある．

はじめに

ADL：
activities of daily living

肩関節は，人体のなかで最も広い可動性を有し，日常生活活動（ADL）に関連する動作に貢献する．ADL動作では，肩甲骨面における挙上運動が繰り返し用いられるため，肩甲骨面挙上の可動域を獲得することが必要となる．さらに，結帯や結髪などの複合動作においては，より大きな可動性が求められる．そのため，肩甲上腕関節のみならず，胸鎖関節や肩鎖関節，肩甲胸郭関節を加えた肩関節複合体としての可動性が重要となる．

肩関節の可動域制限に対する理学療法は，結合組織（関節包，靱帯）や筋組織の伸張性低下をきたしやすい肩甲上腕関節を中心に，その制限因子を見極めることが重要である．

本項では，肩関節可動域制限の要因を解説し，必要な評価・治療の流れを解説する．

Clinical Hint

ADL動作に必要な関節可動域
セルフケアなどのADL動作には，約130°の挙上可動域が必要であり[1]，なかでも肩甲骨面上での挙上が用いられる[2]．よって，挙上動作が制限された症例では，まず肩甲骨面挙上130°の獲得を目標として，そののち結髪や結帯動作で必要となる内外旋可動域の改善を図る．

基本的知識

▶概要

肩甲上腕関節の可動域制限は，さまざまなADL動作の制限を招く[3]．滑膜性関節である肩甲上腕関節では，主に関節包や靱帯（烏口上腕靱帯，関節上腕靱帯など），および腱板を中心とした筋腱の伸張性低下によって，その可動域が制限される．なかでも，関節拘縮を招く凍結肩では，肩甲上腕関節の挙上および回旋可動域が著しく制限される．可動域制限に対する理学療法評価では，

制限因子になりうる組織と制限される運動方向の関係を把握することが重要である。

▶肩関節可動域制限の原因

●凍結肩

凍結肩は，肩関節の著しい可動域制限を招く代表的な疾患である[4]。一般に，凍結肩の病期は，拘縮進行期（freezing phase），拘縮期（frozen phase），緩解期（thawing phase）に分類される。好発年齢は，40〜60歳代で，明らかな誘因もなく発症することが多い。糖尿病や甲状腺機能低下症などの基礎疾患を有する症例も存在する[5-9]。拘縮進行期では，疼痛による運動制限が主体であり，運動時痛のみならず，安静時痛や夜間時痛も出現する。拘縮期では，徐々に疼痛が軽減してゆき，拘縮による可動域制限が主体となる。

凍結肩では，腱板疎部を補強する烏口上腕靱帯や関節包に新生血管が形成され，線維芽細胞が増殖する[10, 11]。その結果，関節包や靱帯は肥厚・線維化することによって拘縮が起こる[12]。関節包周囲の組織のなかでも，特に烏口上腕靱帯の肥厚・線維化は多くの報告で指摘されている[11, 13]。

●二次性拘縮

二次性拘縮とは，腱板断裂や石灰性腱板炎などに続発して生じる拘縮，外傷に伴う骨折や脱臼，外科手術によって一定期間の固定後に発生する拘縮を指す[4]。二次性拘縮には，関節包，腱板疎部，烏口上腕靱帯，上腕二頭筋長頭腱，および肩関節周囲筋が関与し，これらの組織の肥厚や線維化，伸張性低下などが生じる[3, 14-17]。

●凍結肩と二次性拘縮の可動域制限の違い

上述の通り，凍結肩と二次性拘縮の発生機序は異なる。しかし，結果的に生じる可動域制限は同様であり，肩甲上腕関節を中心とした軟部組織の拘縮によって，多方向への可動域が制限される。

▶可動域制限とその制限因子

●関節包による制限

凍結肩による拘縮では，線維化した関節包が制限因子となる[18]。関節包に由来する肩甲上腕関節の可動域制限は，軟部組織の位置関係を，関節窩を中心として上下前後4分割（前上方，前下方，後上方，後下方）することで，制限因子となる組織を整理するとよい[19, 20]（**図1**）。すなわち，前下方（3時から6時）の関節包が拘縮すると外転時の外旋可動域が制限され，後下方（6時から9時）の関節包が拘縮すると外転時の内旋可動域が制限される[4]。

凍結肩による可動域制限は，腱板疎部を中心とした肩関節前方組織の拘縮によって，外旋制限が生じやすい。正常な肩関節の挙上運動には，自然な上腕骨外旋を伴うことから，外旋制限の存在が挙上制限につながることもある[21]。

図1 肩関節可動域制限の拘縮部位

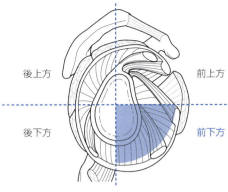

a 外転時の外旋可動域制限

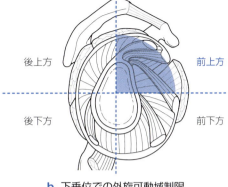

b 下垂位での外旋可動域制限

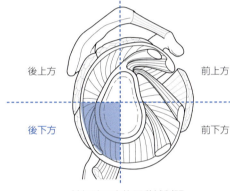

c 外転時の内旋可動域制限

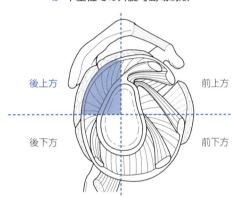

d 下垂位での内旋可動域制限

Clinical Hint

肩関節挙上時における上腕骨の外旋運動
　肩関節挙上時に，上腕骨には自然な外旋が生じる[2, 24]。挙上可動域を改善するためには，屈曲や外転に合わせて外旋に対するアプローチを行うことが重要である。

凍結肩による可動域制限の基準
　凍結肩による可動域制限の程度に明確な基準はない。先行研究では，他動外転可動域が90°未満，かつ外旋可動域50％未満を拘縮の基準として対象者を選別する研究が多い[8]。

● 靱帯による制限

　関節包と同様に，伸張性を失った靱帯も制限因子となる。関節窩の前上方に位置する烏口上腕靱帯や上関節上腕靱帯は，外旋および伸展を制限する[22]。前下方に位置する前下関節上腕靱帯は，外旋および外転の制限因子となり，また，後下方に位置する後下関節上腕靱帯は，内旋および外転の制限因子となりうる[5]。前・後下関節上腕靱帯は，その間にある腋窩嚢と合わせて下関節上腕靱帯複合体を形成している。下関節上腕靱帯複合体は，三角巾などによる下垂位固定によって拘縮をきたしやすい[23]。ただし，関節上腕靱帯や烏口上腕靱帯による制限と関節包による制限を明確に区別することは困難である。

●筋による制限

肩関節周囲筋の伸張性低下もまた制限因子となることは言うまでもない。大まかには，各筋の運動作用と拮抗する方向の可動性を制限する。具体的には，大胸筋や肩甲下筋，大円筋によって外旋，棘下筋や小円筋によって内旋，三角筋や棘上筋によって内転，広背筋や肩甲下筋，棘下筋，小円筋などによって挙上が制限される[25, 26]。筋の伸張性低下に加えて，防御性収縮もまた可動域制限を引き起こす[25]。そのため，可動域の制限因子を拘縮のみならず，防御性収縮の影響についても考慮する必要がある。

Memo **筋の防御性収縮による可動域制限**

凍結肩で肩関節授動術を受ける5例に対し，全身麻酔前後における外転・外旋可動域を比較した研究では，全身麻酔前から全身麻酔後で外転可動域が最大111°，外旋可動域が最大41°改善したことが示されている[25]。つまり，凍結肩の制限因子には，関節包や靱帯のみならず，筋の防御性収縮の影響も含まれることが理解できる。

●疼痛による制限

凍結肩においては，特に拘縮進行期（freezing phase）に疼痛による可動域制限をきたしやすい。拘縮進行期では，関節上腕靱帯や腱板疎部の炎症によって侵害性疼痛が生じる。わずかな刺激にも反応するため，可動域終末の抵抗感を待たずに，強い痛みの訴えとともに運動制限を示すことが多い。また，局所的な痛みではなく，肩全体の痛みを訴えることが多く，他動運動よりも自動運動が制限される。

可動域制限の評価

▶概要

肩関節可動域制限に対する評価は，①疼痛評価，②他動および自動可動域の評価，③制限因子の評価（エンドフィール評価），④関節包内運動の評価，⑤臨床成績の判定の5つを行う。②〜④は，可動範囲や制限因子を明らかにするために用いるが，各組織が隣接しているため，制限因子を明確に判断できないこともある。その場合は，各組織の触診と関節包内運動によって拘縮に関与する組織を推測する。

▶疼痛評価

VAS：
visual analogue scale

NRS：
numerical rating scale

疼痛評価では，安静時痛・夜間時痛・動作時痛について評価を行う。凍結肩における拘縮進行期（freezing phase）では，炎症に伴う安静時痛や夜間時痛の訴えが多い。そのため，疼痛が増悪または軽減する肢位（ポジション）や痛みの出現パターン（持続的または間歇的），睡眠時間なども把握しておく。拘縮期（frozen phase）以降では，可動域終末での伸張刺激によって疼痛が出現する。痛みの有無や程度のみならず，痛みが出現する運動方向と運動抵抗感を把握する。なお，痛みの程度は，VASやNRSを用いて定量化する[4]。

▶他動および自動可動域の評価

　他動および自動可動域の評価は，基本的には日本整形外科学会・日本リハビリテーション医学会推奨の関節可動域測定法を用いる。ただし，拘縮によって問題となる運動は，結髪動作や結帯動作などの複合動作である。複合動作は定量的に評価しにくいが，結帯動作であれば，母指と左右の上後腸骨棘を結ぶ線の距離（**図2a**の←→）を計測することで定量化できる[31]。しかし，複合運動である結髪・結帯動作は，どの運動方向の可動域制限が問題か判断しがたい[32]。そこで，結帯であれば肩関節の伸展，内転，内旋の運動（**図2**），結髪であれば肩関節の屈曲と外旋の運動（**図3**）に分けて考えると，各動作に影響する運動方向を把握しやすくなる。

図2 結帯動作の制限因子

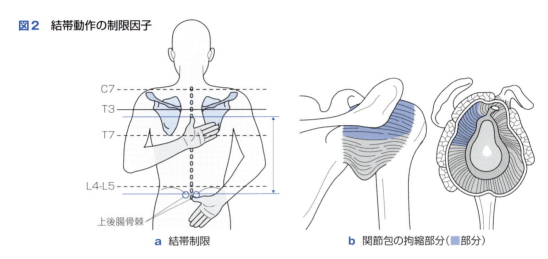

a　結帯制限

b　関節包の拘縮部分（■部分）

図3 結髪動作の制限因子

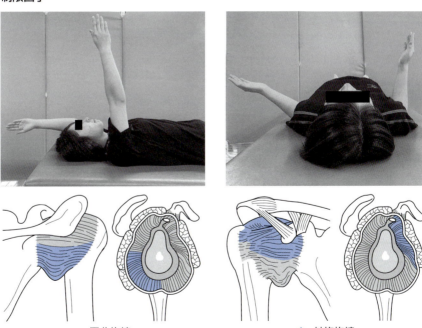

a　屈曲拘縮
制限因子となる後方関節包（■部分）

b　外旋拘縮
制限因子となる前上方関節包や烏口上腕靱帯（■部分）

凍結肩の診断と治療に関するガイドラインでは，理学療法評価における関節可動域検査の推奨グレードは低く，また可動域測定のみで制限因子を明らかにすることは容易ではない[8, 9, 29, 30]。したがって，他動および自動可動域の評価に加えて，触診や関節包内運動の評価なども行うことで制限因子を特定していく必要がある。

> **Memo** shrug sign
>
> 自動挙上運動が制限されている場合，肩甲胸郭関節の過度な運動（shrug sign）が観察されることがある（図4）[27, 28]。shrug signは，肩甲上腕関節の拘縮，腱板の出力低下，肩甲骨の不安定性の増加などの代償運動として現れる。また，shrug signは，腱板炎の33％，腱板不全断裂の43％，腱板完全断裂の62％，腱板広範囲断裂の74％，SLAP損傷の24％，肩関節不安定症の17％，肩甲上腕関節炎の90％，肩関節周囲炎の94％で出現することが報告されている[33]。
>
> **図4** shrug sign

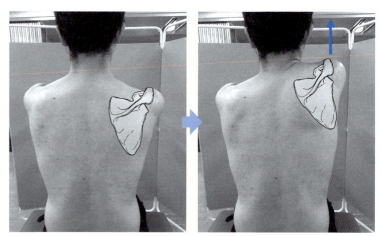

上肢挙上に伴う肩甲骨の挙上

SLAP：superior labrum anterior and posterior

> **Memo** ガイドラインにおける関節可動域評価の推奨グレード
>
> 日本理学療法士協会の理学療法ガイドライン第1版では推奨グレードC（グレードの範囲：A～D），Journal of Orthopaedic & Sports Physical Therapyのガイドラインでは推奨グレードE（グレードの範囲：A～F）と，両ガイドラインともに関節可動域評価の推奨グレードが低い[8, 9]。

▶制限因子の評価（エンドフィール評価）

他動運動における終末抵抗感や筋硬度（筋緊張）の変化によって，制限因子を推定する[27, 34]。肩甲上腕関節の制限因子を探索する場合，肩甲骨を固定した状態で，各運動方向（屈曲，外旋，内旋）に上腕骨を操作するとよい。例えば，肩甲骨固定下で上腕骨の内旋制限が認められる場合，肩関節の後方に位置する関節包や外旋筋（棘下筋や小円筋）などが制限因子となりうる。また，上腕骨の操作によって，肩甲骨が導かれる方向や筋緊張の変化からも制限因子の推測につながる。肩甲骨の把持の方法については，肩甲棘に対して示指および中指を沿

わせ，母指を烏口突起に触れておくと，肩甲骨の変位や筋緊張の変化を捉えやすい（図5）。

● 屈曲

屈曲では，棘下筋，小円筋，肩甲下筋，大胸筋肋骨部線維，三角筋後部線維，大円筋，広背筋，上腕三頭筋などが制限因子になりうるため，屈曲角度の増加とともに筋緊張が上昇しないかを確認する[4]。

Clinical Hint

肩甲骨固定での肩甲上腕関節の角度計測

肩甲骨固定での肩甲上腕関節の角度計測はPSTについて検討されている[35, 36]。同様の手法はPST以外の肩甲上腕関節の可動域を確認することも可能だと考えられ，健患差の確認と伸張させた際の筋硬度を確認することで制限因子を推測する。

PST：posterior shoulder tightness

● 外旋

下垂位における外旋では，肩甲下筋上部線維，烏口上腕靱帯が伸張され，肩甲骨面挙上30°位で外旋させると肩甲下筋中部・下部線維が伸張し，肩関節伸展30°位外旋では烏口上腕靱帯が伸張される[37-39]。全走行にわたって触知できない肩甲骨上部・中部線維や，触知しにくい烏口上腕靱帯もあるため，各々の肢位で可動性が減少していることを健側と比較し，触診可能な部位での情報と合わせて制限因子を特定する（図6）。

● 内旋

内旋の制限因子は，肩甲骨面挙上30°位と60°位の2肢位で評価する。肩甲骨面挙上30°位内旋では，棘下筋下部線維と中部・下部後方関節包が伸張され[37, 38]，肩甲骨面挙上60°位内旋では小円筋が伸張される（図7）[40]。この肢位

図5　肩甲骨変位の確認

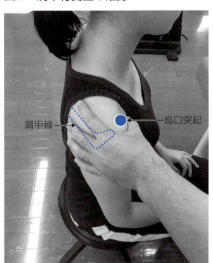
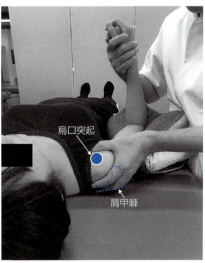

肩甲棘と烏口突起を触知する。

図6 外旋可動域とエンドフィールの評価

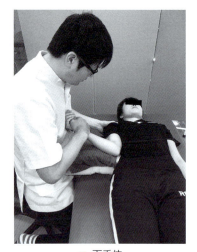

a 下垂位
肩甲下筋上部線維・烏口上腕靱帯が伸張。

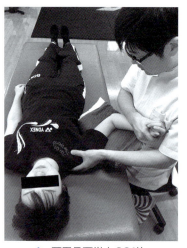

b 肩甲骨面挙上30°位
肩甲下筋中部・下部線維が伸張。

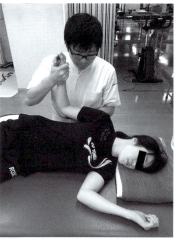

c 肩関節伸展30°位
烏口上腕靱帯が伸張。

図7 内旋可動域とエンドフィールの評価

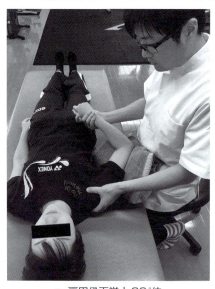

a 肩甲骨面挙上30°位
棘下筋下部線維, 中部後方関節包, 下部後方関節包が伸張。

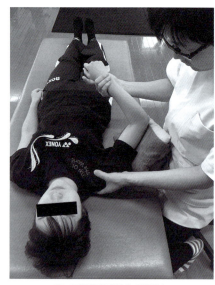

b 肩甲骨面挙上60°位
小円筋が伸張。

では, 棘下筋や小円筋における筋緊張の変化を容易に触知することができる。後方関節包に関しては, 肩甲骨面挙上30°位内旋で伸張性が減少していることや, 触診において筋の要因が否定される場合に制限因子であることが疑われる。

● 伸展位での内転・内旋

　肩関節伸展位にて上腕骨を内転・内旋させる。伸展・内転で棘上筋が伸張され, 伸展・内旋で棘下筋中部線維が伸張される[37,38,41,42]。直接的な棘上筋の触診は難しいため, 伸展・内転位にて制限因子になりうる三角筋を触知し, 三角

筋に筋緊張の上昇を認めなければ棘上筋と考えることができる。また、棘下筋に関しては、触診が容易であるため、最終域で棘下筋の筋硬度が上昇し制限となっていれば棘下筋が主な要因と考える（図8）。

▶関節包内運動の評価

制限因子を推測する際、筋や関節包などの隣接する軟部組織を区別することは難しい。そこで著者らが実施している方法を紹介する。例えば、棘下筋と後方関節包を区別する場合、まずは背臥位にて肩甲骨面挙上30°位で肩甲上腕関節の内旋を確認する（図7）。留意点としては、内旋に伴い上腕骨頭が求心位から逸脱しないかを触診にて確認する。もしも内旋に伴う上腕骨頭の前方化などが出現する場合は、肩関節の後方組織の拘縮が疑われる[43]。しかし、この段階では棘下筋また後方関節包かの判断はつかない。次に、内旋を最終域まで到達しない角度に戻し、その状態から関節窩に対して上腕骨頭を後方に滑らせることで関節包内運動の有無を確認する。この肢位では、筋と関節包は弛緩しているが、関節包内運動を健側と患側で比較することで、関節包の影響を確認できる[4,43]（図9）。

Clinical Hint

関節包性の制限

関節包の面積は、上腕骨頭の約2倍であり、緩い構造となっている。そのため、関節包が緩んだ肢位では、関節包内で骨頭の滑り運動が可能である。しかし、関節包が緊張した肢位では、上腕骨頭の滑り運動が制限される[4]。

図8 側臥位での内転・内旋評価

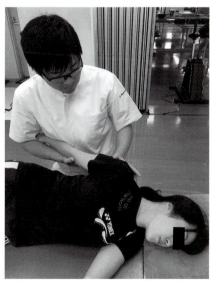

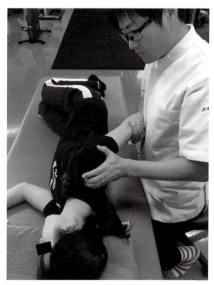

a 伸展・内転
棘上筋が伸張。

b 伸展・内旋
棘下筋中部線維が伸張。

図9 関節包内運動の評価

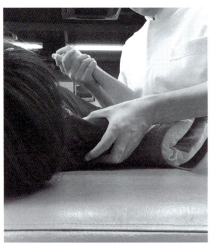 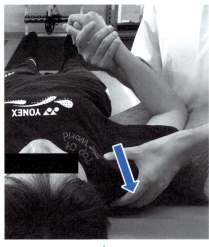

a　　　　　　　　　　　　　　　　　b

a：上腕骨頭と肩甲骨を触知し，肩甲上腕関節の内旋を確認。
b：肩甲上腕関節の最大内旋から角度を戻し，上腕骨頭を肩甲骨関節窩に沿って後方に動かし，関節包内運動を確認。

DASH：
disabilities of the arm, shoulder and hand

SPDI：
shoulder pain and disability index

ASES：
the American shoulder and elbow surgeons shoulder scale

JOA：
the Japanese Orthopaedic Association

▶機能評価スコア

臨床成績の判定には，検者立脚型スコアや患者立脚型スコアが使用されている[44]。凍結肩に対する臨床成績の判定は，DASHやSPDI，ASES scoreの有用性が報告されている[8,9]。しかし，その中で日本語版を持つ評価スコアはDASHのみである。

わが国での凍結肩の臨床成績の報告は，日本整形外科学会肩関節疾患治療成績判定基準（JOA score）や患者立脚肩関節評価法 Shoulder 36（V.1.3）が頻用されている。Shoulder 36の国際的な報告は未だ少ないが，「可動域」を含む6つのドメインを詳細に評価できるため，凍結肩において有用な臨床成績評価になることが期待される[45-47]。

可動域制限に対する理学療法プログラム

▶概要

可動域制限の治療目標は，肩関節可動域の向上により，求められる能力障害を改善させることである。基本的な理学療法プログラムとして，①疼痛のコントロール，②リラクゼーション，③伸張性の改善，④セルフエクササイズ，⑤物理療法などを実施する。

▶疼痛のコントロール

関節構成体の疼痛が問題となる場合，疾患特異性を考慮する必要がある。凍結肩の病期は，freezing phase, frozen phase, thawing phaseに分けられる。freezing phaseでは，炎症期であるために安静を基本としながら，ポジショニングやADL指導によって炎症の収束を促す。この時期では，腱板疎部など関

節窩の中央より上方の組織で炎症を認めることが多いために，上肢が下垂するだけで上方の組織が伸張され疼痛を認める症例が多い．安静を指導する際は，単に上肢を使用させないだけでなく，問題となる組織が伸張されない肢位を指導する．例えば，棘上筋の炎症にて自動運動に疼痛がある症例では，夜間時には患側側臥位を禁止し，背臥位時にも患側をやや外転かつ外旋させる．日中の活動中は積極的に上肢を机に乗せることや，ポケットや装具，三角巾を利用することで棘上筋の筋活動を抑制する（図10）．frozen phaseでは，炎症の軽減に伴い疼痛は軽減する．ただし，強い痛みを伴う運動は，炎症を再燃させる恐れがある[30, 48]．

図10 安静肢位の指導

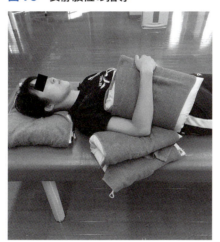
a 背臥位での安静肢位

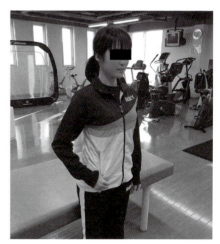
b 日中の安楽肢位（ポケットで手を支える）

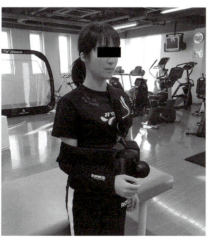
c 装具での安静

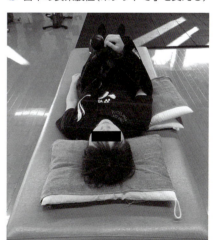
d 装具での臥床肢位

> **Memo　肩関節可動域に対する運動療法の強度**
> 　肩関節炎77名を対象とし，疼痛がない範囲内での能動的な運動群（自主運動群）と疼痛限界でのストレッチを実施した群に分けて，24カ月間のconstant scoreを追跡調査した．結果としては，自主運動群が80点以上と元の生活に近くなったが，疼痛限界でのストレッチを実施した群は80点に届かず有意差を認めた[48]．

▶リラクゼーション

伸張制限因子となる筋には，ストレッチングの前にリラクゼーションを行う。リラクゼーションはマッサージなどを直接的に実施する。

▶伸張性の改善を目的としたアプローチ

●筋に対するストレッチング

腱板筋に対するストレッチングとしては，「制限因子の評価」と同様の方法を用い，制限が認められる組織に伸張を加える（**図6～8**）。留意点としては，上肢の回旋に伴って上腕骨頭が求心位から逸脱しないかを確認しながら行う。骨頭が逸脱する場合は，求心位を保つように介助しながら伸張を加える。例えば，肩甲骨面挙上30°位内旋にて骨頭の前方変位が認められる場合には，前方変位を抑制しながら伸張刺激を与えることで，要因となりうる棘下筋を伸張することができる（**図11**）。

●関節包に対するストレッチング

関節包に対するストレッチングは，「関節包内運動の評価」と同様の方法を用いる（**図9**）。例として，肩甲骨面挙上30°位内旋にて，骨頭の後方への滑り運動が健側に比べて相対的に低下している場合は，肩甲骨の関節窩の向きを考慮して骨頭を後方へ滑らせることで伸張させていく（**図12**）。また，前方の滑りが低下していると判断した場合は，骨頭を前方に滑らせることで前方関節包を伸張するなど，伸張性の低い拘縮部位を想定して，伸張肢位と伸張方向を決定する（**図1**）。

図11　他動的な伸張（ストレッチング）

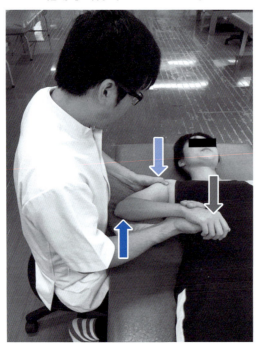

⬇：上腕骨頭前方変位の抑制
⬇：肩関節の内旋
⬆：肩甲骨面挙上30°位での固定

図12 関節包に対するストレッチング

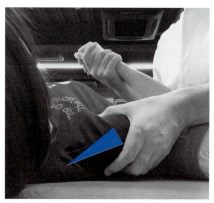 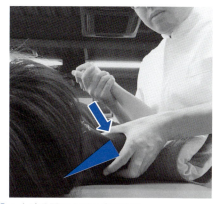

▲：肩甲骨（関節窩）の向き　　⬇：上腕骨頭にかける力の向き

図13 振り子運動

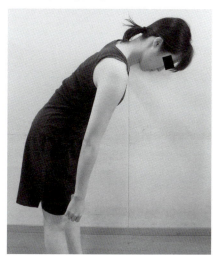 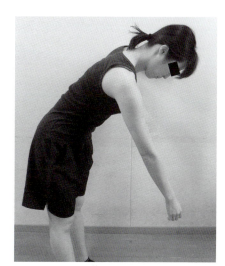

体幹を動かすことで上肢の運動を起こす。

▶セルフエクササイズ

　最も代表的なセルフエクササイズの1つに振り子運動が挙げられる。単純な運動であるが，運動範囲や強度の調整が容易であるために，疼痛自制内で実施することが可能であり，炎症が軽度残存する場合などにも効果的な運動である（**図13**)[9,18,49,50]。振り子運動以上のストレッチングが可能な症例には，健側上肢や棒の介助によって伸張を加える方法（**図14**）や，テーブルサンディングでのセルフエクササイズが有用である[51]。

▶物理療法

　凍結肩に対する物理療法（レーザー，超短波，超音波や電気刺激）は，疼痛の緩和に効果が認められるため，運動療法を開始できない時期から実施することができる[8,9,48]。また物理療法は，疼痛軽減に対する効果のみならず，温熱療法などにストレッチなどを併用することで関節可動域の改善に効果が認められている[8,9,29,30]。

図14 他動的な伸張（セルフストレッチ）

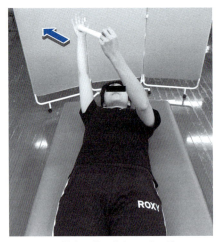

a 挙上の棒ストレッチング

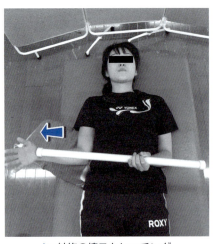

b 外旋の棒ストレッチング

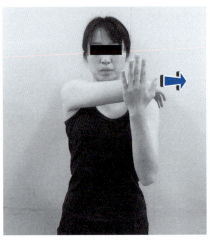

c 水平内転のストレッチング

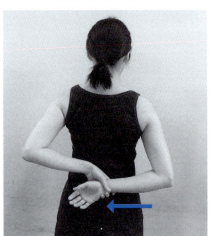

d 結帯のストレッチング

文献

1) Oosterwijk A, et al：Shoulder and elbow range of motion for the performance of activities of daily living：A systematic review. Physiother Theory Pract, 34(7)：505-528, 2018.
2) Braman J, et al：In vivo assessment of scapulohumeral rhythm during unconstrained overhead reaching in asymptomatic subjects. J Shoulder Elbow Surg, 18(6)：960-967, 2009.
3) Watson L, et al：Frozen shoulder：a 12-month clinical outcome trial. J Shoulder Elbow Surg, 9(1)：16-22, 2000.
4) Rockwood C, et al：Rockwood and Matsen's The Shoulder. Elsevier Health Sciences, 2016.
5) Rauoof M, et al：Etiological factors and clinical profile of adhesive capsulitis in patients seen at the rheumatology clinic of a tertiary care hospital in India. Saudi Med J, 25(3)：359-362, 2004.
6) Boyle-Walker K, et al：A profile of patients with adhesive capsulitis. Journal of Hand Therapy, 10(3)：222-228, 1997.
7) Nobuhara K, et al：Contracture of the shoulder. Clin Orthop Relat Res,(254)：105-110, 1990.
8) Kelley M, et al：Shoulder pain and mobility deficits：adhesive capsulitis：clinical practice guidelines linked to the International Classification of Functioning, disability, and health from the orthopaedic section of the american physical therapy association. Journal of Orthopaedic & Sports Physical Therapy, 43(5)：1-31, 2013.
9) 立花 孝, ほか：肩関節周囲炎 理学療法診療ガイドライン. 理学療法ガイドライン, 第1版, 2011.
10) Neviaser J：Adhesive capsulitis of the shoulder：A Study of the Pathological Findings in Periarthritis of the Shoulder. J Bone Joint Surg Am, 27(2)：211-222, 1945.
11) Bunker T, et al：The pathology of frozen shoulder. A Dupuytren-like disease. J Bone Joint Surg Br, 77(5)：677-683, 1995.

12) Lundberg B : The Frozen Shoulder : Clinical and Radiographical Observations the Effect of Manipulation Under General Anesthesia Structure and Glycosaminoglycan Content of the Joint Capsule Local Bone Metabolism. Acta Orthopaedica Scandinavica, 40(119) : 1-59,1969.

13) Ozaki J, et al : Recalcitrant chronic adhesive capsulitis of the shoulder. Role of contracture of the coracohumeral ligament and rotator interval in pathogenesis and treatment. J Bone Joint Surg Am, 71(10) : 1511-1515,1989.

14) Ide J, et al : Early and long-term results of arthroscopic treatment for shoulder stiffness. J Shoulder Elbow Surg, 13(2) : 174-179, 2004.

15) Hannafin J, et al : Adhesive capsulitis. A treatment approach. Clin Orthop Relat Res, (372) : 95-109, 2000.

16) Neer C : The anatomy and potential effects of contracture of the coracohumeral ligament. Clin Orthop Relat Res,(280) : 182-185, 1992.

17) Wiley A : Arthroscopic appearance of frozen shoulder. Arthroscopy, 7(2) : 138-143, 1991.

18) Neviaser A, et al : Adhesive capsulitis : a review of current treatment. Am J Sports Med, 38(11) : 2346-2356, 2010.

19) Walton J, et al : Physiotherapy assessment of shoulder stiffness and how it influences management. Shoulder & Elbow, 7(3) : 205-213, 2015.

20) Itoi E, et al : Capsular properties of the shoulder. Tohoku J Exp Med, 171(3) : 203-210, 1993.

21) Ludewig P, et al : Motion of the shoulder complex during multiplanar humeral elevation. The Journal of Bone & Joint Surgery, 91(2) : 378-389, 2009.

22) Izumi T, et al : Stretching positions for the coracohumeral ligament : Strain measurement during passive motion using fresh/frozen cadaver shoulders. Sports medicine, arthroscopy, rehabilitation, therapy & technology, 3(1) : 2-11, 2011.

23) Urayama M, et al : Function of the 3 portions of the inferior glenohumeral ligament : a cadaveric study. J Shoulder Elbow Surg, 10(6) : 589-594, 2001.

24) Browne A, et al : Glenohumeral elevation studied in three dimensions. J Bone Joint Surg Br, 72(5) : 843-845, 1990.

25) Hollmann L, et al : Does muscle guarding play a role in range of motion loss in patients with frozen shoulder? . Musculoskelet Sci Pract, 37 : 64-68, 2018.

26) Rundquist P, et al : Shoulder kinematics in subjects with frozen shoulder. Archives of Physical Medicine and Rehabilitation, 84(10) : 1473-1479, 2003.

27) Fayad F, et al : Three-dimensional scapular kinematics and scapulohumeral rhythm in patients with glenohumeral osteoarthritis or frozen shoulder. J Biomech, 41(2) : 326-332, 2008.

28) Vermeulen H, et al : Measurement of three dimensional shoulder movement patterns with an electromagnetic tracking device in patients with a frozen shoulder. Annals of the Rheumatic Diseases, 61(2) : 115-120, 2002.

29) Hanchard N, et al : Evidence-based clinical guidelines for the diagnosis, assessment and physiotherapy management of contracted (frozen) shoulder : quick reference summary. Physiotherapy, 98(2) : 117-120, 2012.

30) 村木孝行：肩関節周囲炎 理学療法診療ガイドライン. 理学療法学, 43(1)：67-72, 2016.

31) van den Dolder P, et al : Intra-and inter-rater reliability of a modified measure of hand behind back range of motion. Manual therapy, 19(1) : 72-76, 2014.

32) Magermans D, et al : Requirements for upper extremity motions during activities of daily living. Clinical Biomechanics, 20(6) : 591-599, 2005.

33) Jia X, et al : Clinical evaluation of the shoulder shrug sign. Clin Orthop Relat Res, 466(11) : 2813-2819, 2008.

34) Cools A, et al : Scapular muscle recruitment patterns : trapezius muscle latency with and without impingement symptoms. Am J Sports Med, 31(4), 542-549, 2003.

35) Moore, et al : The immediate effects of muscle energy technique on posterior shoulder tightness : a randomized controlled trial. J Orthop Sports Phys Ther, 41(6) : 400-407, 2011.

36) Salamh P, et al : The reliability and validity of measurements designed to quantify posterior shoulder tightness. Phys Ther Rev, 16(5) : 347-355, 2011.

37) Muraki T, et al : The effect of arm position on stretching of the supraspinatus, infraspinatus, and posterior portion of deltoid muscles : a cadaveric study. Clin Biomech, 21(5) : 474-480, 2006.

38) Izumi T, et al : Stretching positions for the posterior capsule of the glenohumeral joint : strain measurement using cadaver specimens. Am J Sports Med, 36(10) : 2014-2022, 2008.

39) Muraki T, et al : A Cadaveric Study of Strain on the Subscapularis Muscle. Archives of Physical Medicine and Rehabilitation, 88(7) : 941-946, 2007.

40) 村木孝行：バイオメカニクスに基づいた肩関節障害の評価と治療. 理学療法の歩み, 25(1)：3-10, 2014.

41) Kusano K, et al : Acute effect and time course of extension and internal rotation stretching of the shoulder on infraspinatus muscle hardness. J Shoulder Elbow Surg, 26(10) : 1782-1788, 2017.

42) Nishishita S, et al : Effective stretching position for the supraspinatus muscle evaluated by shear wave elastography in vivo. J Shoulder Elbow Surg, 27(12) : 2242-2248, 2018.

43) Harryman D, et al : Translation of the humeral head on the glenoid with passive glenohumeral motion. J Bone Joint Surg Am, 72(9) : 1334-1343, 1990.

44) Harvie P, et al : The use of outcome scores in surgery of the shoulder. J Bone Joint Surg Br, 87(2) : 151-

154, 2005.

45）丸山 公：【運動器を評価する-現場で使える最新評価法活用術-】部位別の評価法　肩関節疾患評価法とその活用　患者立脚肩関節評価法Shoulder 36（V 1.3）を含む. 関節外科, 33（10）：14-27,2014.

46）Shimo S, et al：Validation of the shoulder36 for the activities of daily living with shoulder disorders. J Phys Ther Sci, 29（4）：635-640, 2017.

47）Kawakami J, et al：Usefulness of Shoulder36 in rotator cuff tears：Comparison with Simple Shoulder Test. J Orthop Surg, 27（1）：1-6, 2018.

48）Diercks R, et al：Gentle thawing of the frozen shoulder：A prospective study of supervised neglect versus intensive physical therapy in seventy-seven patients with frozen shoulder syndrome followed up for two years. J Shoulder Elbow Surg, 13（5）：499-502, 2004.

49）Vermeulen H, et al：Measurement of three dimensional shoulder movement patterns with an electromagnetic tracking device in patients with a frozen shoulder. Ann Rheum Dis, 61（2）：115-120, 2002.

50）Yang J, et al：Mobilization techniques in subjects with frozen shoulder syndrome：randomized multiple-treatment trial. Phys Ther, 87（10）：1307-1315, 2007.

51）Griggs M, et al：Idiopathic adhesive capsulitis. A prospective functional outcome study of nonoperative treatment. J Bone Joint Surg Am, 82-A（10）：1398-1407, 2000.

Ⅲ 機能障害別マネジメント

3 肩関節の不安定性

Abstract

■ 肩関節脱臼は脱臼の方向で分類され，先天的な弛緩性に由来するものや外傷など後天的な機転に由来するものがある。

■ 日常生活がゴールであれば保存治療も選択されるが，スポーツ復帰を目的とすると手術が必要である可能性が高い。

■ 理学療法については未解明なことも多く，術後の理学療法などは特にばらつきが大きい。

はじめに

　本項では動揺性肩関節，習慣性肩関節脱臼，反復性肩関節脱臼による機能障害に対する理学療法を展開するために，基礎的な疫学や病態，評価，理学療法について概説する。各疾患を理解するにあたり，まずは各語の定義を把握する必要があるが，わが国における分類と国際的な分類が必ずしも合致していないことが混乱を招く一因と考えられる。ここでは上記のテーマについて述べるが，これらのうち，反復性肩関節脱臼（recurrence shoulder dislocation）はわが国と海外で同義と考えられる。それ以外は肩関節不安定症（shoulder instability, unstable shoulder）が近似する語であろうと思われ，この不安定症のなかには単一の方向（前方，後方，下方）に不安定である場合と，2方向ないし3方向に不安定である多方向性肩関節不安定症（MDI）が含まれる。本項では情報を集約するうえで，外傷性不安定症と非外傷性不安定症に分類して述べる。

MDI：
multidirectional
instability

基本的知識

▶肩関節における動揺性（不安定性，弛緩性）の理解

　肩関節は人体のなかで最も可動域が大きい関節の1つである。この高い可動性は骨による支持性が低いことによるもので，安定性は軟部組織（関節包，靱帯，関節唇，肩甲上腕関節をまたぐ各筋など）が担っている。

　肩関節はその安定性に個人差が大きいことも特徴で，不安定性を疑う際にはスポーツなどによる二次的なものなのか，正常範囲内にあるのか，その判断が難しいこともある。その場合は，反対側の肩が既往のない正常肩であれば，対側肩や肩関節以外の弛緩性を検査することでスクリーニングが可能である。特にスポーツ選手の場合，片側の不安定性を有する場合でも，スポーツによる適応性変化の場合があり，正常（適応性変化）なのか，異常なのかを明確に判断することは困難である。このような動揺性は，それ自体の問題よりも二次的に発生した問題（野球投手の肩関節前方不安定性に伴う，インターナルインピンジメントと腱板損傷など）があるかどうかが重要である。

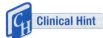

スポーツ選手の肩関節動揺性

　筆者の経験上，大学野球1部リーグのピッチャーなどレベルの高い選手では関節の動揺性が大きい。事実，上腕骨頭の前方安定性に寄与する組織には，コッキング後期から加速期にかけて大きな力がかかり[1]，前方動揺性が生じることがわかっている[2-4]。また，水泳選手でも同様に前方動揺性が報告されている[5, 6]。

　なお，水泳では，関節動揺性がパフォーマンス向上に寄与するとの考えもあるようだが，どの程度が水泳競技に最適なのかは明らかでない。水泳選手の肩関節動揺性と障害発生についての議論もあり，スポーツ現場と医療現場で意見の食い違いが生じる可能性は否めないので注意が必要である。

Memo　用語の定義（動揺性，不安定性，弛緩性）
　動揺性と弛緩性は正常，病的の両方に適応できる語であるが，不安定性は基本的に病的な状態を表す。

▶構造的破綻を伴う肩関節脱臼（外傷性肩関節不安定症）

●発生頻度や発生メカニズム

　肩関節脱臼は関節が許容できる範囲を越えた動きで生じる。そのため，スポーツ中や日常生活などさまざまな場面で起こりやすく，遭遇する頻度が比較的高い外傷の1つである。ラグビー中のタックルなどのコンタクトで起こる場合と転倒など日常生活で起こる場合がある。脱臼方向は96％が前方であるとされ[7]，前方脱臼の頻度は2.0〜95.0/10万人・年の割合で生じる[8-11]。発生頻度に幅があるが，これは調査対象となったスポーツ種目によって大きく異なるためである。なお，タックル時の具体的な受傷メカニズムはビデオ調査などの限界もあり，完全には明らかにされていない[13-15]。

　肩関節脱臼は転倒や衝突（タックルなど）以外の動作でも生じる[12]。具体的には前方脱臼では前方の組織が伸張される外転・水平外転・外旋の組み合わせで生じることが多い。肩関節脱臼の際には靱帯（関節包）断裂，骨損傷，腱板損傷などを伴うこともあるので，それらの診断および重症度の理解は術後理学療法を行うにあたり重要である。

●肩関節前方脱臼に伴う骨損傷とその弊害

　前述のとおり，肩関節前方脱臼により骨損傷を伴うことがある。具体的には，上腕骨の骨折であるHill-Sachs損傷や関節窩前方の欠損の合併である。なお，これら2つの骨損傷の両方を合併することによって再脱臼しやすいエンゲージタイプであるか，そうではない非エンゲージタイプかの把握も重要である。エンゲージタイプとは図1のglenoid trackという関節窩が通る部位が，関節窩前方が欠損することでHill-Sachs損傷部と重なり（図2），再脱臼してしまうことを意味する。関節窩欠損部の大きさやHill-Sachs損傷の向きによって，再脱臼を起こしやすいか予測できる。関節窩欠損もまた再脱臼や患者立脚型評価に関連することがわかっている[20, 22]。この骨欠損について男女差が検討され，男性のほうがHill-Sachs損傷や骨性Bankart損傷の確率が高かった[23]。

図1 glenoid track

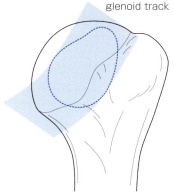

glenoid trackは上腕骨頭に関節窩が接触する部位を表しており、脱臼によって関節窩が欠損するとその幅は狭くなる。

図2 エンゲージするHill-Sachs損傷の模式図

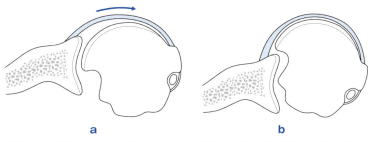

関節窩の欠損に加えて、Hill-Sachs損傷があると相互に影響（エンゲージ）し、再脱臼を起こしやすい状況となる[19,20]。

Memo

Hill-Sachs損傷

Hill-Sachs損傷は肩関節前方脱臼に付随する可能性のある合併症の1つであり、関節窩の欠損とともに再脱臼に関連する重要な因子として考えられている。Hill-Sachs損傷は1890年に初めて記載され、1940年にHillとSachsによって報告された[16]。その後、Roweら[17]によってmild, moderately severe, severeに分類する方法が、2007年にはYamamotoら[18]によってglenoid trackという概念が提唱された。さらに近年、Di Giacomoら[21]によって、このエンゲージしやすい状態をoff-track Hill-Sachs損傷、Hill-Sachs損傷がglenoid trackのなかに収まる状態をon-track Hill-Sacks損傷と定義された。

患者立脚型評価

患者立脚型評価とは、患者目線の主観的な指標（例：痛み、ある活動ができるか、など）を取り入れた評価方法であり、これまで多く行われてきた医療者目線の客観的な指標（例：可動域、筋力など）とは視点が異なる。肩関節ではShoulder 36が挙げられる。

骨損傷を伴った肩関節前方脱臼に対して保存療法を選択した場合、一般的な禁忌肢位である外転・外旋位や水平外転・外旋位に加えて、エンゲージする肢位にも注意を払う必要がある。上腕骨の肢位だけでなく肩甲骨の動きによってエンゲージする角度が異なる、つまり肩甲上腕関節がどのような位置にあるか把握することが重要である。反復性肩関節脱臼症例で患者自身が脱臼肢位を理解していれば、脱臼してしまう位置を聞くことが重要であり、初回であれば3D-CTなどにより3次元的に欠損部位同士がエンゲージする角度を推定し、その肢位を避けることも必要である。

Hill-Sachs損傷に対する手術手技の1つにremplissageという方法がある（図3）[24]。これはHill-Sachs損傷部に処置を加えることで再脱臼を防ぐことができるといった利点がある。術後理学療法で特に気をつけるべき点として一般的な共通理解はないが、関節面であった部分に処置を加えることから可動域制限やインターナルインピンジメント様の現象が起こっても不思議ではないため注意が必要と筆者は考える。

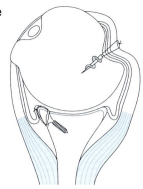

図3 remplissage

● 再脱臼

　肩関節脱臼は，再脱臼や再脱臼を繰り返す反復性脱臼に移行する例があり，重大な問題である．特にコンタクトスポーツ選手は再脱臼の頻度が高く，保存療法では再脱臼率が70％以上との報告や[25-27]，シーズン中にスポーツ復帰した場合の再脱臼率は37～64％との報告がある[26,28,29]．また，手術療法を選択した場合のほうが再脱臼率は少なかったことが明らかになっている[25,30]．スポーツ選手にとって試合のスケジュールも含めて復帰時期は治療選択の重要な決定要素であり，再脱臼率と再脱臼による二次的な合併症（骨欠損など）も含めて患者へ情報提供をしたうえで，治療法を選択することが重要である．

　また，再脱臼率は年齢による差も指摘されており（以下のMemo参照），10歳以上30歳未満で再脱臼率が高い．なお，この年齢層には学生スポーツの競技者が含まれるため，公式戦などの関係で手術適応症例だったとしても保存療法を選択したケースもあったと推察される．しかし，保存療法を選んだ場合，再脱臼による組織損傷の重度化や二次的な変形性関節症（OA）の発症が懸念されるため，患者への十分な情報提供と，慎重な治療方針の決定が欠かせない．以上より，肩関節脱臼を受傷後，治療方針の決定には年齢や運動参加に加え，年齢による再脱臼率の違い，二次的なOAも加味する必要がある．

OA：
osteoarthritis

> **Memo** 脱臼の年齢差
>
> 　小児は脱臼が少ないことが報告されており，10歳以下の脱臼発生率は2％以下であった[31-34]．また，18歳以下[34]や，16～40歳まで[35]を対象としたシステマティックレビューでは，手術療法群のほうが保存療法群よりも再脱臼率が低かった．一方で，同時期に行われた若年者の初回脱臼後，再脱臼リスクの要因についてメタ解析した結果[36]では，18歳以下を14歳以上と13歳以下に区切ることによって結果が異なった．ここでは18歳以下を対象に6編が取り込まれ，共通したリスク要因であった年齢，性別，初回脱臼のメカニズム，上腕骨近位骨端線の閉鎖有無，利き手，初回脱臼側，Hill-Sachs損傷の有無，Bankart損傷の有無が検討された．結果，再脱臼の発症率は14～18歳では13歳以下よりも24.1倍，骨端線の閉鎖群は未閉鎖群よりも14.0倍であった．性別，初回脱臼のメカニズム，利き手，受傷側，Hill-Sachs損傷の有無は統計学的に有意ではなかった．その他にも年齢で分類したメタ解析があり[37]，その結果，30歳未満は30歳以上よりも再脱臼率が高いことが明らかになった．なお，コンタクトスポーツに対する鏡視下Bankart修復では再脱臼率が89％と高く[20]，手術方法を考慮する必要がある．また，術後理学療法ではスポーツ特異的な動作練習が重要となる．

肩関節の不安定性

▶構造的破綻を伴わない肩関節脱臼（非外傷性肩関節不安定症）

　構造的破綻を伴わない肩関節脱臼の多くは完全脱臼ではなく，亜脱臼など不安定性や先天性，または運動への適応による二次的な弛緩性と解釈できる。不安定感や疼痛などの症状を有する場合は問題であるが，それらの症状を有さない場合もある。不安定性は単一方向の場合もあれば2方向または3方向以上の不安定性と定義されるMDIの場合もある。このMDIについて，先行研究による定義や診断基準，分類にゴールドスタンダードはない[41, 42]。先天性の関節弛緩に加えて，後天的要因，反復する微細損傷や，外傷後，神経筋の問題など，複合的な要因で起こると考えられており，骨形態や靱帯の問題，筋力低下が特徴的であることが報告された[43-49]。上記以外に結合組織が問題である場合でもMDIを生じることがあるので注意が必要である。MDIを有する患者の骨形態はコントロール群と比べて関節窩が浅いことや関節窩の後捻角が大きいこと，関節包や靱帯の緩みとの関連があると考えられている。筋力低下は，筋力自体の低下[50]や筋活動パターンの変化[49]があり，運動異常は肩甲骨上方回旋の減少[50, 51]を認めたが，それがMDIによるものか否かは定かではない。

　骨形態や靱帯，関節包などの構造自体を短期的にリハビリテーションで修正することは難しい。できるとすれば，日常生活のなかで不安定性を助長する動き（前方不安定性に対しては過度な水平外転や外転・外旋位）を排除すること，その他の関節（例えば下肢や体幹）によって肩の担う運動を補うことが考えられる。具体的には，後ろの物を取る際に肩関節が水平外転するように手を後ろに伸ばして取るのではなく，下肢や体幹も含めて全体で後ろを向き肩関節前方脱臼の肢位を回避して取る，などにより脱臼の危険を回避できる。その他にリハビリテーションのなかで介入ができることとすれば，筋力や筋の協調性に対するアプローチである。また，幼少期や成長期では弛緩性を認めることがあり，自身で脱臼できる場合があるが，治療ではこのような癖をやめさせることも重要である。

理学療法評価

▶問診

　問診は最も重要な評価の1つである。過去に脱臼の経験があるか否か，いつから問題が出たのか（痛みや不安定感など），急に症状が発生したのか，または徐々に発生したのか，問題が出てから現在までの経過（痛みや不安定感が変わらない，良くなっている，悪くなっているなど），症状が悪くなる状況や良くなる状況を丁寧に聴取することが重要である。これにより，原因となる動作や経過を確認でき，評価するべき内容を絞ることにつながる。

▶スクリーニング

　スクリーニングでは実際にどのような動作で脱臼の不安感があるかを確認する。また，肩関節前方脱臼の誘発されやすい外転・外旋位が含まれる動作（患肢の側にある車のシートベルトを取ろうとする動作など）や水平外転位で不安

定感があるかなどを確認する。反復性肩関節脱臼症例では，このようなスクリーニングでも実際に脱臼してしまう可能性があるので，注意が必要である。

▶弛緩性検査

過可動性の評価バッテリーはいくつかあり，評価のために数値化することは有用である。肩関節の単一方向の不安定性に対する整形外科的検査は前方，下方，後方不安定性の検査がある。徒手的な肩関節検査以外に複合的な関節弛緩性を点数化する評価方法も存在する。modified Beighton's criteria for hyperlaxity[52]（**表1**）は比較的多く用いられているようであるが，その他にもhospital del Mar score[53]（**表2**）やGerber and Nyfeller's classification of dynamic shoulder instability[52]（**表3**）がある。

●前方不安定性の評価

load and shift test（**図4**），apprehension test（**図5**），relocation test（**図6**）が多く用いられ，いずれのテストも有用である。load and shift testは，一方の手で肩甲骨を固定し，もう一方の手で上腕骨頭を関節窩に押し付けながら前方に押し出す。関節窩に対する上腕骨頭の変位量で不安定性のグレードが分かれている。apprehension testは，背臥位で肩関節90°外転位にしてゆっくりと外旋をさせる。その際に不安感があれば陽性とする。relocation testは通常，

表1 modified Beighton's criteria for hyperlaxity

評価部位	右	左
10°以上の肘関節過伸展	1	1
母指で前腕を触れられる	1	1
第5指のMP関節90°以上の背屈	1	1
膝関節が10°以上過伸展	1	1
体幹前屈し，手掌全体を床につけることができる	1	
合計	9	

点数が4点以上で過剰な可動性と判断する。

MP：
metacarpophalangeal

表2 hospital del Mar score

評価部位		Yes	No
上肢	母指：前腕から21mm未満	1	0
	第5指のMP関節他動背屈90°以上	1	0
	肘10°以上の過伸展	1	0
	肩関節他動外旋85°以上（下垂位）	1	0
下肢（背臥位）	股関節他動外転85°以上	1	0
	膝蓋骨過可動性：内側および外側に他動的に動かし，3/4以上の逸脱	1	0
	膝関節90°屈曲位で足関節の過度な背屈および外反	1	0
	第1趾MTP関節背屈90°以上	1	0
下肢（腹臥位）	膝過屈曲：他動屈曲で踵が殿部に接する	1	0
	微細な外傷でも斑状出血が惹起される	1	0

男性では4点以上，女性では5点以上で全身弛緩性ありと判断する。

表3 Gerber and Nyfeller's classification of dynamic shoulder instability

分類	説明
B1：慢性にあまり起こらない脱臼 （chronic locked dislocation）	強い外傷で起こる不安定性
B2：過度な弛緩性を有さない単一方向の不安定性	単一方向で症状を有する 外傷性の関節包と関節唇の損傷を認めることが多い
B3：過度な弛緩性を有する単一方向の不安定性	単一方向で症状を有する 関節包の欠損をよく認める 関節包と関節唇の損傷の可能性は低い
B4：過度な弛緩性を有さないMDI	症状は2方向以上の不安定性 前後の関節包と関節唇の損傷をよく認める
B5：過度な弛緩性を有するMDI	症状は2方向以上の不安定性 関節包の欠損をよく認める 全身弛緩性をよく認める 亜脱臼を何度も繰り返す
B6：単一もしくは多方向への自己脱臼	初回脱臼は気付かないうちに起こり，自己脱臼が症状。 そのうちに自己修復も可能になる

図4 load and shift test

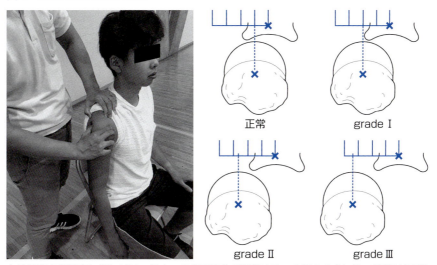

上腕骨頭を関節窩に押し付け，前方への骨頭変位を評価する。右図のように0〜25％は正常，25〜50％がgrade Ⅰ，50％以上で自然に整復される状態がgrade Ⅱ，50％以上で力を緩めても脱臼が整復されない状態をgrade Ⅲとする。

図5 apprehension test

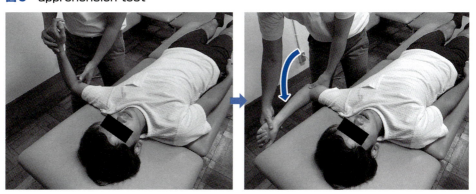

肩関節を90°外転位とし，ゆっくりと外旋させる。このとき脱臼不安感があれば陽性とする。

apprehension testと組み合わせて行われる。apprehension testが陽性の患者に対し，上腕骨頭を前方から後方に押し込むことで不安定感が消失すれば陽性である。

● 下方不安定性の評価

sulcus test（sulcus sign：図7）は上腕骨を下方に牽引した際に，肩峰と上腕骨の間に溝ができることで陽性とする。

● 後方不安定性の評価

posterior jerk test（図8）は肩関節90°屈曲位，肩関節90°内旋位で上腕骨に軸圧を加えつつ水平内転をすることで上腕骨頭が後方にガクンと亜脱臼感があり，戻すことで修正されれば陽性とする。

図6　relocation test

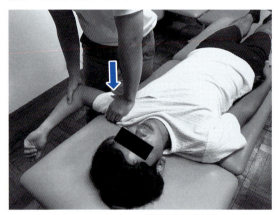

apprehension testによって脱臼不安感があったものに対して，上腕骨頭を前方から後方に向かって押し出すことで脱臼不安感が消失すれば陽性とする。

図7　sulcus sign

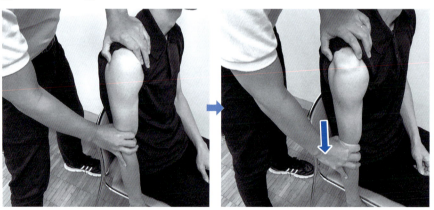

上腕骨を下方に牽引し，肩峰外側端の下方に溝（sulcus）が見えれば陽性とする。

図8 posterior jerk test

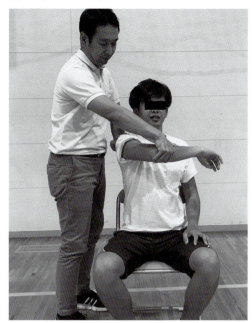

肩関節90°屈曲位，90°内旋位で上腕骨に後方への軸圧を加え，水平内転をすると上腕骨頭が後方に亜脱臼する。

▶筋機能の評価

●Belly Press Test

肩甲下筋のテストであり，検査側の上肢を十分に内旋しつつ，腹壁前面を圧迫する。内旋が十分でない場合，肘が前方に出なかったり，腹壁を押す圧が十分でなかったりする。この状態は損傷や機能不全を意味する。損傷がなく機能不全のみの場合，肘を前方に出せても外旋力に十分に抵抗できないことがある。

●Bear-Hug Test

belly press testと同様に肩甲下筋のテストである。belly press testとは異なり，腹壁ではなく検査側と対側の肩関節を圧迫する。内旋が十分でない場合はbelly press test同様に肘が前方に出ない，または圧迫が弱く外旋力に十分に抵抗できない。

●Full-Can Test

棘上筋のテストであり，立位で肩甲骨面挙上90°，母指が天井を向くように若干外旋位で内転抵抗を加え，それに耐えられない場合や痛みがある場合は陽性と判断する。

●Empty-Can Test

full-can testと同様に棘上筋のテストである。full-can testと同様に肩甲骨面挙上90°で母指が床を向くように内旋位で内転抵抗を加え，それに耐えられない場合や痛みがある場合は陽性と判断する。

ISP :
infraspinatus

● ISP Test

棘下筋のテストである。肩関節下垂位で肘関節90°屈曲位とし，内旋方向の抵抗に対する筋力を評価する。

● 前鋸筋テスト

徒手筋力検査と同様で肩関節120°挙上位で肩甲骨下角を把持し，下制方向に抵抗をかける。このとき，肩甲骨が下方回旋する場合は前鋸筋の機能不全を疑う。肩甲上腕関節の筋力低下の場合もあるため，このテストが陽性の場合には肩甲骨を一方の手で安定化させて抵抗をかけることで上肢を保持できる能力が高まるか否かも確認する必要がある。

> ## 肩甲骨アライメントや運動の評価

肩甲骨アライメントの評価は，正常な位置や反対側と比較をして，患側がどのような位置にあるのかを評価する。特に肩甲骨が前方に突出（肩甲骨が前傾や内旋）している場合，肩甲上腕関節は相対的に水平外転が強くなることが予想されるため，静的にも動的にも注意して評価する必要がある。

Memo 不安定肩

不安定肩の肩甲骨位置や筋活動量，筋活動タイミングについて系統的レビューが行われた[54-56]。不安定肩は反対肩に比べて下方回旋をしていること[57]，肩甲上腕リズムが異なることが明らかになっている[50, 58, 59]。肩甲上腕リズムについては論文によって大きいものと小さいもので議論が分かれている。筋活動量については，挙上中の僧帽筋上部線維や前鋸筋の筋活動量で不安定肩のほうが高かったり，低かったりしていた。筋活動のタイミングは差異がないとされたが，採用された論文が1編と少なく，十分に吟味されていない可能性がある。

> ## 体幹機能の評価

体幹の機能は肩関節に関連するため，評価は重要である。体幹の安定性が低ければ上肢を安定して使えなかったり，スポーツ動作中に結果として脱臼肢位になりやすかったりする。具体的にはラグビーのタックル時に体幹が側屈してしまうと安定して上肢を使えず，そのせいで相手をしっかりとホールドできないために相手の勢いに負けて上肢が脱臼肢位となってしまう可能性がある。また，体幹の安定化だけではなく，各椎体や鎖骨，肋骨の可動性も重要である。各椎体の評価は四つ這い位で任意の椎体を屈曲させたり伸展させたりできるか否か，下位肋骨を把持した状態で回旋可動域が十分であるか，などを確認する。鎖骨は挙上角度が特に重要である。鎖骨が挙上できないと肋骨に邪魔されて肩甲骨の内方移動が十分に行えないケースがよく見受けられる。鎖骨を挙上するには肩甲骨の上方変位も必要であるため，小胸筋や広背筋などの柔軟性が欠如していても挙上の制限が生じる可能性があることも理解しておく必要がある。先行研究では対象が肩関節不安定症だけでなく，肩に他の機能障害も有する場合，片脚バランステストの結果が有意に低いことが明らかになったが[60]，肩関節障害の有無によって体幹の安定性に差は認めなかった[61]。

肩関節の不安定性に対する理学療法アプローチ

➤概要

　肩関節脱臼のほとんどは前方脱臼のため，ここでは前方脱臼を主として記載する。また，後方脱臼について行われた2016年のシステマティックレビューでも保存療法の研究は質が低く，推奨は限定的であるとされた[62]。保存療法の基本的な構成は腱板の神経筋コントロール，可動域改善，肩甲胸郭関節に対するエクササイズと柔軟性改善や筋バランス改善，機能的に統合された肩関節安定化運動である[19]。保存療法は対象が限定される，といっても過言ではない。もちろん，十分な情報提供のもとに治療方針（保存療法か手術療法か）を患者が選択するべきであるが，前述のようにスポーツによっては再脱臼が高率に生じることは十分に説明するべきである。そのうえで患者の年齢や学年などの時期を含めてさまざまな状況を踏まえて治療方針の選択肢を提示し，決定する必要がある。

　肩関節脱臼に対する理学療法では，肩甲上腕関節が脱臼する位置（前方脱臼であれば肩関節外転・外旋・水平外転の組み合わせ）にならないように配慮することが重要である。なお，この肢位になりうる動作は肩甲骨の内旋や体幹の回旋など多く考えられること，同じ動作であっても肩甲上腕関節の位置は個人差があり，脱臼する患者，しない患者が生じることは念頭に置く必要がある（肩甲骨内旋：内側縁に対して関節窩が腹側に回転する動き。体幹の回旋：右肩を対象とすると体幹の左回旋。右上肢挙上位で固定された条件で，体幹を左に回旋すると右肩関節は相対的に水平外転する）。

　以上より，各種動作中の身体各所が肩甲上腕関節の肢位に影響を与えることは明らかであり，肩関節以外の筋力や可動性，動作スキルに対するトレーニングは重要である。それらすべてを網羅することはできないが，ラグビーのタックル動作における肩関節脱臼の調査は比較的理解しやすく，これまでにいくつかの論文にまとめられた[13, 63, 64]。他方，受傷リスクの高いスポーツであるアイスホッケーやバスケットボールについての疫学調査は少なく[65, 66]，どのような場面で脱臼が起こりやすいか，どのようなトレーニングをすべきか，今後も検討の余地があるといえる。

➤不安定性の改善を目的としたアプローチ

　不安定性の改善のためには筋による安定化作用が重要である。浅い関節窩と上腕骨頭だけでは安定性に乏しいことはよく知られている。そこで重要になるのは動的安定要素である筋による安定化である。フォースカップル理論から全体の筋機能が重要であり，特に肩甲下筋，棘上筋，棘下筋，小円筋の腱板筋に加え，三角筋も重要である。これらの筋がさまざまなトレーニング中にどの程度活動するかが検討された[67, 68]。また，Reinoldら[69]は推奨する各種運動をまとめ，非常に有用な情報を提供した。以下に推奨される運動をいくつか紹介するが，原著も参照されたい。

- 棘上筋：立位や腹臥位でのfull can exercise（**図9，10**）

- 棘下筋および小円筋：外旋運動（側臥位，肩関節90°外転位，脇にタオルを挟んだ下垂位）（図11〜13）
- 肩甲下筋：内旋運動（下垂位，肩関節90°外転位）（図14，15）

図9 立位でのfull can exercise

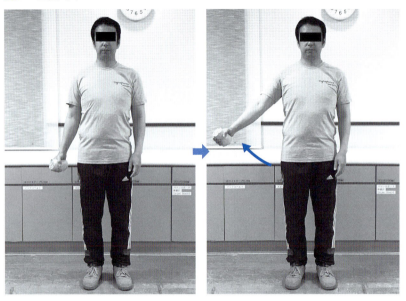

図10 腹臥位でのfull can exercise

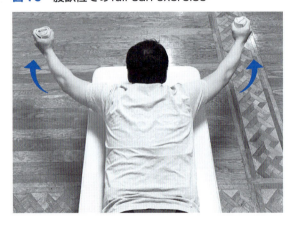

図11 側臥位での外旋運動

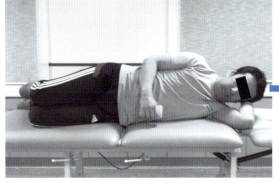
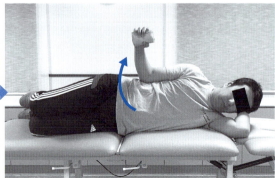

図12　90°外転位での外旋運動（腹臥位）

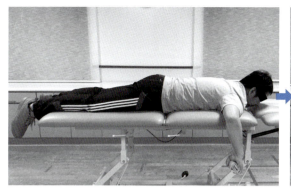

図13　タオルを脇に挟んだ外旋運動

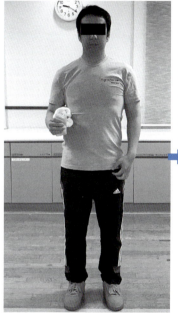

図14　下垂位での内旋運動（belly press）

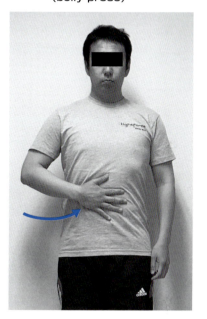

図15　90°外転位での内旋運動

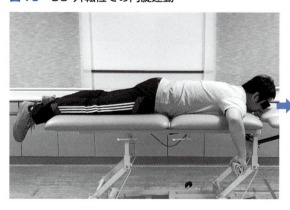

▶肩甲胸郭アライメントや運動異常に対するアプローチ

不安定肩の肩甲骨で位置異常や運動異常が報告されている。非外傷性不安定肩の肩甲骨アライメントは健常肩よりも肩甲骨の内旋が大きく[59]，上方回旋は少なかった[70]。原因となる要素は複数考えられており，長胸神経や肩甲背神経の問題，可動性の問題，筋の硬さ，筋力低下，体幹の不安定性などである[71]。実際のアプローチでは何が問題になっているのかを評価し，原因と考えられる問題に対して治療を行う必要がある。筋力である場合は，20％RM以下のような弱い負荷から始める。基本は肩甲骨の運動が含まれる全身運動や，CKC運動を実施する[72,73]。筋の硬さについて，各筋の肩甲骨運動に与える作用を知ることで，表出されたマルアライメントの原因がどこか推定できる（例：小胸筋の硬さによる肩甲骨前傾，肩甲挙筋や菱形筋の硬さによる肩甲骨下方回旋，前鋸筋筋力の低下による肩甲骨上方回旋の不足や肩甲骨内旋，など）。

そのほかに他部位からの影響も考慮すべきである。例えば，胸椎の後弯増大により肩甲骨内方移動や外旋が制限されてしまう。また，膝伸展制限があれば股関節も屈曲し，円背になった結果，胸椎の後弯増強が起こる場合もある。このように肩関節の近くのみならず，全身的な運動連鎖を考慮して肩甲骨のアライメントを評価・治療する必要がある。

▶Watson MDI program

MDIにはリハビリテーションが有効であると考えられている。システマティックレビューによってリハビリテーションの有効性が明らかにされた[74,75]。MDIに対するプログラムにはRockwood instability program[76]，Derby instability program，Watson MDI program[77,78]がある。このうち，比較的新しい，Watson MDI programはRockwood instability programとRCTで比較され，Watson MDI programが有効であった[79]。このことから，本書ではWatson programの概要を紹介する。詳細については原著を参考にされたい。

Watson programは6ステージで構成され，肩甲骨と上腕骨頭運動のコントロールを再トレーニングし，維持させることが目的とされた。プログラム全体の期間は患者に合わせて行われるが3～6カ月とされる。このプログラムの適応は各種テスト（筋力テストや運動テストなど）で異常運動や症状が誘発されることを確認し，セラピストが肩甲骨や上腕骨頭をアシストすることで症状が改善するか否か確認する。このうち最も症状が改善したポジションをWatson programで再教育する。これらのスクリーニングで解決しない場合はその他の組織損傷や炎症による症状を疑う。

Watson programを24週間受けた結果，機能，疼痛，筋力，肩甲骨位置などが改善した[79,80]。ただし，介入による長期成績について情報が少ないことが限界といえる。MDIに対する保存療法の長期成績は7～10年の追跡研究が行われた[81]。結果，半数は保存療法により機能が改善したものの，3名に1名は外科的処置を受け，3名に1名は不安定性や疼痛が持続した。ただし，この論文は2005年に公表されたものであり，近年の運動療法で長期成績がどのように

RM：
repetition maximum

CKC：
closed kinetic chain

RCT：
randomized controlled trial

なるかは定かでない。加えて，解剖学的素因（全身弛緩性など）を有する対象者にとって，トレーニングによって得られた筋力による安定化はトレーニングをやめれば筋力が低下することは容易に想像ができ，いかに運動を続けられるかが重要であるといえる。前述のように年齢もかかわるため，年齢を重ねることにより関節が安定してくることも考えられ，筋による安定化機構の機能改善のみならず，関節（軟部組織）自体が硬くなってくることで症状がなくなることも考えられる。このため，患者の年齢や関節弛緩性を含めて状態を把握し，説明や治療を展開していくことも重要である。

MDIによる機能障害は関節の異常運動（異常可動性）であり，それに伴う組織損傷が問題となる。異常運動はいくつか報告され，肩甲骨の外転減少[51, 82]や内旋増大[51]が明らかにされ，肩甲骨運動異常が注目された。肩甲骨後傾も肩峰下スペース減少との関連が明らかにされた[83]ことから注目され，MDIとの関係が検討された。健常者とMDI患者との肩甲骨後傾が比較されたが有意な差は認められなかった[51]。現時点では科学的に明らかにされていることは少ないが，これらの異常運動により，肩峰下インピンジメントやインターナルインピンジメントが誘発され，関節やその周辺の軟部組織に負担がかかることで組織損傷や炎症が惹起され，疼痛が誘発されることが考えられる。インターナルインピンジメントは肩甲骨に対して上腕骨が過剰に動くことで起こる。例えば，挙上時に肩甲骨の上方回旋が少なければ肩甲骨関節窩と上腕骨頭（大結節）の衝突が起こる。このために肩甲骨の動きは重要であるといえる。

▶その他

保存療法の固定方法には伝統的な方法である内旋位固定と，比較的近年発表された外旋位固定がある。内旋位固定はヒポクラテスの頃より用いられており，2000年以上の歴史をもつ固定方法である。しかしながら，保存療法では再脱臼率が高いことは前述のとおりである。外旋位固定は再脱臼が少ないことが明らかにされて以来，システマティックレビューやメタ解析が行われた。Cochrane reviewでは内旋位固定と外旋位固定に差を認めない[84]，とされたが，2014年に公表されたレビューであること，まだ継続中の議論であると認識されていたことは注目する点である。その後に公表された論文も含めてまとめると，外旋位固定のほうが再脱臼率は少ない[85, 86]，変わらない[37, 87-90]，年代によって外旋位固定のほうが良い[85, 91]，という報告がある。このうち，変わらないとされたメタ解析の結果[37, 89]では統計学的には差がなかったが，再脱臼率は内旋位固定が30〜40％，外旋位固定は12〜25％であった。固定期間は1週以下の固定と3週以上の固定で比較され，再脱臼率に差はなかった。また，外旋に外転を加えた外転・外旋位固定の有効性を検討したRCTでは，外転・外旋位固定（15°外転，10°外旋）と中間位で三角筋とバストバンド固定をした内転・内旋位固定を比較した。結果は再脱臼率，WOSI scoreは外転・外旋位固定のほうが良好であった[92]。

現時点で固定肢位について賛否が分かれているものの，内旋位固定のほうが良い，という報告は見当たらず，外旋位固定の有用性が今後発展していく可能

WOSI：
Western Ontario Shoulder Instability Index

性はある。今後も固定方法については注意深く情報を集める必要があると考えられる。

外傷性肩関節脱臼術後の理学療法アプローチ

術後成績は日常生活がゴールの場合は成績が良い。関節可動域制限と筋力低下について術後4カ月から8カ月に回復した割合はそれぞれ76％と98％であった[93]。脱臼後の手術手技はいくつも存在するが，本項では多く行われるBankart修復術後理学療法について述べる。

▶術前理学療法

術前にも理学療法介入が可能であれば実施するほうがよい。肩甲帯周囲の筋の柔軟性，筋力に加え，脊柱，股関節などの硬さや筋力を改善しておくべきである。また，術後に低下が予想される機能の獲得や円滑に進むためにトレーニング（等尺性筋力訓練や肩甲骨機能など）を先に指導しておく必要がある。実際，術後に等尺性筋力訓練を実施しようとしても，うまく実施できない症例は多い。

等尺性収縮を行わせる場合，壁などを利用することが多いと考えられるが，壁にもたれてしまうと筋収縮をうまく行えないことが多いので注意が必要である。このようなケースでは筋収縮がしっかりと起こっているかを徒手的に確認しながら行うことは有用である。Bankart修復術の場合，肩甲骨と上腕骨の位置関係が動かなければ問題がないため，早期から関節運動を伴わない等尺性収縮を用いた筋力強化が可能である。なぜなら，修復した組織は肩甲上腕関節周囲の靱帯であるため，同部位が伸張されない限り破綻は起こらないためである。

▶Bankart修復術後の理学療法

Bankart修復術後の理学療法は多く報告されているが，スケジュールにばらつきがある（**図16，17**）[94]。ここでは，術後理学療法における補装具，可動域訓練（早期，後期），他動可動域訓練開始時期とゴール，筋力訓練（抵抗運動），スポーツ関連動作について検討し，ASSETのガイドラインと比較した報告を紹介する。それによるとスリング固定の期間は平均で4.8±1.8週であった。術後早期の可動域訓練については，ほとんどは肩関節以外の運動（肩甲胸郭関節，手関節，肘関節など）が推奨されたが，なかには早期より背臥位で他動外旋や外転を実施する，とされたプロトコルもある。自動可動域訓練を開始した時期は平均で5.4±1.8週，自動運動の完全可動域を獲得するゴールは12.2±2.8週，正常な肩甲胸郭関節獲得には14.7±4.6週を要した。

なお，抵抗運動や筋力強化はゴムバンドやメディシンボール，ダンベルを用いたエクササイズがよく行われる。ゴムバンドであれば反復した筋力トレーニングを実施できる。ボールを壁に投げて跳ね返ってきたボールをキャッチすることを繰り返したり（**図18**），腹臥位でボールを離してつかむことを繰り返したりする（**図19**）動作は，固有受容覚や協調性を対象とするトレーニングとして行われる。開始時期は運動の種類によって異なり，軽い運動から開始する。

ASSET：
The American Society of Shoulder and Elbow Therapists

肩関節の不安定性

図16 各運動方向と開始時期および平均獲得時期

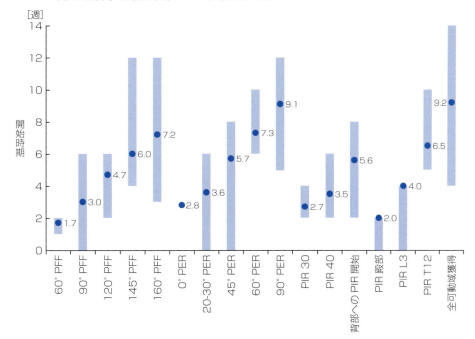

PER：他動外旋，PFF：他動屈曲，PIR：他動内旋，PROM：他動可動域訓練

（文献94より引用）

図17 各種スポーツ特異的運動と平均開始時期

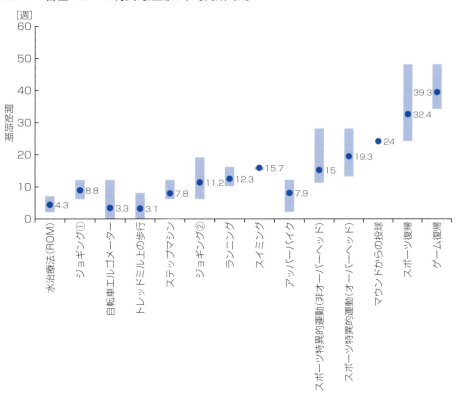

（文献94より引用）

III 機能障害別マネジメント

図18 固有受容覚および協調性トレーニング

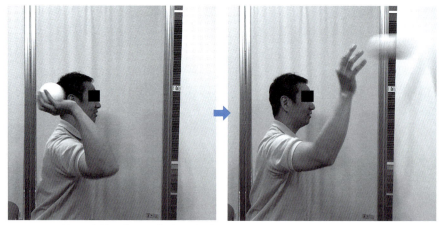

ボールを壁に当てて跳ね返ったボールをキャッチすることを繰り返す。

図19 固有受容覚および協調性トレーニング

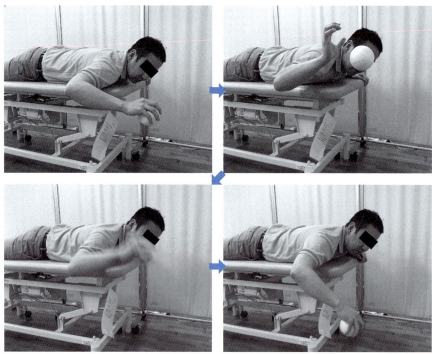

ボールを離し，キャッチすることを繰り返す。

　特にメディシンボールを使ったトレーニングでは，外旋可動域が獲得されていないと実施することは困難であり，行えないこともある。
　スポーツ特異的な活動の練習はリハビリテーションの最終局面で行う。スポーツ復帰までの推定期間を述べた論文は3編にとどまった。結果の平均期間は15.0±4.2週，スローイング関連動作は19.3週までは推奨されなかった。平均スポーツ復帰期間は32.4±9.3週で，平均試合復帰許可時期は術後39.3±7.6週であった。ASSETのガイドラインとの比較では平均期間が設定され，各論文との平均値が比較されたが，Z値が1.96以上，もしくは−1.96以下の項目は

認めなかった。このように，さまざまな議論が現時点で収束しているとはいえず，医師のみならず，スポーツ現場とも協力して各種運動の開始時期を決定していく必要がある。

▶競技復帰に向けた理学療法

Bankart 修復術後の競技復帰率は高く，同レベルで復帰できた割合は 71.0％，どのようなレベルでも復帰できた割合は 90.5％であったという報告や[95]，手術によって再脱臼率は少なく競技復帰が可能であったが，復帰までの期間が長いという報告が示されている[96]。

脱臼を防ぐためには，よりフィールドに近いトレーニングも実施する必要がある。例えばバスケットボールでは，肩関節が水平外転位とならないように，体幹を回旋してキャッチする練習を行う。また，ラグビーでは体から離れた場所でタックルをしたり，頭部や体幹を一塊にできずにタックルすると脱臼のリスクが高い。そのためには体幹および下肢の筋力や，動作の問題を解決する必要がある。ラグビーの脱臼メカニズムについて検討した研究結果によると，肩甲上腕関節に対して脱臼しやすい状況である「レバーアームの長くなる肢位」でのタックル（肩関節外転角度の大きなタックルなど）は力学的に不利であり，いわゆる"脱臼肢位"である外転・外旋位を避けることなどが重要であるとされている[13, 63]。これについては紙面の関係上，すべてを解説することはできないが，一例を挙げると，座位で側屈するように負荷をかけた際の体幹安定性を評価（**図20**）して，それを改善する筋力トレーニングや，不安定な状況下での腱板トレーニング（**図21**），また，肩甲骨機能も含めて水平外転位とならないように CKC トレーニング（**図22**）などを行う。さらに筋力のみならず，協調性のトレーニング（**図23**）も実施する。方法は競技特性などにより工夫が必要である。

図20 体幹安定性評価

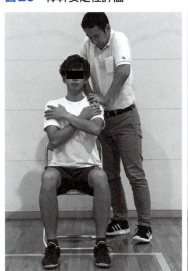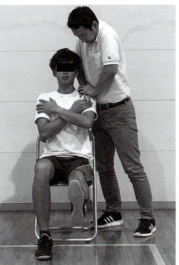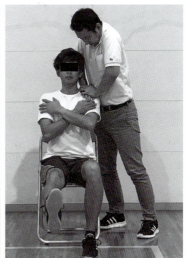

座位で側屈方向に力を加え，体幹の安定性を評価する。片方の膝を伸展させ，不安定な環境下でも評価を行う。また，両側ともに行う。

図21 不安定な環境下での腱板トレーニング

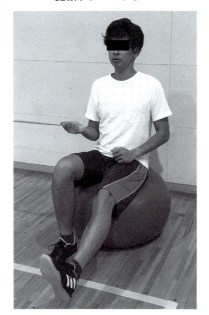

図22 不安定な状況でのCKCトレーニング

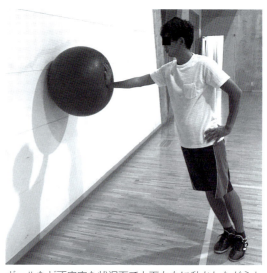

ボールなど不安定な状況下で上下左右に動かしながらトレーニングを実施する。実施が難しい場合にはボールを外して実施する。

図23 不安定な環境下で肩甲骨の協調性も含めたトレーニング

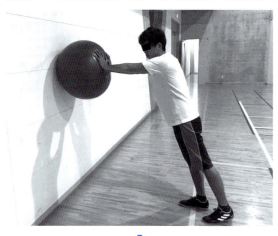

a

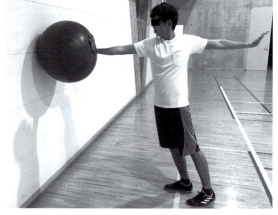

b

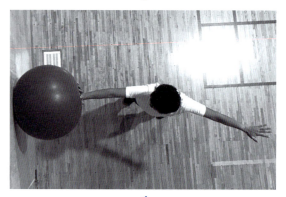

c   d

bのように片方で荷重し，水平外転を行う。cのように水平外転角度が過度にならないように注意する。

まとめ

　本項では肩関節脱臼について構造的破綻を伴う脱臼と伴わない脱臼について基礎的な疫学から病態，手術療法や保存療法について述べた。構造的破綻を伴わない脱臼では特に未解明なことも多く，治療法も経験則が含まれる面は否めない。しかしながら，どのようなプログラムが良いのかについて，数は少ないながらも検討されており，方法論は知っておいて損はない。また，術後理学療法も固定期間や他動可動域訓練の開始時期などでばらつきは多く，現時点で基準となる理学療法はまだない。今ある情報をもとにどのように治療していくかを読み取り，今後発展していくであろう，この分野について常に最新の知識を更新する必要がある。

文献

1) Fleisig GS, et al : Kinetics of baseball pitching with implications about injury mechanisms. Am J Sports Med, 23(2) : 233-239, 1995.

2) Jobe FW, et al : Classification and treatment of shoulder dysfunction in the overhead athlete. J Orthop Sports Phys Ther, 18(2) : 427-432, 1993.

3) Mihata T, et al : Excessive humeral external rotation results in increased shoulder laxity. Am J Sports Med, 32(5) : 1278-1285, 2004.

4) Bigliani LU, et al : Shoulder motion and laxity in the professional baseball player. Am J Sports Med, 25(5) : 609-613, 1997.

5) Allegrucci M, et al : Clinical implications of secondary impingement of the shoulder in freestyle swimmers. J Orthop Sports Phys Ther, 20(6) : 307-318, 1994.

6) McMaster WC, et al : A correlation between shoulder laxity and interfering pain in competitive swimmers. Am J Sports Med, 26(1) : 83-86, 1998.

7) Goss TP : Anterior glenohumeral instability. Orthopedics, 11(1) : 87-95, 1988.

8) Galvin JW, et al ： The Epidemiology and Natural History of Anterior Shoulder Instability. Curr Rev Musculoskelet Med, 10(4) : 411-424, 2017.

9) Liavaag S, et al : The epidemiology of shoulder dislocations in Oslo. Scand J Med Sci Sports, 21(6) : e334-340, 2011.

10) Zacchilli MA, et al : Epidemiology of shoulder dislocations presenting to emergency departments in the United States. J Bone Joint Surg Am, 92(3) : 542-549, 2010.

11) Gibbs DB, et al : Common Shoulder Injuries in American Football Athletes. Curr Sports Med Rep, 14(5) : 413-419, 2015.

12) Owens BD, et al : The incidence and characteristics of shoulder instability at the United States Military Academy. Am J Sports Med, 35(7) : 1168-1173, 2007.

13) Maki N, et al : Video Analysis of Primary Shoulder Dislocations in Rugby Tackles. Orthop J Sports Med, 5(6) : 2325967117712951, 2017.

14) Longo UG, et al : Video analysis of the mechanisms of shoulder dislocation in four elite rugby players. J Orthop Sci, 16(4) : 389-397, 2011.

15) Crichton J, et al : Mechanisms of traumatic shoulder injury in elite rugby players. Br J Sports Med, 46(7) : 538-542, 2012.

16) Hill HA, et al : The Grooved Defect of the Humeral Head : A Frequently Unrecognized Complication of Dislocations of the Shoulder Joint. Radiology, 35(6) : 690-700, 1940.

17) Rowe CR, et al : Recurrent anterior dislocation of the shoulder after surgical repair. Apparent causes of failure and treatment. J Bone Joint Surg Am, 66(2) : 159-168, 1984.

18) Yamamoto N, et al : Contact between the glenoid and the humeral head in abduction, external rotation, and horizontal extension : a new concept of glenoid track. J Shoulder Elbow Surg, 16(5) : 649-656, 2007.

19) Cools AM, et al : Evidence-based rehabilitation of athletes with glenohumeral instability. Knee Surg Sports Traumatol Arthrosc, 24(2) : 382-389, 2016.

20) Burkhart SS, et al : Traumatic glenohumeral bone defects and their relationship to failure of arthroscopic Bankart repairs : significance of the inverted-pear glenoid and the humeral engaging Hill-Sachs lesion. Arthroscopy, 16(7) : 677-694, 2000.

21) Di Giacomo G, et al : Evolving concept of bipolar bone loss and the Hill-Sachs lesion : from "engaging/non-engaging" lesion to "on-track/off-track" lesion. Arthroscopy, 30(1) : 90-98, 2014.

22) Shaha JS, et al : Redefining "Critical" Bone Loss in Shoulder Instability : Functional Outcomes Worsen With "Subcritical" Bone Loss. Am J Sports Med, 43(7) : 1719-1725, 2015.

23) Magnuson JA, et al : Sex-related differences in patients undergoing surgery for shoulder instability : a Multicenter Orthopaedic Outcomes Network (MOON) Shoulder Instability cohort study. J Shoulder Elbow Surg, 28(6) : 1013-1021, 2019.

24) Purchase RJ, et al : Hill-sachs "remplissage" : an arthroscopic solution for the engaging hill-sachs lesion. Arthroscopy, 24(6) : 723-726, 2008.

25) Bottoni CR, et al : A prospective, randomized evaluation of arthroscopic stabilization versus nonoperative treatment in patients with acute, traumatic, first-time shoulder dislocations. Am J Sports Med, 30(4) : 576-580, 2002.

26) Dickens JF, et al : Return to play and recurrent instability after in-season anterior shoulder instability : a prospective multicenter study. Am J Sports Med, 42(12) : 2842-2850, 2014.

27) Wilk KE, et al : Nonoperative and postoperative rehabilitation for glenohumeral instability. Clin Sports Med, 32 (4) : 865-914, 2013.

28) Buss DD, et al : Nonoperative management for in-season athletes with anterior shoulder instability. Am J Sports Med, 32(6) : 1430-1433, 2004.

29) Dickens JF, et al : Successful Return to Sport After Arthroscopic Shoulder Stabilization Versus Nonoperative Management in Contact Athletes With Anterior Shoulder Instability : A Prospective Multicenter Study. Am J Sports Med, 45(11) : 2540-2546, 2017.

30) Wheeler JH, et al : Arthroscopic versus nonoperative treatment of acute shoulder dislocations in young athletes. Arthroscopy, 5(3) : 213-217, 1989.

31) Bottoni CR, et al : Arthroscopic versus open shoulder stabilization for recurrent anterior instability : a prospective randomized clinical trial. Am J Sports Med, 34(11) : 1730-1737, 2006.

32) Kraus R, et al : Children and adolescents with posttraumatic shoulder instability benefit from arthroscopic stabilization. Eur J Pediatr Surg, 20(4) : 253-256, 2010.

33) Cordischi K, et al : Intermediate outcomes after primary traumatic anterior shoulder dislocation in skeletally immature patients aged 10 to 13 years. Orthopedics, 32(9), 2009.

34) Longo UG, et al : Surgical Versus Nonoperative Treatment in Patients Up to 18 Years Old With Traumatic Shoulder Instability : A Systematic Review and Quantitative Synthesis of the Literature. Arthroscopy, 32(5) : 944-952, 2016.

35) Chahal J, et al : Anatomic Bankart repair compared with nonoperative treatment and/or arthroscopic lavage for first-time traumatic shoulder dislocation. Arthroscopy, 28(4) : 565-575, 2012.

36) Olds M, et al : In children 18 years and under, what promotes recurrent shoulder instability after traumatic anterior shoulder dislocation? A systematic review and meta-analysis of risk factors. Br J Sports Med, 50 (18) : 1135-1141, 2016.

37) Paterson WH, et al : Position and duration of immobilization after primary anterior shoulder dislocation : a systematic review and meta-analysis of the literature. J Bone Joint Surg Am, 92(18) : 2924-2933, 2010.

38) Buscayret F, et al : Glenohumeral arthrosis in anterior instability before and after surgical treatment : incidence and contributing factors. Am J Sports Med, 32(5) : 1165-1172, 2004.

39) Franceschi F, et al : Glenohumeral osteoarthritis after arthroscopic Bankart repair for anterior instability. Am J Sports Med, 39(8) : 1653-1659, 2011.

40) Harris JD, et al : Long-term outcomes after Bankart shoulder stabilization. Arthroscopy, 29(5) : 920-933, 2013.

41) Johansson K : Multidirectional instability of the glenohumeral joint : an unstable classification resulting in uncertain evidence-based practice. Br J Sports Med, 50(18) : 1105-1106, 2016.

42) McFarland EG, et al : The effect of variation in definition on the diagnosis of multidirectional instability of the shoulder. J Bone Joint Surg Am, 85-A(11) : 2138-2144, 2003.

43) Kim SH, et al : Loss of chondrolabral containment of the glenohumeral joint in atraumatic posteroinferior multidirectional instability. J Bone Joint Surg Am, 87(1) : 92-98, 2005.

44) von Eisenhart-Rothe R, et al : Simultaneous 3D assessment of glenohumeral shape, humeral head centering, and scapular positioning in atraumatic shoulder instability : a magnetic resonance-based in vivo analysis. Am J Sports Med, 38(2) : 375-382, 2010.

45) Neer CS 2nd, et al : Inferior capsular shift for involuntary inferior and multidirectional instability of the shoulder. A preliminary report. J Bone Joint Surg Am, 62(6) : 897-908, 1980.

46) Mallon WJ, et al : Multidirectional instability : current concepts. J Shoulder Elbow Surg, 4(1 Pt 1) : 54-64, 1995.

47) Shafer BL, et al : Effects of capsular plication and rotator interval closure in simulated multidirectional shoulder instability. J Bone Joint Surg Am, 90(1) : 136-144, 2008.

48) Barden JM, et al : Atypical shoulder muscle activation in multidirectional instability. Clin Neurophysiol, 116 (8) : 1846-1857, 2005.

49) Morris AD, et al : Shoulder electromyography in multidirectional instability. J Shoulder Elbow Surg, 13(1) : 24-29, 2004.

50) Illyes A, et al : Kinematic and muscle activity characteristics of multidirectional shoulder joint instability during elevation. Knee Surg Sports Traumatol Arthrosc, 14(7) : 673-685, 2006.

51）Ogston JB, et al：Differences in 3-dimensional shoulder kinematics between persons with multidirectional instability and asymptomatic controls. Am J Sports Med, 35(8)：1361-1370, 2007.

52）Saccomanno MF, et al：Generalized joint laxity and multidirectional instability of the shoulder. Joints, 1(4)：171-179, 2013.

53）Bulbena A, et al：Clinical assessment of hypermobility of joints：assembling criteria. J Rheumatol, 19(1)：115-122, 1992.

54）Struyf F, et al：Scapular positioning and movement in unimpaired shoulders, shoulder impingement syndrome, and glenohumeral instability. Scand J Med Sci Sports, 21(3)：352-358, 2011.

55）Struyf F, et al：Scapulothoracic muscle activity and recruitment timing in patients with shoulder impingement symptoms and glenohumeral instability. J Electromyogr Kinesiol, 24(2)：277-284, 2014.

56）Forthomme B, et al：Scapular positioning in athlete's shoulder：particularities, clinical measurements and implications. Sports Med, 38(5)：369-386, 2008.

57）Warner JJ, et al：Scapulothoracic motion in normal shoulders and shoulders with glenohumeral instability and impingement syndrome. A study using Moiré topographic analysis. Clin Orthop Relat Res, (285)：191-199, 1992.

58）Paletta GA, et al：Shoulder kinematics with two-plane x-ray evaluation in patients with anterior instability or rotator cuff tearing. J Shoulder Elbow Surg, 6(6)：516-527, 1997.

59）von Eisenhart-Rothe R, et al：Pathomechanics in atraumatic shoulder instability：scapular positioning correlates with humeral head centering. Clin Orthop Relat Res, (433)：82-89, 2005.

60）Radwan A, et al：Is there a relation between shoulder dysfunction and core instability? Int J Sports Phys Ther, 9(1)：8-13, 2014.

61）Pontillo M, et al：Comparison of Core Stability and Balance in Athletes with and without Shoulder Injuries. Int J Sports Phys Ther, 13(6)：1015-1023, 2018.

62）McIntyre K, et al：Evidence-based conservative rehabilitation for posterior glenohumeral instability：A systematic review. Phys Ther Sport, 22：94-100, 2016.

63）Tanabe Y, et al：The kinematics of 1-on-1 rugby tackling：a study using 3-dimensional motion analysis. J Shoulder Elbow Surg, 28(1)：149-157, 2019.

64）Bohu Y, et al：The epidemiology of 1345 shoulder dislocations and subluxations in French Rugby Union players：a five-season prospective study from 2008 to 2013. Br J Sports Med, 49(23)：1535-1540, 2015.

65）Dwyer T, et al：Shoulder instability in ice hockey players：incidence, mechanism, and MRI findings. Clin Sports Med, 32(4)：803-813, 2013.

66）Kraeutler MJ, et al：Epidemiology of Shoulder Dislocations in High School and Collegiate Athletics in the United States：2004/2005 Through 2013/2014. Sports Health, 10(1)：85-91, 2018.

67）Reinold MM, et al：Electromyographic analysis of the rotator cuff and deltoid musculature during common shoulder external rotation exercises. J Orthop Sports Phys Ther, 34(7)：385-394, 2004.

68）Yanagawa T, et al：Contributions of the individual muscles of the shoulder to glenohumeral joint stability during abduction. J Biomech Eng, 130(2)：021024, 2008.

69）Reinold MM, et al：Current concepts in the scientific and clinical rationale behind exercises for glenohumeral and scapulothoracic musculature. J Orthop Sports Phys Ther, 39(2)：105-117, 2009.

70）Ludewig PM, et al：The association of scapular kinematics and glenohumeral joint pathologies. J Orthop Sports Phys Ther, 39(2)：90-104, 2009.

71）Kibler WB, et al：Clinical implications of scapular dyskinesis in shoulder injury：the 2013 consensus statement from the 'Scapular Summit'. Br J Sports Med, 47(14)：877-885, 2013.

72）Sciascia A, et al：Kinetic chain rehabilitation：a theoretical framework. Rehabil Res Pract, 2012：853037, 2012.

73）McMullen J, et al：A kinetic chain approach for shoulder rehabilitation. J Athl Train, 35(3)：329-337, 2000.

74）Warby SA, et al：The effect of exercise-based management for multidirectional instability of the glenohumeral joint：a systematic review. J Shoulder Elbow Surg, 23(1)：128-142, 2014.

75）Warby SA, et al：Exercise-based management versus surgery for multidirectional instability of the glenohumeral joint：a systematic review. Br J Sports Med, 50(18)：1115-1123, 2016.

76）Burkhead WZ, et al：Treatment of instability of the shoulder with an exercise program. J Bone Joint Surg Am, 74(6)：890-896, 1992.

77）Watson L, et al：The treatment of multidirectional instability of the shoulder with a rehabilitation program：Part 1. Shoulder Elbow, 8(4)：271-278, 2016.

78）Watson L, et al：The treatment of multidirectional instability of the shoulder with a rehabilitation programme：Part 2. Shoulder Elbow, 9(1)：46-53, 2017.

79）Warby SA, et al：Comparison of 2 Exercise Rehabilitation Programs for Multidirectional Instability of the Glenohumeral Joint：A Randomized Controlled Trial. Am J Sports Med, 46(1)：87-97, 2018.

80）Warby SA, et al：Effect of exercise-based management on multidirectional instability of the glenohumeral joint：a pilot randomised controlled trial protocol. BMJ Open, 6(9)：e013083, 2016.

81）Misamore GW, et al：A longitudinal study of patients with multidirectional instability of the shoulder with seven- to ten-year follow-up. J Shoulder Elbow Surg, 14(5)：466-470, 2005.

82）Ozaki J：Glenohumeral movements of the involuntary inferior and multidirectional instability. Clin Orthop Relat Res, (238)：107-111, 1989.

83) Seitz AL, et al : The scapular assistance test results in changes in scapular position and subacromial space but not rotator cuff strength in subacromial impingement. J Orthop Sports Phys Ther, 42(5) : 400-412, 2012.

84) Hanchard NC, et al : Conservative management following closed reduction of traumatic anterior dislocation of the shoulder. Cochrane Database Syst Rev, 30(4) : CD004962, 2014.

85) Itoi E, et al : Immobilization in external rotation after shoulder dislocation reduces the risk of recurrence. A randomized controlled trial. J Bone Joint Surg Am, 89(10) : 2124-2131, 2007.

86) Itoi E, et al : A new method of immobilization after traumatic anterior dislocation of the shoulder : a preliminary study. J Shoulder Elbow Surg, 12(5) : 413-415, 2003.

87) Finestone A, et al : Bracing in external rotation for traumatic anterior dislocation of the shoulder. J Bone Joint Surg Br, 91(7) : 918-921, 2009.

88) Liavaag S, et al : Immobilization in external rotation after primary shoulder dislocation did not reduce the risk of recurrence : a randomized controlled trial. J Bone Joint Surg Am, 93(10) : 897-904, 2011.

89) Kavaja L, et al : Treatment after traumatic shoulder dislocation : a systematic review with a network meta-analysis. Br J Sports Med, 52(23), 2018.

90) Gutkowska O, et al : Position of Immobilization After First-Time Traumatic Anterior Glenohumeral Dislocation : A Literature Review. Med Sci Monit, 23 : 3437-3445, 2017.

91) Huxel Bliven K, et al : Effectiveness of external-rotation immobilization after initial shoulder dislocation in reducing recurrence rates. J Sport Rehabil, 21(2) : 199-203, 2012.

92) Heidari K, et al : Immobilization in external rotation combined with abduction reduces the risk of recurrence after primary anterior shoulder dislocation. J Shoulder Elbow Surg, 23(6) : 759-766, 2014.

93) Buckwalter VJ, et al : Early return to baseline range of motion and strength after anterior shoulder instability surgery : a Multicenter Orthopaedic Outcomes Network (MOON) shoulder group cohort study. J Shoulder Elbow Surg, 27(7) : 1235-1242, 2018.

94) DeFroda SF, et al : Physical Therapy Protocols for Arthroscopic Bankart Repair. Sports Health, 10(3) : 250-258, 2018.

95) Ialenti MN, et al : Return to Play Following Shoulder Stabilization : A Systematic Review and Meta-analysis. Orthop J Sports Med, 5(9) : 2325967117726055, 2017.

96) Okoroha KR, et al : Return to play after shoulder instability in National Football League athletes. J Shoulder Elbow Surg, 27(1) : 17-22, 2018.

Ⅲ　機能障害別マネジメント

4　肩甲骨アライメントや運動の異常

Abstract

■ 肩甲骨アライメント・運動異常は，組織への力学的負荷（メカニカルストレス）を増加させ，痛みやしびれなどの症状を引き起こす原因となりうる。

■ 肩甲骨アライメント・運動異常の評価は，①肩甲骨アライメントの評価，②肩甲骨運動の評価，③肩甲骨の徒手矯正（manual correction）を用いた評価，④姿勢および筋機能評価の4つの手順で行う。

■ 肩甲骨アライメント・運動異常を改善させるためには，原因となる①不良姿勢，②拮抗筋の過緊張・伸張性低下，③主動作筋の筋活動・筋力低下に対してアプローチを行う。

はじめに

　肩甲骨アライメント・運動異常は，肩峰下インピンジメント症候群，腱板断裂，投球障害肩，肩関節不安定性，胸郭出口症候群などのさまざまな肩関節疾患で観察される。近年では，これらを包括する用語として，"scapular dyskinesis"がよく用いられている[1]。一方，自覚症状のない健常者においても，肩甲骨アライメント・運動異常を認めることが多い。つまり，肩甲骨アライメント・運動異常が必ずしも症状の原因であるとは限らず，臨床ではこれらの異常が痛みやしびれなどの症状と関連しているのかどうかを明確に見極める必要がある。また，肩甲骨アライメント・運動異常を引き起こす因子は多岐にわたるため，個々の因子を整理し，適切な評価，治療を行うことが重要となる。

　本項では，肩甲骨アライメント・運動異常と症状の関連，肩甲骨アライメント・運動異常の原因についての基本的知識を整理するとともに，実際の評価および治療の流れを解説する。

Clinical Hint

アスリートにおけるscapular dyskinesisの有病率

　システマティックレビューによると，scapular dyskinesisの有病率は非オーバーヘッドアスリート（33％）と比べてオーバーヘッドアスリート（61％）で高いことが報告されている[2]。このなかには症状のない選手も含まれており，scapular dyskinesisの存在自体が症状に直結しているわけではない。しかし，scapular dyskinesisがある選手は，ない選手と比べて肩関節痛の発生率（9～24カ月以内）が1.43倍に高まるとの報告もあり[3]，予防のために早期から介入する必要がある。

基本的知識

▶概要

　肩甲骨アライメント・運動異常は，正常な肩関節運動に影響を及ぼし，痛みやしびれなどの症状を引き起こす原因となりうる。これらはバイオメカニクスの観点から検証されている。例えば，痛みを引き起こすメカニズムの一つとし

て組織への力学的負荷（メカニカルストレス）が挙げられるが，メカニカルストレスは，肩甲骨アライメント・運動異常によって肩甲胸郭関節および肩甲上腕関節での解剖学的位置関係が変化することにより増強する。このようなバイオメカニクスの知識は，肩甲骨アライメント・運動異常と症状の因果関係を推察するうえで重要な情報となる。

肩甲骨アライメント・運動異常の原因としては，①骨性因子，②関節性因子，③神経性因子，④軟部組織性因子の4つの因子に分けられる。（**表1**）[4]。このなかで理学療法の適応となる因子は「不良姿勢」，「拮抗筋の過緊張・伸張性低下」，「主動作筋の筋活動・筋力低下」である。これらの因子がどの運動方向の肩甲骨アライメント・運動に影響を及ぼすのかを理解することで，より効果的な治療を行うことが可能となる。

▶肩甲骨アライメント・運動異常と症状の関連

●肩峰下インピンジメント

肩峰下インピンジメントは，烏口肩峰アーチと上腕骨大結節の間で腱板や肩峰下滑液包が圧迫され，痛みが生じる現象である。この病態にかかわる肩関節疾患としては，肩峰下インピンジメント症候群，腱板断裂（滑液包面），投球障害肩が挙げられる。正常な上肢挙上運動では肩甲骨上方回旋，後傾が生じる。これまで，肩甲骨上方回旋，後傾の不足は，肩峰と上腕骨大結節の間の距離を狭小化させ，肩峰下インピンジメントを誘発すると考えられていた[5,6]。しかし，近年の新鮮凍結遺体肩を用いた研究では，肩甲骨前傾が大きくなると烏口肩峰アーチと上腕骨大結節の間の接触圧（肩峰下接触圧）が減少する結果を示しており，肩甲骨前傾の増加は疼痛の原因ではなくインピンジメントを避けるための代償である可能性が示唆されている（**図1**）[7]。

表1 肩甲骨アライメント・運動異常を引き起こす因子

因子	項目
①骨性因子	不良姿勢（胸椎後弯），鎖骨骨折
②関節性因子	肩鎖関節不安定症，肩鎖関節症
③神経性因子	頚部神経根症，長胸神経麻痺，副神経麻痺
④軟部組織性因子	肩甲骨周囲筋（拮抗筋）の過緊張・伸張性低下，肩甲骨周囲筋（主動作筋）の筋活動・筋力低下

※下線部は理学療法の適応となる因子

図1 肩甲骨アライメントと肩峰下接触圧（側面）

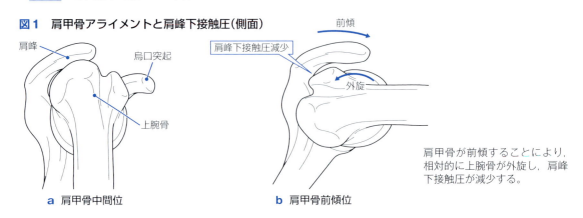

a 肩甲骨中間位　　b 肩甲骨前傾位

肩甲骨が前傾することにより，相対的に上腕骨が外旋し，肩峰下接触圧が減少する。

肩峰下インピンジメント患者の肩甲骨アライメント・運動異常

　肩峰下インピンジメント患者の肩甲骨アライメント・運動は単純X線画像，三次元動作解析装置（磁気式，光学式），デジタル傾斜計などのさまざまな方法を用いて評価されてきた．肩峰下インピンジメント患者は健常者と比べて上肢挙上運動中の肩甲骨上方回旋，後傾，外旋が減少しているとの報告がある一方，両者の間には有意差がなかったとの報告もあり，一定の見解が得られていないのが現状である[8]．

●インターナルインピンジメント

　インターナルインピンジメントは，肩甲骨関節窩と上腕骨大結節の間で腱板が圧迫され，痛みが生じる現象である．この病態にかかわる肩関節疾患としては，腱板断裂（関節面），投球障害肩，肩関節不安定性が挙げられる．インターナルインピンジメントは，上肢挙上運動の最終域で生じることがわかっている[9]．したがって，肩甲骨上方回旋が不足し，相対的に肩甲上腕関節の挙上角度が増加することで，インターナルインピンジメントが生じやすくなる．また，インターナルインピンジメントは投球動作でも生じる．新鮮凍結遺体肩を用いた研究では，投球動作のコッキング後期（肩関節外転90°＋最大外旋位）で肩甲骨内旋が大きくなると，肩甲骨関節窩と上腕骨大結節の間の接触圧（関節内接触圧）が増加する結果を示しており，肩甲骨内旋の増加はインターナルインピンジメントの誘発因子である可能性がある（図2）[10]．

●肋鎖間隙での圧迫ストレス

　肋鎖間隙が狭小化することで，鎖骨下動脈・静脈，腕神経叢が圧迫され，痛

図2　肩甲骨アライメントと関節内接触圧

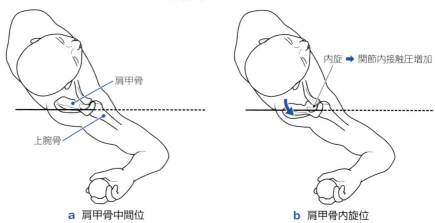

a　肩甲骨中間位　　　b　肩甲骨内旋位

肩甲骨が内旋することにより，肩関節外転90°＋最大外旋動作での関節内接触圧が増加する．

インターナルインピンジメント患者の肩甲骨アライメント・運動異常

　Laudnerら[11]は，インターナルインピンジメントと診断された野球選手を対象に，上肢挙上運動中の肩甲骨運動を評価した．その結果，インターナルインピンジメント患者は健常者と比べて鎖骨挙上，肩甲骨後傾が有意に大きかった．しかし，これらの肩甲骨運動異常が症状の原因なのか，それとも結果なのかについては議論の余地がある．

みやしびれが生じる可能性がある。この病態にかかわる肩関節疾患としては，胸郭出口症候群が挙げられる。健常者やアスリート（アーチェリー競技）を対象とした研究では，下垂位と比べて肩関節外転＋外旋位，肩関節外転＋水平外転位では肋鎖間隙が狭くなる結果を示している（図3）[12,13]。これらの運動は鎖骨・肩甲骨後退を伴うため，胸郭出口症候群と診断された患者において，鎖骨・肩甲骨後退の増加は痛み，しびれの原因となりうる。

▶肩甲骨アライメント・運動異常の原因
●不良姿勢

頭部および肩が前方に変位し，胸椎後弯が増強した不良姿勢を呈する患者は，臨床場面で多く見受けられる。このような不良姿勢をとると，直立姿勢と比べて上肢挙上運動中の肩甲骨後傾，外旋が減少することから，不良姿勢は肩甲骨運動異常の一因であると考えられている（図4）[18-20]。

●拮抗筋の過緊張・伸張性低下

上肢挙上運動中に拮抗筋として作用する小胸筋，肩甲挙筋，菱形筋群の過緊張・伸張性低下は，肩甲骨運動異常の原因となる[4,21,22]。具体的には，小胸筋の過緊張・伸張性低下は上肢挙上運動中の肩甲骨後傾，外旋を制限し（図5a）[23,24]，肩甲挙筋，菱形筋群の過緊張・伸張性低下は，上肢挙上運動中の肩甲骨上方回旋，内旋を制限すると考えられている（図5b）。また，肩甲挙筋は

図3　肩甲骨アライメントと肋鎖間隙

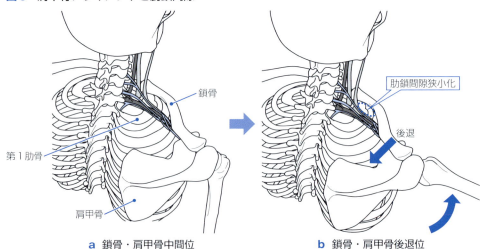

　a　鎖骨・肩甲骨中間位　　　　　　　　**b　鎖骨・肩甲骨後退位**

鎖骨・肩甲骨が後退することにより，肋鎖間隙が狭くなり，鎖骨下動脈・静脈，腕神経叢を圧迫する。

Clinical Hint

肩甲骨アライメントが筋出力に及ぼす影響

肩甲骨アライメントは，肩関節挙上，内外旋の筋出力に影響を及ぼす。具体的には，肩甲骨後退位では肩挙上の筋出力が増加する[14,15]。一方，肩甲骨前方突出位では肩関節挙上，内外旋の筋出力が低下する[16,17]。したがって，臨床場面で筋力評価を行う場合には，肩甲骨アライメントの影響を考慮する必要がある。

図4 不良姿勢が肩甲骨運動に及ぼす影響

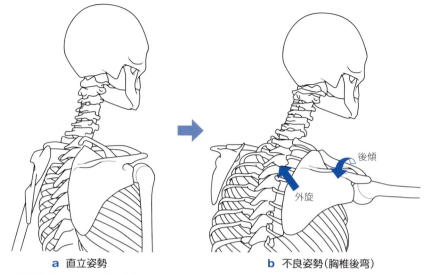

a 直立姿勢　　　　　　　　　　　**b** 不良姿勢（胸椎後弯）

不良姿勢をとると，直立姿勢と比べて上肢挙上運動中の肩甲骨後傾，外旋が減少する。

図5 拮抗筋の過緊張・伸張性低下が肩甲骨運動に及ぼす影響

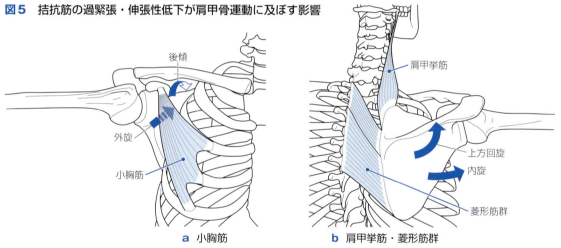

a 小胸筋　　　　　　　　　　　**b** 肩甲挙筋・菱形筋群

小胸筋(**a**)，肩甲挙筋・菱形筋群(**b**)の過緊張・伸張性低下によって，上肢挙上運動中の肩甲骨後傾・外旋，肩甲骨上方回旋・内旋がそれぞれ制限される。

僧帽筋上部線維と同時に収縮することで肩甲骨挙上に作用する。したがって，肩甲挙筋と僧帽筋上部線維の過緊張・伸張性低下は，上肢挙上運動中の肩甲骨挙上を引き起こす可能性がある。

> **Memo　小胸筋の過緊張・伸張性低下が肩甲骨運動に及ぼす影響**
>
> 小胸筋短縮群と非短縮群を比較した研究では，短縮群で上肢挙上運動中の肩甲骨後傾，外旋が小さい結果を示した[23]。また，小胸筋に対するストレッチ介入後に，上肢挙上運動中の肩甲骨後傾，外旋が増加したとの報告もある[24]。これらの知見は，小胸筋の過緊張・伸張性低下が肩甲骨運動に影響を及ぼすことを裏付ける根拠となっている。

● 主動作筋の筋活動・筋力低下

上肢挙上運動中に主動作筋として作用する僧帽筋（上部・中部・下部線維），前鋸筋の筋活動・筋力低下は，肩甲骨運動異常の原因となる[4, 21, 22]。正常な上肢挙上運動では，僧帽筋上部・下部線維，前鋸筋下部線維が協調して活動することにより，肩甲骨上方回旋，後傾が生じる（**図6a**）。したがって，これらの筋群のいずれかに筋活動・筋力低下が生じると，上肢挙上運動中の肩甲骨上方回旋，後傾が減少すると考えられている。なお，僧帽筋上部線維は肩甲骨に付着しておらず，鎖骨挙上を介して肩甲骨上方回旋に関与する（**図6b**）。

肩甲骨アライメント・運動異常の評価

▶概要

肩甲骨アライメント・運動異常の評価は，①肩甲骨アライメントの評価，②肩甲骨運動の評価，③肩甲骨の徒手矯正（manual correction）を用いた評価，④姿勢および筋機能評価の4つの手順で行う[4]。臨床場面において，肩甲骨アライメント・運動を三次元上で正確にとらえることは難しい。一方，二次元上であれば簡便かつ信頼性，妥当性の高い方法で肩甲骨アライメント・運動を評価することが可能である[21, 25]。まずは，これらの評価法を用いて肩甲骨アライメント・運動を定性的，定量的に評価する。次に，肩甲骨アライメント・運動異常が症状と関連しているのかどうかを評価する。実際，臨床場面で観察される肩甲骨アライメント・運動異常が症状の原因ではなく，症状を避けるための代償である可能性がある。そこで，肩甲骨アライメント，運動異常を徒手的に修正し，もし症状が軽減，消失すればこれらの異常が症状の原因であると判断することができる。最後に，肩甲骨アライメント・運動異常を引き起こす要因

図6 主動作筋の筋活動・筋力低下が肩甲骨運動に及ぼす影響

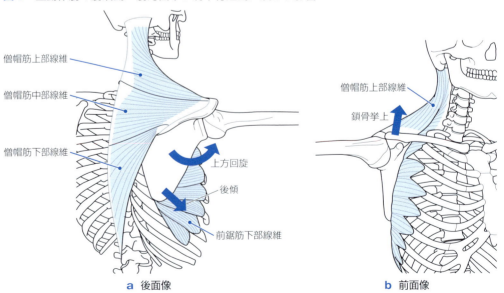

a 後面像　　　　　　　　　　　　　　b 前面像

僧帽筋（上部・中部・下部線維），前鋸筋下部線維の筋活動・筋力低下によって，上肢挙上運動中の肩甲骨上方回旋・後傾が減少する。

である姿勢および筋機能を評価する。各運動方向の肩甲骨アライメント・運動異常に関与する因子を整理したものを**表2**に示す。

▶肩甲骨アライメントの評価

定性的評価では、ランドマークとなる肩峰角、棘三角、下角、肩甲棘、内側縁を視診、触診で確認し、これらの位置を健側と患側で比較する。これらの評価は下垂位、ハンズオンヒップポジション、挙上位などさまざまな肢位で行う。ハンズオンヒップポジションは両手で腸骨稜を把持した肢位であり、この肢位ではアライメント異常だけでなく棘下筋などの筋萎縮を確認しやすくなる。また、下垂位と挙上位の肩甲骨アライメントを比較し、その変化を観察することで肩甲骨運動を評価することができる。

定量的評価では、定性的評価と同様にランドマークを確認し、傾斜計やメジャーを用いて傾きや距離を測定する。「肩甲骨上方回旋－下方回旋」、「肩甲骨前方突出（外転）－後退（内転）」においては、信頼性、妥当性が検証された評価法が存在する。各運動方向における具体的な評価方法を以下に示す。

●肩甲骨上方回旋－下方回旋

前額面上での水平線に対する肩甲棘の傾きに着目する（**図7a**）。健側と比べて患側の肩甲棘の傾きが正の方向に大きい場合は上方回旋位、負の方向に大きい場合は下方回旋位であることを意味する。また、傾斜計を肩甲棘と平行になるように当てて角度を測定することで、定量的に評価することができる（**図7b**）[26, 27]。正常では下垂位での肩甲棘の傾きは+5°～-5°であるとされており[28]、左右差がない症例ではこれらの基準値と比較する。

●肩甲骨前傾－後傾

矢状面上での下角の位置に着目する（**図8**）。健側と比べて患側の下角が胸郭から突出している場合は前傾位、突出が小さい場合は後傾位であることを意味する。

●肩甲骨内旋－外旋

前額面上での内側縁の位置に着目する（**図9**）。健側と比べて患側の内側縁が胸郭から突出している場合は内旋位、突出が小さい場合は外旋位であることを意味する。

表2 各運動方向の肩甲骨アライメント・運動異常に関与する因子

	肩甲骨アライメント・運動異常の種類				
	下方回旋	前傾	内旋・前方突出	外旋・後退	挙上
不良姿勢		胸椎後弯	胸椎後弯	胸椎平坦化	
過緊張・伸張性低下	肩甲挙筋 菱形筋群	小胸筋	小胸筋	肩甲挙筋 菱形筋群	肩甲挙筋（＋僧帽筋上部線維）
筋活動・筋力低下	僧帽筋上部・下部線維 前鋸筋下部線維	前鋸筋下部線維	僧帽筋中部線維	前鋸筋下部線維	僧帽筋下部線維

●肩甲骨前方突出（外転）－後退（内転）

　前額面および水平面上での脊柱と内側縁の距離に着目する（図10）。この距離が健側と比べて患側で長い場合は前方突出位，短い場合は後退位であること

図7　肩甲骨上方回旋－下方回旋のアライメント評価

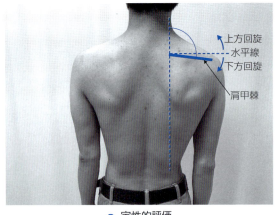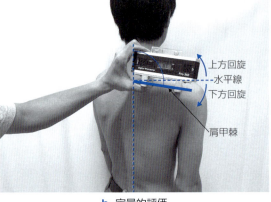

a 定性的評価　　　　　　　　　　　　　　　　**b** 定量的評価

水平線に対する肩甲棘の傾きを肩甲骨上方回旋－下方回旋の指標とする。この傾きが正の方向に大きい場合は上方回旋位，負の方向に大きい場合は下方回旋位であることを意味する。

図8　肩甲骨前傾－後傾のアライメント評価

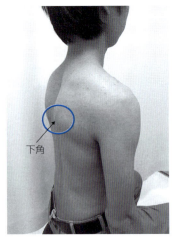

下角の位置を肩甲骨前傾－後傾の指標とする。下角が胸郭から突出している場合は前傾位，突出が小さい場合は後傾位であることを意味する。

図9　肩甲骨内旋－外旋のアライメント評価

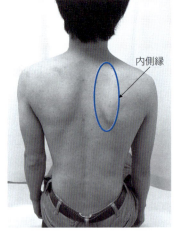

内側縁の位置を肩甲骨内旋－外旋の指標とする。内側縁が胸郭から突出している場合は内旋位，突出が小さい場合は外旋位であることを意味する。

図10　肩甲骨前方突出（外転）－後退（内転）のアライメント評価

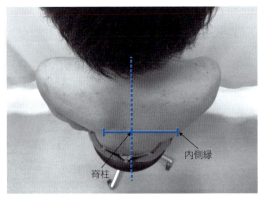

脊柱と内側縁の距離を肩甲骨前方突出（外転）－後退（内転）の指標とする。この距離が長い場合は前方突出位，短い場合は後退位であることを意味する。
※右側が左側と比べて前方突出位である。

肩甲骨アライメントや運動の異常

LST:
lateral scapular slide test

を意味する。また，定量的な評価法として，DiVeta test（図11）[29]，AT-distance（図12）[25]，LST（図13）[1]がある。

図11 DiVeta test

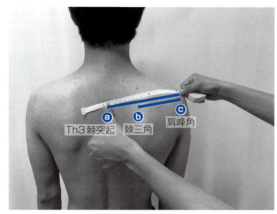

肩峰角とTh3棘突起，肩峰角と棘三角の距離をメジャーで測定する。体格の影響を補正するために，「肩峰角とTh3棘突起（ⓐ-ⓒ）の距離」を「肩峰角と棘三角（ⓑ-ⓒ）の距離」で除した値を算出する。この値が大きい場合は前方突出位，小さい場合は後退位であることを意味する。

図12 AT-distance

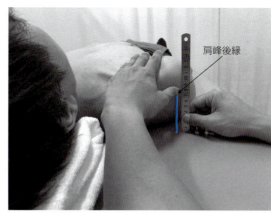

肩峰後縁とベッド面の距離をメジャーで測定する。体格の影響を補正するために，この距離を身長で除した値を算出する（AT-index）。この値が大きい場合は前方突出位，小さい場合は後退位であることを意味する。しかし，この方法は他の方法と比べて肩甲骨前傾－後傾の影響を受けやすい。

図13 LST

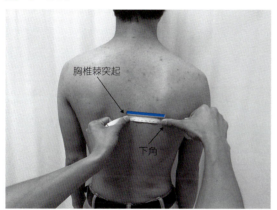

a 下垂位

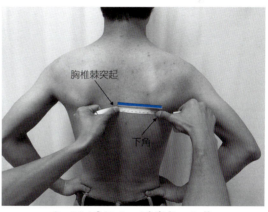

b ハンズオンヒップポジション位

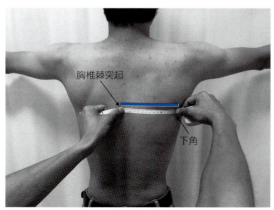

c 挙上90°位

下垂位（a），ハンズオンヒップポジション位（b），挙上90°位（c）のそれぞれの肢位で下角と胸椎棘突起（下角と同レベルの椎体）の距離をメジャーで測定する。この値が大きい場合は前方突出位，小さい場合は後退位であることを意味する。しかし，この方法は他の方法と比べて肩甲骨上方回旋－下方回旋の影響を受けやすい。

● 肩甲骨挙上-下制

　前額面上での棘三角と下角の位置に着目する（図14）。健側と比べて患側の棘三角と下角が頭側に位置している場合は挙上位，尾側に位置している場合は下制位であることを意味する。正常では棘三角と下角はそれぞれTh2-3，Th7-8レベルに位置するため，左右差がない症例ではこれらの基準値と比較する。

▶肩甲骨運動の評価

SDT：
scapular dyskinesis test

　肩甲骨運動の評価として，SDTがある（図15）[30-32]。まず，患者は親指を上にしてダンベルを把持し，最大挙上，下制をそれぞれ3秒間行い，この一連の運動を5回繰り返す。ダンベルの重量は患者の体重によって異なり，体重が68.1kg未満の場合は1.4kg，68.1kg以上の場合は2.3kgのダンベルを使用する。セラピストは，患者の背側から肩甲骨運動を観察し，運動異常の有無を評価する。肩甲骨運動は，「タイプⅠ：下角の突出」，「タイプⅡ：内側縁の突出」，「タイプⅢ：過度の肩甲骨挙上」，「タイプⅣ：正常」の4つに分類され，タイプⅠ～Ⅲのいずれかを認める場合は異常として判定する[32]。

図14 肩甲骨挙上-下制のアライメント評価

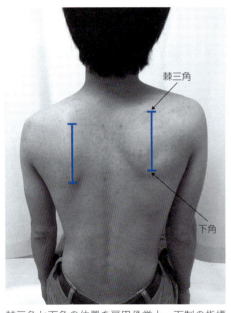

棘三角と下角の位置を肩甲骨挙上-下制の指標とする。棘三角と下角が頭側に位置している場合は挙上位，尾側に位置している場合は下制位であることを意味する。
※右側が左側と比べて挙上位である。

図15 SDT

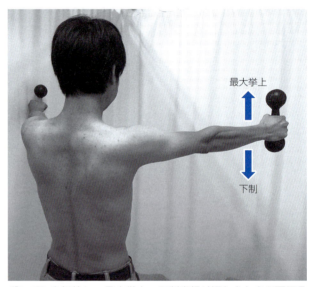

ダンベルを把持し，最大挙上，下制を繰り返したときの肩甲骨運動異常の有無を評価する。

▶manual correctionを用いた評価

SAT：
scapular assistance test

SRT：
scapular retraction/reposition test

SAT（図16）[1,33]，SRT（図17）[14,15]は，肩甲骨アライメント，運動異常を徒手的に修正し，症状が変化するかどうかを評価する方法である．SATでは肩甲骨上方回旋と後傾方向に補助し，SRTでは肩甲骨後退位に固定もしくは肩甲骨後傾と外旋方向に補助する．もし，これらの手技により症状が軽減，消失すれば，肩甲骨アライメント，運動異常が症状の原因である可能性がある．

SATやSRT以外にも，さまざまな運動方向に肩甲骨を固定，補助したときの症状の変化を評価する．例えば，SRTでは肩甲骨後退位に固定するが，肩甲骨後退位のアライメント異常を呈している症例に対しては，肩甲骨前方突出位に固定し，肩挙上運動中の症状が軽減，消失するかどうかを評価する．

図16 SAT

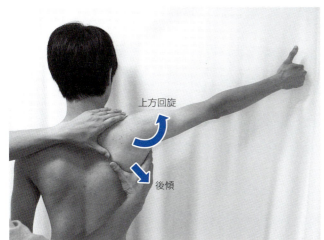

上肢挙上運動中にセラピストが肩甲骨上方回旋・後傾方向に補助し，症状が軽減，消失するかどうかを評価する．

図17 SRT

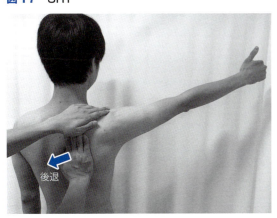

a scapular retraction test

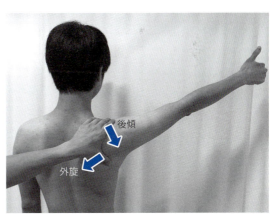

b scapular reposition test

上肢挙上運動中にセラピストが肩甲骨後退位に固定（a）もしくは肩甲骨後傾・外旋方向に補助（b）し，症状が軽減，消失するかどうかを評価する．

▶姿勢および筋機能評価
●不良姿勢に対する評価
頭部前方姿勢・肩前方姿勢

頭部前方姿勢（FHP）の評価では，患者の側方から耳珠，C7棘突起を観察し，耳珠とC7棘突起を結ぶ線と水平線のなす角度を測定する（**図18 ⓐ**）[34]。この角度が小さいほど頭部前方姿勢であることを意味する。

肩前方姿勢（FSP）の評価では，患者の側方から肩関節中点とC7棘突起を観察し，肩関節中点とC7棘突起を結ぶ線と水平線のなす角度を測定する（**図18 ⓑ**）[34]。この角度が小さいほど肩前方姿勢であることを意味する。

胸椎後弯姿勢

傾斜計をTh1-2棘突起，Th12-L1棘突起の直上に置き，それぞれの傾斜角度を測定する（**図19**）[34, 35]。2つの傾斜角度を合計した値が大きいほど胸椎後弯姿勢であることを意味する。

FHP：
forward head posture

FSP：
forward shoulder posture

図18　頭部前方姿勢・肩前方姿勢の評価

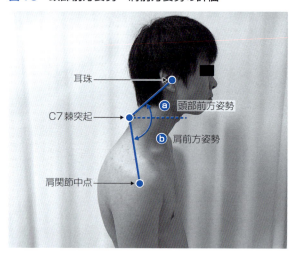

耳珠とC7棘突起を結ぶ線と水平線のなす角度（ⓐ）が小さいほど頭部前方姿勢，肩関節中点とC7棘突起を結ぶ線と水平線のなす角度（ⓑ）が小さいほど肩前方姿勢であることを意味する。

図19　胸椎後弯姿勢の評価

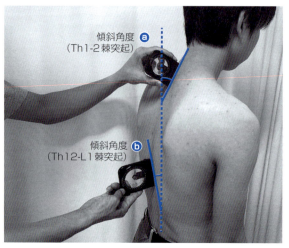

傾斜角度ⓐ（Th1-2棘突起）と傾斜角度ⓑ（Th12-L1棘突起）の合計が大きいほど胸椎姿勢であることを意味する。

●拮抗筋の過緊張・伸張性低下に対する評価

小胸筋

PMI：
pectoralis minor index

　PMIは，小胸筋の短縮の有無を評価するために用いられる（図20）[23]。PMIは，ベッド上背臥位で第4肋骨の尾側端と烏口突起下内側部の距離を測定し，この距離を身長で除して100を乗じた値である。PMIのカットオフ値は7.65であり，この値を下回ると「短縮あり」と判断される。基本的に筋の短縮は過緊張や伸張性低下を反映していると考えられ，PMIを用いることにより小胸筋の緊張，伸張性を間接的に評価することができる。

肩甲挙筋，菱形筋群

　肩甲挙筋，菱形筋群は肩甲骨下方回旋，外旋に作用する。したがって，肩甲骨上方回旋，内旋方向へ他動的に動かし，肩甲骨の移動量およびエンドフィールにより筋の伸張性を評価する（図21）。また，上肢挙上運動中に肩甲挙筋，菱形筋群を触診し，緊張の有無を評価する（図22）。このときに上角が頭側に移動し，肩甲骨下方回旋を認める場合は，肩甲挙筋，菱形筋群の過緊張が疑われる。

図20　pectoralis minor index（PMI）

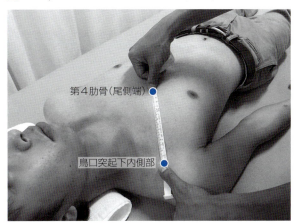

第4肋骨（尾側端）と烏口突起下内側部の距離が短い場合，小胸筋の短縮が疑われる。

図22　肩甲挙筋，菱形筋群の緊張評価

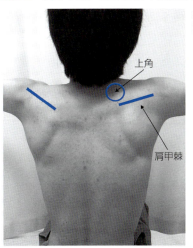

右側の肩甲挙筋，菱形筋群の過緊張により上角が頭側に移動し，肩甲骨下方回旋を認める。

図21　肩甲挙筋，菱形筋群の伸張性評価

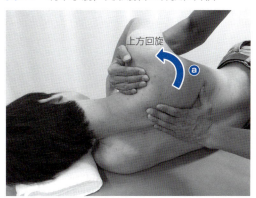

a　上方回旋

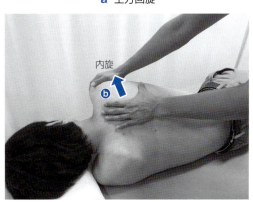

b　内旋

肩甲骨上方回旋（a），内旋（b）方向へ他動的に動かし，肩甲骨の移動量およびエンドフィールを確認することで肩甲挙筋，菱形筋群の伸張性を評価する。

MMT：
manual muscle testing

HHD：
hand-held dynamometer

●主動作筋の筋活動・筋力低下に対する評価

基本的に徒手筋力検査法（MMT）[36]に準じて行い，筋収縮および代償運動に着目して評価する。僧帽筋（上部・中部・下部線維），前鋸筋下部線維に対する具体的な方法は，図23〜27に示す。徒手抵抗に抗することができる症例では，徒手筋力計（HHD）を用いて定量的に評価する。このHHDを用いた筋力評価は高い信頼性，妥当性を有していることが過去に報告されている[37-39]。

図23 僧帽筋上部線維の筋力評価

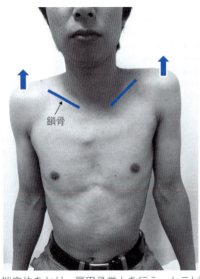

患者は端座位をとり，肩甲骨挙上を行う。セラピストはC7と肩峰の中間で筋を触診するとともに，鎖骨・肩甲骨が十分に挙上できているかどうかを確認する。
※右側の僧帽筋上部線維の筋力低下により鎖骨・肩甲骨挙上が小さい。

図24 僧帽筋中部線維の筋力評価

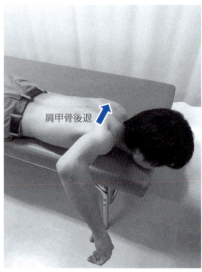

患者は腹臥位をとり，肩回旋中間位および外転90°位で肩甲骨後退を行う。セラピストはTh3と棘三角の中間で筋を触診するとともに，肩甲骨が十分に後退できているかどうかを確認する。筋力が低下している症例では，肩甲骨後退が少なく，肩甲骨前傾，挙上を認めることが多い。

図25 僧帽筋下部線維の筋力評価

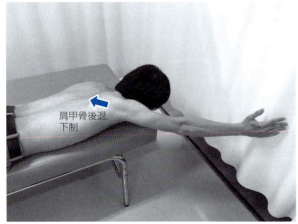

患者は腹臥位をとり，肩関節外旋位および外転140°位で肩甲骨後退，下制を行う。セラピストはTh8と下角の中間で筋を触診するとともに，肩甲骨が十分に後退，下制できているかどうかを確認する。筋力が低下している症例では，肩甲骨後退，下制が少なく，肩甲骨前傾，挙上を認めることが多い。

図26 前鋸筋下部線維の筋力評価①

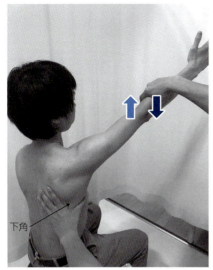

患者は端座位をとり，肩関節屈曲130°位で保持する（➡）。セラピストは下角の前方で筋を触診するとともに，肩関節伸展方向に抵抗を加え（➡），肩甲骨下角が固定もしくは前方に移動し，上方回旋できているかどうかを確認する。

図27 前鋸筋下部線維の筋力評価②

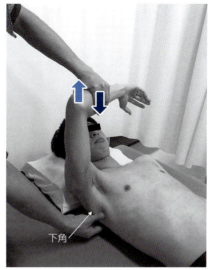

患者は背臥位をとり，肘関節屈曲90°位および肩関節屈曲90°位で肩甲骨前方突出を行う（➡）。セラピストは肩甲骨下角の前方で筋を触診するとともに，肩甲骨後退方向に抵抗を加え（➡），肩甲骨全体が十分に前方突出できているかどうかを確認する。

肩甲骨アライメント・運動異常に対する理学療法アプローチ

▶概要

肩甲骨アライメント・運動異常に対する治療の目標は，原因となる①不良姿勢，②拮抗筋の過緊張・伸張性低下，③主動作筋の筋活動・筋力低下を改善し，正常な肩甲骨アライメント・運動を獲得することである。治療の優先順位は各症例によって異なるが，基本的には①から③の順に治療を進めていく。最終的に，肩甲骨アライメント・運動異常の改善とともに症状が消失したら治療終了となる。もし，肩甲骨アライメント・運動異常が改善したのにもかかわらず症状が消失しない場合は，他の部位（肩甲上腕関節など）の異常を疑い，さらなる評価，治療を行う。

▶不良姿勢の改善を目的としたアプローチ

胸椎後弯を呈する症例に対しては，胸椎伸展運動を中心とした運動療法（**図28**）[40-42]やテーピング療法（**図29**）[43]を行う。特に，テーピング療法は胸椎後弯角度の減少だけでなく，上肢挙上可動域を拡大させる効果もある。

一方，胸椎平坦化を呈する症例に対しては，「cat and dog exercise」とよばれる四つ這い位での胸椎屈曲運動を行う（**図30**）。

▶拮抗筋の過緊張・伸張性低下の改善を目的としたアプローチ
● 小胸筋

小胸筋の過緊張・伸張性の改善を目的とした運動療法はいくつか存在する。

図28 胸椎後弯に対する運動療法(胸椎伸展運動)

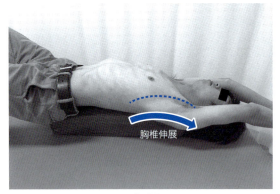
a 背臥位

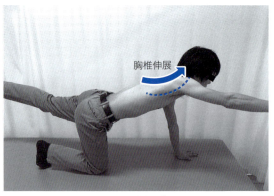
b 四つ這い位

患者はストレッチポール上背臥位(**a**)や四つ這い位(**b**)で胸椎を伸展させ,その位置で10秒間保持する.

図29 胸椎後弯に対するテーピング療法

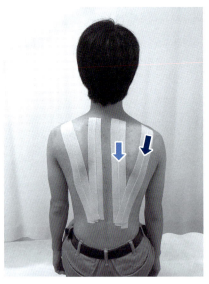

胸椎伸展(➡),肩甲骨後傾(➡)方向にキネシオテーピングを貼付する.

図30 胸椎平坦化に対する運動療法(胸椎屈曲運動)

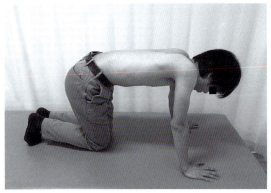
a 開始肢位

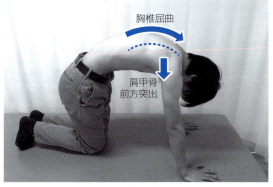
b 終了肢位

患者は四つ這い位(**a**)をとり,肩甲骨前方突出させながら胸椎を屈曲させ(**b**),その位置で10秒間保持する.

座位にて肩関節外転150°位で肩関節水平外転，外旋方向にストレッチを加える（図31a）[24]。また，ホームエクササイズとしては，壁の端に前腕を当て，水平外転方向にストレッチを加える方法が有用である（図31b）[44]。しかし，これらの方法はインターナルインピンジメントを誘発し，痛みを引き起こす可能性がある。そのような場合には，背臥位にて肩関節屈曲30°位で上腕骨の長軸方向にストレッチを加える方法が有用である（図32）[45]。

● **肩甲挙筋，菱形筋群**

肩甲挙筋，菱形筋群の伸張性を改善させるためには，図21に示した評価と同様に肩甲骨上方回旋，内旋方向にストレッチを加える。また，上肢挙上運動中の肩甲挙筋，菱形筋群の過緊張を抑制するためには，側臥位にて上角を尾側に引き，肩甲骨上方回旋を徒手的に誘導する（図33）。

図31　小胸筋のストレッチ①

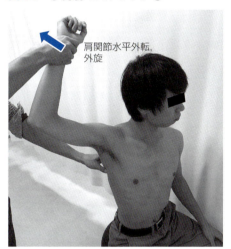
a　セラピストが行うストレッチ

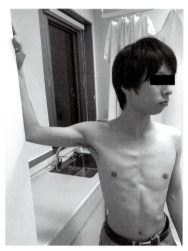
b　壁を利用したストレッチ

セラピストは肩関節外転150°位で肩関節水平外転，外旋方向（➡）にストレッチを加える（a）。ホームエクササイズでは，壁の端に前腕を当て，患者自身で水平外転方向にストレッチを加える（b）。

図32　小胸筋のストレッチ②

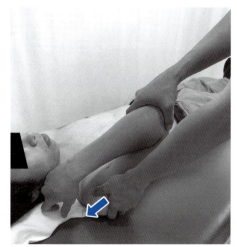

セラピストは肩関節屈曲30°位で上腕骨の長軸方向（➡）にストレッチを加える。

図33　肩甲挙筋，菱形筋群の過緊張に対する運動療法

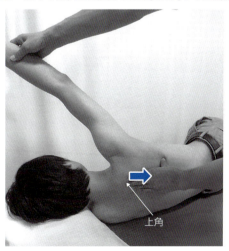

セラピストは上肢挙上運動中に上角を尾側に引き，肩甲骨上方回旋を徒手的に誘導する。

▶主動作筋の筋活動・筋力低下の改善を目的としたアプローチ

● 僧帽筋上部線維

僧帽筋上部線維の筋力を改善させるためには，端座位での肩甲骨挙上運動が効果的である．これは「shrug-exercise」とよばれており，図23に示した評価と同様の方法で肩甲骨挙上を行う．しかし，この運動は僧帽筋上部線維だけでなく，肩甲挙筋や菱形筋群の活動も高まるため，僧帽筋上部線維をより選択的に強化したい場合は上肢最大挙上位で肩甲骨挙上を行う（図34）[46]．

● 僧帽筋中部線維

僧帽筋中部線維の筋力を改善させるためには，腹臥位での肩甲骨後退運動が効果的である．図24に示した評価と同様に，肩関節回旋中間位および外転90°位で肩甲骨後退を行う．

● 僧帽筋下部線維

僧帽筋下部線維の筋力を改善させるためには，腹臥位での肩甲骨後退，下制運動が効果的である．図25に示した評価と同様に，肩関節外旋位および外転140°位で肩甲骨後退，下制を行う．僧帽筋下部線維の筋力が弱く，腹臥位での運動が難しい場合には側臥位で行う（図35）．

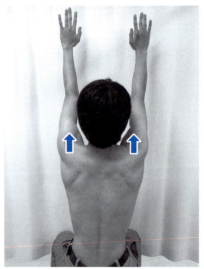

図34 僧帽筋上部線維の筋力強化（shrug-exercise：上肢最大挙上位）

患者は上肢最大挙上位で肩甲骨を挙上させる（➡）．

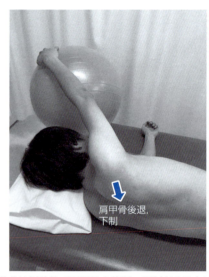

図35 僧帽筋下部線維の筋力強化（側臥位）

肩甲骨後退，下制

患者は側臥位で肩甲骨を後退，下制させる（➡）．

● 前鋸筋下部線維

前鋸筋下部線維の筋力改善を目的とした運動療法は数多く存在する。そのなかでも「push-up plus」は効果的な運動の一つであり、両側の手掌とつま先で体を支えた状態から肩甲骨を前方突出させることにより前鋸筋の活動を高めることができる（図36）。立位で行う場合には、肩甲骨前方突出に加えて上肢を挙上させることで肩甲骨上方回旋を促すことができる（図37a）。また、ゴムバンドなどを使用して水平外転方向への等尺性収縮を加えた状態で行うと大胸筋の活動が抑制され、前鋸筋をより選択的に強化することができる（図37b）[47]。

図36 前鋸筋下部線維の筋力強化（push-up plus）

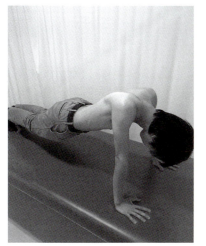
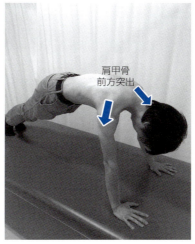

a 開始肢位　　b 終了肢位

患者は肩甲骨後退位（a）から前方突出させ（b）、その位置で10秒間保持する。

図37 前鋸筋下部線維の筋力強化（立位）

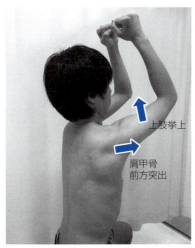
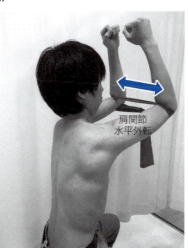

a 肩甲骨前方突出＋上肢挙上　　b 肩甲骨前方突出＋上肢挙上（ゴムバンドあり）

患者は肩甲骨前方突出位で上肢を挙上させる（a）。また、ゴムバンドを使用して水平外転方向への等尺性収縮を加えた状態で行う（b）。

> **Memo** **肩甲骨周囲筋トレーニングの介入効果**
>
> Worsleyら[48]は，肩峰下インピンジメント患者(n＝16)に対して肩甲骨に特化した運動療法(運動制御，肩甲骨周囲筋トレーニング)を行い，10週間後の介入効果を検証した。その結果，上肢挙上運動中の肩甲骨上方回旋，後傾が有意に拡大した。また，Turgutら[49]は，肩峰下インピンジメント患者を無作為に①通常の運動療法群(n＝15)，②通常の運動療法＋肩甲骨周囲筋トレーニング(push-up plus，肩甲骨後退運動を含む)群(n＝15)に分け，12週間後の介入効果を比較した。その結果，肩甲骨周囲筋トレーニングを追加した群のみで，上肢挙上運動中の肩甲骨上方回旋，後傾，外旋が有意に拡大した。

文献

1) Kibler WB：The role of the scapula in athletic shoulder function. Am J Sports Med, 26(2)：325-337, 1998.

2) Burn MB, et al：Prevalence of Scapular Dyskinesis in Overhead and Nonoverhead Athletes: A Systematic Review. Orthop J Sports Med, 4(2)：2325967115627608, 2016.

3) Hickey D, et al：Scapular dyskinesis increases the risk of future shoulder pain by 43% in asymptomatic athletes：a systematic review and meta-analysis. Br J Sports Med, 52(2)：102-110, 2018.

4) Kibler WB, et al：Clinical implications of scapular dyskinesis in shoulder injury：the 2013 consensus statement from the 'Scapular Summit'. Br J Sports Med, 47(14)：877-885, 2013.

5) Atalar H, et al：Restricted scapular mobility during arm abduction: implications for impingement syndrome. Acta Orthop Belg, 75(1)：19-24, 2009.

6) Seitz AL, et al：The scapular assistance test results in changes in scapular position and subacromial space but not rotator cuff strength in subacromial impingement. J Orthop Sports Phys Ther, 42(5)：400-412, 2012.

7) Muraki T, et al：The effect of scapular position on subacromial contact behavior：a cadaver study. J Shoulder Elbow Surg, 26(5)：861-869, 2017.

8) Ratcliffe E, et al：Is there a relationship between subacromial impingement syndrome and scapular orientation? A systematic review. Br J Sports Med, 48(16)：1251-1256, 2014.

9) Pappas GP, et al：In vivo anatomy of the Neer and Hawkins sign positions for shoulder impingement. J Shoulder Elbow Surg, 15(1)：40-49, 2006.

10) Mihata T, et al：Effect of scapular orientation on shoulder internal impingement in a cadaveric model of the cocking phase of throwing. J Bone Joint Surg Am, 94(17)：1576-1583, 2012.

11) Laudner KG, et al：Scapular dysfunction in throwers with pathologic internal impingement. J Orthop Sports Phys Ther, 36(7)：485-494, 2006.

12) Matsumura JS, et al：Helical computed tomography of the normal thoracic outlet. J Vasc Surg, 26(5)：776-783, 1997.

13) Park JY, et al：Case report: Thoracic outlet syndrome in an elite archer in full-draw position. Clin Orthop Relat Res, 471(9)：3056-3060, 2013.

14) Tate AR, et al：Effect of the Scapula Reposition Test on shoulder impingement symptoms and elevation strength in overhead athletes. J Orthop Sports Phys Ther, 38(1)：4-11, 2008.

15) Kibler WB, et al：Evaluation of apparent and absolute supraspinatus strength in patients with shoulder injury using the scapular retraction test. Am J Sports Med, 34(10)：1643-1647, 2006.

16) Smith J, et al：The effect of scapular protraction on isometric shoulder rotation strength in normal subjects. J Shoulder Elbow Surg, 15(3)：339-343, 2006.

17) Smith J, et al：Effect of scapular protraction and retraction on isometric shoulder elevation strength. Arch Phys Med Rehabil, 83(3)：367-370, 2002.

18) Thigpen CA, et al：Head and shoulder posture affect scapular mechanics and muscle activity in overhead tasks. J Electromyogr Kinesiol, 20(4)：701-709, 2010.

19) Finley MA, et al：Effect of sitting posture on 3-dimensional scapular kinematics measured by skin-mounted electromagnetic tracking sensors. Arch Phys Med Rehabil, 84(4)：563-568, 2003.

20) Kebaetse M, et al：Thoracic position effect on shoulder range of motion, strength, and three-dimensional scapular kinematics. Arch Phys Med Rehabil, 80(8)：945-950, 1999.

21) Ludewig PM, et al：The association of scapular kinematics and glenohumeral joint pathologies. J Orthop Sports Phys Ther, 39(2)：90-104, 2009.

22) Cools AM, et al：Rehabilitation of scapular dyskinesis：from the office worker to the elite overhead athlete. Br J Sports Med, 48(8)：692-697, 2014.

23) Borstad JD, et al：The effect of long versus short pectoralis minor resting length on scapular kinematics in healthy individuals. J Orthop Sports Phys Ther, 35(4)：227-238, 2005.

24) Umehara J, et al：Scapular kinematic alterations during arm elevation with decrease in pectoralis minor stiffness after stretching in healthy individuals. J Shoulder Elbow Surg, 27(7)：1214-1220, 2018.

25) Struyf F, et al : Clinical assessment of the scapula : a review of the literature. Br J Sports Med, 48(11) : 883-890, 2012.

26) Watson L, et al : Measurement of scapula upward rotation : a reliable clinical procedure. Br J Sports Med, 39(9) : 599-603, 2005.

27) Johnson MP, et al : New method to assess scapular upward rotation in subjects with shoulder pathology. J Orthop Sports Phys Ther, 31(2) : 81-89, 2001.

28) Struyf F, et al : Scapular positioning and movement in unimpaired shoulders, shoulder impingement syndrome, and glenohumeral instability. Scand J Med Sci Sports, 21(3) : 352-358, 2011.

29) DiVeta J, et al : Relationship between performance of selected scapular muscles and scapular abduction in standing subjects. Phys Ther, 70(8) : 470-476 ; discussion 476-479, 1990.

30) Kibler WB, et al : Qualitative clinical evaluation of scapular dysfunction: a reliability study. J Shoulder Elbow Surg, 11(6) : 550-556, 2002.

31) McClure P, et al : A clinical method for identifying scapular dyskinesis, part 1: reliability. J Athl Train, 44(2) : 160-164, 2009.

32) Uhl TL, et al : Evaluation of clinical assessment methods for scapular dyskinesis. Arthroscopy, 25(11) : 1240-1248, 2009.

33) Rabin A, et al : The intertester reliability of the Scapular Assistance Test. J Orthop Sports Phys Ther, 36(9) : 653-660, 2006.

34) Lewis JS, et al : Subacromial impingement syndrome : the role of posture and muscle imbalance. J Shoulder Elbow Surg, 14(4) : 385-392, 2005.

35) Lewis JS, et al : Clinical measurement of the thoracic kyphosis. A study of the intra-rater reliability in subjects with and without shoulder pain. BMC Musculoskelet Disord, 11 : 39, 2010.

36) Hislop H, et al : Daniels and Worthingham's muscle Testing-E-Book : Techniques of manual examination and performance testing. Elsevier Health Sciences, 2013.

37) Tyler TF, et al : Quantifying shoulder rotation weakness in patients with shoulder impingement. J Shoulder Elbow Surg, 14(6) : 570-574, 2005.

38) Michener LA, et al : Scapular muscle tests in subjects with shoulder pain and functional loss: reliability and construct validity. Phys Ther, 85(11) : 1128-1138, 2005.

39) Sullivan SJ, et al : The validity and reliability of hand-held dynamometry in assessing isometric external rotator performance. J Orthop Sports Phys Ther, 10(6) : 213-217, 1988.

40) Bautmans I, et al : Rehabilitation using manual mobilization for thoracic kyphosis in elderly postmenopausal patients with osteoporosis. J Rehabil Med, 42(2) : 129-135, 2010.

41) Katzman WB, et al : Changes in flexed posture, musculoskeletal impairments, and physical performance after group exercise in community-dwelling older women. Arch Phys Med Rehabil, 88(2) : 192-199, 2007.

42) Itoi E, et al : Effect of back-strengthening exercise on posture in healthy women 49 to 65 years of age. Mayo Clin Proc, 69(11) : 1054-1059, 1994.

43) Lewis JS, et al : Subacromial impingement syndrome : the effect of changing posture on shoulder range of movement. J Orthop Sports Phys Ther, 35(2) : 72-87, 2005.

44) Borstad JD, et al : Comparison of three stretches for the pectoralis minor muscle. J Shoulder Elbow Surg, 15(3) : 324-330, 2006.

45) Muraki T, et al : Lengthening of the pectoralis minor muscle during passive shoulder motions and stretching techniques : a cadaveric biomechanical study. Phys Ther, 89(4) : 333-341, 2009.

46) Castelein B, et al : Modifying the shoulder joint position during shrugging and retraction exercises alters the activation of the medial scapular muscles. Man Ther, 21 : 250-255, 2016.

47) Park KM, et al : Effect of isometric horizontal abduction on pectoralis major and serratus anterior EMG activity during three exercises in subjects with scapular winging. J Electromyogr Kinesiol, 23(2) : 462-468, 2013.

48) Worsley P, et al : Motor control retraining exercises for shoulder impingement : effects on function, muscle activation, and biomechanics in young adults. J Shoulder Elbow Surg, 22(4) : e11-19, 2013.

49) Turgut E, et al : Effects of Scapular Stabilization Exercise Training on Scapular Kinematics, Disability, and Pain in Subacromial Impingement : A Randomized Controlled Trial. Arch Phys Med Rehabil, 98(10) : 1915-1923. e13, 2017.

Ⅲ　機能障害別マネジメント

5　投球動作の不良

Abstract

■ 投球動作の不良は，肩関節に対するメカニカルストレスの増大を招き，骨・筋腱・関節唇の損傷などといった肩疾患につながる。

■ 投球動作の評価は，主にビデオカメラやスマートフォンなどを用いて行うことができ，観察された動作から肩へのストレス，パフォーマンスに対する影響を探る。

■ 投球動作は，おおまかに回転運動と並進運動に分けられ，肩関節障害からの復帰時には優先的に回転運動の修正に取り組み，後に並進運動の修正に取り組む。

投球動作と肩疾患（病態）との関係

▶概要

　投げる能力は，およそ200万年前，人類が大型の肉食動物に対する狩猟活動を始めた頃，進化の初期に発達させた能力であり，ヒトだけが速く，正確に物を投げることができる[1]。進化の過程でヒトの肩甲骨関節窩は外を向き，上腕骨は後方に捻れ，より大きな肩関節外転・外旋位をとることができるようになったと考えられている[2]。投球パフォーマンスを向上させるために我々人類の肩は進化してきたといえるが，野球をはじめとするオーバーヘッドアスリートでは，投げることを始めてから200万年たった今日でも，肩や肘に生じる故障が共通の課題となっている。スポーツ選手のニーズに応えるためには，私たち医療従事者は投球動作について正しい知識を身に付ける必要がある。本項では投球スポーツの代表として，野球における投球動作と肩関節障害について整理する。

　投球動作は，主に下肢・体幹による投球方向への並進運動と，それに続く骨盤・体幹の回転運動によって遂行されるが，一般的に4または6の位相に分けられる。本項では，投球動作を基本的に6つの位相（ワインドアップ期，ストライド期，コッキング期，加速期，減速期，フォロースルー期）に区分する（表1）[3,4]。正常な投球動作の詳細，および投球動作中の筋活動に関しては，本項で扱う主要な範囲を越えるため，成書[4]やレビュー論文[5]を参照されたい。投球動作は全身の運動から成り立つ複雑な動作ではあるが，肩関節に加わる負荷は，牽引・剪断・回旋負荷の3つである。この投球によるメカニカルストレスが，次に整理する肩関節障害を引き起こす。

表1 投球動作の6位相

位相	イベント
ワインドアップ期（windup phase）	投球動作開始から踏み出し脚の股関節が最大屈曲位（MKH）に達するまで
ストライド期（stride phase）	MKHから踏み出し足接地（SFC）まで
コッキング期（arm cocking phase）	SFCから肩関節最大外旋位（MER）まで
加速期（arm acceleration phase）	MERからボールリリース（BR）まで
減速期（arm deceleration phase）	BRから肩関節最大内旋位まで
フォロースルー期（follow-through phase）	肩関節最大内旋位から投球動作終了（守備姿勢）まで

MKH：maximal stride knee height
SFC：stride foot contact
MER：maximum shoulder external rotation
BR：ball release

▶投球によって生じる代表的な肩関節障害

投球に関連する病変は**表2**に示すとおり数多く存在する[6-10]が，代表的な障害として，リトルリーグショルダー（LLS），腱板損傷，上方関節唇（SLAP）損傷がある。LLSは上腕骨近位骨端線の骨膜反応および離開を表し，11〜16歳（小学校高学年から中学生）に好発する[11-13]。主に加速期に生じる回旋ストレスやボールリリースで生じる牽引ストレスがLLS発症に関与しうる。9〜13歳にかけては投球動作が発達過程にあるため[14-16]，回旋・牽引ストレスが大きく変動することも影響すると考えられる。

LLS：
little league shoulder

SLAP：
superior labrum anterior and posterior

表2 投球動作不良に関連する肩病変

部位	病変
骨	LLS，Bennett損傷
関節唇	SLAP損傷
靱帯・関節包	腱板疎部損傷，前方関節包損傷
滑液包	肩峰下滑液包炎，肩甲胸郭滑液包炎
神経・血管	胸郭出口症候群，四辺形間隙症候群（quadrilateral space syndrome），肩甲上神経障害
筋・腱	腱板損傷，上腕二頭筋長頭腱炎，広背筋損傷，大円筋損傷

Memo LLSの発生メカニズム

投球動作の3次元動作解析により，肩関節最大外旋位（MER）付近では18Nmの外旋トルクを生じ，リリースでは215Nmの牽引トルクを生じることがわかった[17]。この215Nmの牽引力が軟骨の耐えうる強度のわずか5%に過ぎないのに対し，18Nmの回旋トルクは骨端軟骨の耐えうる力の400%に相当すると推定され[17]，MERにおける外旋ストレスがLLS発症に大きく影響しているものと考えられる。

> **Memo** 投球動作の獲得過程
>
> 　投球動作の獲得は，身体運動の発達の影響を受ける。一般的にステップ動作は，レベル1：ステップなし，レベル2：投球側上肢と同側下肢によるステップ，レベル3：投球側上肢と反対側下肢による短いステップ，レベル4：反対側下肢による長いステップ，の順に発達する[15]。体幹動作は，レベル1：体幹回旋運動なし，レベル2：骨盤と上体の同時回旋，レベル3：骨盤と上体の分離した回旋，の順に発達する[15]。上腕運動は，レベル1：体幹に対して上腕が直角に位置しない（90°を超える過剰な外転位），レベル2：体幹に対して上腕は直角に位置するが前を向いたときに肩水平内転位になる，レベル3：体幹に対して上腕は直角に位置し，かつ前を向いたときに肩水平外転位を保つ，の順に発達する[14]。レベル1やレベル2と判定された子どもの平均年齢は7歳前後で，レベル3やレベル4を獲得した子どもの平均年齢は12〜13歳であった[14, 15]。ちょうど小学生は身体動作や投球動作の発達段階にあるため，動作は日々変化するものであることに注意したい。

　高校生以降では，一般に骨端線が閉鎖し，腱板損傷やSLAP損傷が発生する。若年アスリートでは腱板損傷のなかでも関節側損傷が多いが，それ単独であれば保存療法で十分に復帰可能である。野球選手のような投球動作を繰り返すスポーツ選手にはSLAP損傷typeⅡが多い。腱板損傷，SLAP損傷ともに病変が進行すると手術適応になる場合もあるが，特に高校・大学・プロレベルの野球選手では術後の復帰率が低い[18-22]。これらの肩関節障害の発症および進行を予防するためには，次にまとめる障害メカニズムに関する知識が不可欠となる。

> **Memo** 腱板関節側損傷が上腕骨頭運動に与える影響
>
> 　屍体研究によれば，関節側50％の腱板損傷は肩関節外転・外旋運動時の上腕骨頭運動に影響しないことが示された[23]。Ellman gradeⅡ（厚さ1/2未満）までの腱板関節側損傷単独では，肩甲上腕関節運動は破綻しない可能性がある。

> **Memo** SLAP損傷typeⅡが上腕骨頭運動に与える影響
>
> 　SLAP損傷typeⅡ患者を対象とした画像解析の結果[24]，および屍体実験の結果[25]から，SLAP損傷typeⅡは肩関節外転・外旋位における上腕骨頭前後変位を増大させることが示された。SLAP損傷は単独でもタイプによっては肩甲上腕関節運動の障害を招きうる。

▶投球肩障害の代表的なメカニズム

●SLAP損傷

　野球選手におけるSLAP損傷typeⅡのメカニズムとして，投球の減速期における上腕二頭筋の遠心性収縮[26]（ここではpulling-off mechanismとよぶ），MERにおける上腕二頭筋長頭腱の捻れ（peel-back mechanism）[27]，MERにおける後上方関節唇と大結節の接触が提唱されてきた。屍体実験によると，SLAP損傷typeⅡはpeel-back mechanismで生じやすく，pulling-off mechanismでは関節唇ではなく上腕二頭筋長頭腱を損傷しやすいことが示された[28]。上方関節唇の前方・後方ともにコッキング期で最も張力が増大するが，減速期では関節唇に対する張力が増大しないとする屍体実験結果[29]も，peel-back mechanism

を支持している。上方関節唇に損傷を認める場合はMER付近の投球動作不良，上腕二頭筋長頭腱に損傷を認める場合はボールリリース（BR）付近の投球動作不良と関連する可能性がある。

● インターナルインピンジメント

インターナルインピンジメントは，SLAP損傷だけでなく腱板損傷にも深く関与し，前上方インターナルインピンジメント（ASI）[30]と後上方インターナルインピンジメント（PSI）[31]に分けられる。ASIは肩関節屈曲・内旋位で生じる関節窩前上方と上腕骨間での軟部組織の接触を表し[30, 32, 33]，PSIは外転・外旋位で生じる関節窩後上方と上腕骨間での軟部組織の接触を表す[31, 34, 35]。いずれも健常者で認められる生理的な現象と捉えられているが，繰り返されることで関節唇損傷や腱板関節側損傷を生じるものと考えられる[30, 31]。加えて，投球動作不良や肩関節機能障害が加わることでインピンジメント領域や接触圧が変化するという複数の研究結果[36-41]から，インターナルインピンジメントは野球選手における肩関節障害発生や進行に関与すると考えられる。身体機能や動作不良の評価に直結するこれらの知見を次に整理する。

▶投球肩障害の発生に影響する肩関節機能

PSIと関連する投球動作不良，肩関節機能障害を**表3**に整理した。屍体研究により，肩関節外転角度の減少[36]や水平外転角度の増大[37]といった不良な投球動作を反映する肩関節肢位において，肩甲上腕関節後上方の接触圧増大が認められた。後下方関節包拘縮[38]や前方弛緩性[39]，肩甲下筋出力低下[40]，肩甲骨内旋増大[41]のような肩関節機能障害を反映する条件においても，肩甲上腕関節後方の接触圧は増大し，棘上筋や棘下筋，後上方関節唇へのストレスを増大させる可能性が示された。肩甲骨内旋の増大は，肩関節障害を有する野球選手の肩関節回旋運動時にも確認されている所見である[42]。後下方関節包拘縮はフォロースルー期における烏口肩峰アーチに対する接触圧を増大させることもわかっており[43]，肩峰下インピンジメントを増悪させる一因である。肩峰下インピンジメント症候群は，野球選手ではインターナルインピンジメントと比較して少ないが，肩峰下滑液包炎などに関与していると考えられる。

インターナルインピンジメント，および肩峰下インピンジメントが生じる背景として，上腕骨頭の運動異常が指摘されてきた。野球選手を想定した肩関節

表3 後上方インターナルインピンジメントを増悪させる動作・機能障害

著者	投球動作不良	肩関節機能障害
Akeda 2018[36]	肩甲上腕関節外転減少	−
Mihata 2010[37]	肩甲上腕関節水平外転増大	−
Mihata 2013[38]	−	後方タイトネス
Mihata 2015[39]	−	前方不安定性
Mihata 2009[40]	−	肩甲下筋出力低下
Mihata 2012[41]	−	肩甲骨内旋増大

ASI :
anterior-superior internal impingement

PSI :
posterior-superior internal impingement

モデルでは，肩関節外転位外旋・内旋時に生じる上腕骨頭運動の変化について結果が対立している[38, 39, 44-46]（**表4**）。結果の不一致には，対象としている屍体肩の状態や上腕骨頭運動の測定方法などが影響していると考えられる。一貫した結論を得ることは難しいが，前方組織の緩さや後方組織の硬さにより，上下方向の変位はないが，前方または後方への変位が増大する可能性がある。この運動異常が実際に肩関節障害のある野球選手でも認められるのか，運動異常を臨床でどのように見極めるかに関してはまだ確立されていないが，肩関節機能低下が上腕骨頭の変位を増大させ，インピンジメントにより腱板や関節唇損傷につながるものと推測できる。

▶投球肩障害の原因となりうる動作不良

●肩関節動作不良が肩関節に与える負荷

投球動作に対する3次元動作解析により，不適切な投球動作が肩関節に対するメカニカルストレスを増大させることが明らかになりつつある（**表5**）。踏み出し足接地（SFC）以降，肩関節外転角度が80～100°であると肩関節・肘関節へのメカニカルストレスが最小となるが，「肘下がり」ともよばれる肩関節外転角度の低下，および過度な肩関節外転角は負荷の増大を招く[47, 48]。上体の回転軸に直行する90°付近に上腕が位置することで，体幹の回転に連動した効率の良い腕の振りを実現できるものと考えられる。MERからBRにかけては，「hyperangulatin」ともよばれる肩関節水平外転角度の増大により肩関節に対する負荷が増大する[48, 49]。前述のとおり，肩関節外転角の減少や水平外転角の増大は，後上方インターナルインピンジメントの増悪因子となる[36, 37]。

●体幹・骨盤動作不良が肩関節に与える負荷

体幹運動に関して，骨盤回転角速度がピークに達してから上半身回転角速度のピークを迎えることが望ましいが，逆に上半身回転角速度のピークのほうが早いと肩関節への負荷は増大する[50]。「上体が開く」ともよばれる，骨盤の回転に対して上体の回転が先行する動作は不適切と考えられる。骨盤回転から上体回転までの時間が長いほうが肩への負荷は減少するが，その一方で球速も減少するため[51]，回転順序だけでなく，そのタイミングも重要である。体幹のグラブ側への側方傾斜が増大すると，肩・肘への負荷は増大する[47, 52, 53]。体幹側方傾斜の増大は，肘内側痛既往のある野球選手にも認められている[54]。

表4　投球肩モデルにおける肩関節外転位外旋・内旋時の上腕骨頭運動変化（関節包未処置との比較）

著者	関節包に対する処置		上腕骨頭運動の変化	
	後方関節包拘縮	前方関節包弛緩	肩関節外転位外旋時	肩関節外転位内旋時
Mihata 2015[39]	−	+	前方変位	−
Mihata 2013[38]	+	−	後方変位	−
Clabbers 2007[46]	+	−	有意な変化なし	−
Huffman 2006[45]	+	+	後方変位	前方変位
Grossman 2005[44]	+	+	有意な変化なし	−

投球動作の不良

表5　肩・肘へのメカニカルストレスを増悪させる投球動作不良

著者	観察部位	位相	投球動作不良	負荷	負荷が最小となる肢位
Matsuo 2006[47]	肩体幹	SFC-BR	過剰/過小な肩関節外転角度 過剰な体幹側方傾斜角度	ピーク肘関節内反トルク増大	肩外転100° 体幹側屈10°
Takagi 2014[49]	肩	MER	過剰な肩関節水平外転角度	肩前方剪断力増大	−
Tanaka 2018[48]	肩	BR	過剰/過小な肩関節外転角度 過剰な肩関節水平外転角度	肩上下剪断力増大 肩前方剪断力増大	肩外転80° 肩水平内旋10°
Oyama 2014[50]	体幹	SFC-BR	不適切な体幹回旋順序	肩関節牽引力増大	−
Oyama 2013[52]	体幹	MER	過剰な体幹側方傾斜角度	肩関節内旋トルク増大 肘関節内反トルク増大	−
Solomito 2015[53]	体幹	MER, BR	過剰な体幹側方傾斜角度	肩関節内旋トルク増大 肘関節内反トルク増大	−

●肩関節障害を有する野球選手に観察される投球動作

①早期の体幹回旋

　肩関節障害を有する野球選手では，いくつかの特徴的な投球動作が認められる。踏み出し足が接地する前に体幹の回旋が始まり，体幹の回旋が始まるタイミングで投球側前腕が垂直に達していない状態を「早期体幹回旋」と定義するとき，この早期体幹回旋が認められたプロ投手では，そうでない投手と比較して肩・肘手術のリスクが増大した[55]。早期体幹回旋が肩・肘へのストレスを増大させると報告したバイオメカニクス研究[50]を支持する結果といえる。

②逆W肢位

　ストライド期において一側または両側の肘が，肩関節水平外転と内旋を伴い肩のレベルより上がる場合を「inverted-W position（逆W肢位，**図4b**）」と定義するとき，この逆W肢位は肩・肘手術のリスクに影響しなかった[55]。踏み出し足接地までのストライド期における腕の肢位（肩関節水平内・外転，内・外旋）に関しては，ある程度の自由度があってもよい可能性がある。

③体幹回旋の遅延

　SLAP修復術後の野球選手では，疼痛のない野球選手と比較してSFCにおける体幹回旋減少（体幹回旋の遅延）が認められた[56]。これは肩への負荷が減るが球速も低下する動作パターン[51]に一致する。SLAP修復術後患者を対象とした別の研究によると，SLAP修復術後の大学・プロ投手では，肩手術既往のない投手と比較してSFCにおける肩関節水平外転角度減少，肩関節最大外旋角度減少，BRにおける体幹前傾減少が認められた[57]。これは肩関節水平外転・外旋ストレスを回避する投球動作になっていることによると考えられるが，肩関節最大外旋角度減少，BRにおける体幹前傾減少は球速低下とも関連するため[58-60]，SLAP修復術後患者で競技復帰成績が低い一因に，理想的な投球動作を再獲得できていないことが影響している可能性がある。

投球動作不良の見極め（評価とその流れ）

➤概要

投球動作不良を見極める際，バイオメカニクスに基づいた動作分析が必要になる。上肢・体幹・下肢の関節角度に関しては，スポーツ現場やリハビリテーション室内でのビデオカメラなどによる2次元動作解析が可能である。いくつかのパラメータに関しては3次元動作解析に対して妥当性を有する[61]。多くの場合，日常診療ではその簡便さからビデオカメラやスマートフォンなどを用いることになるため，肩関節に加わるストレス（例：肩関節前方剪断力，肩関節内旋トルクなど）を直接評価することはできない。前項の投球動作の不良（キネマティクス）と負荷（キネティクス）に関する知識を用いることで，観察された動作から，肩関節に加わるメカニカルストレスの大小を推測することが可能になる。

Memo ／ **バイオメカニクス**

バイオメカニクス（生体力学）は，簡潔にいうと運動力学と運動学により構成され，前者は投球動作による力やトルクを指し（例：肩関節内旋トルク），後者は動作そのもの（例：肩関節外旋角度）を表す[62]。力やトルクは，主に実験室内の3次元動作解析によって求めることができる。

理想的な投球動作に関しては未解明な部分も多く，選手の年齢や競技レベル，ポジション，ニーズによっても異なるかもしれない。その一方で，速い球を投げる，狙ったところに正確に投げる，取ってから素早く投げることは，あらゆる野球選手に共通して求められる動作特性である。球速には上肢・体幹・下肢運動のすべてが影響する[52, 53, 58-60, 63-65]（**表6**）。コントロールのずれには上肢の軌道が影響し[66]，投手のパフォーマンスには球速とリリース位置の一貫性が影響する[67]。投球動作を評価してその問題点を抽出する過程では，選手のニーズ，パフォーマンス的視点を念頭に置き，選手との密なコミュニケーションが必要になる。

近年，右投手と左投手では投球バイオメカニクスが異なることが指摘されている[68-70]（**表7**）。研究間で結果のばらつきはあるが，左投手では右投手と比較して①SFCでの肘関節屈曲角度が大きく[69, 70]，②SFCでの肩関節水平外転角度が小さい[69, 70]。一方，右投手では左投手と比較してSFCにおける踏み出し足がよりクロスステップ方向に位置する[68, 69]（右投手では左足が3塁方向に位置する）。この右投手と左投手の違いは身体機能特性によるものか，試合での戦略によるものかは不明であるが，動作不良を見極める際に考慮したいポイントの1つである。

実際の投球動作評価のポイント（**表8**）をp164以降に紹介するが，国際的に確立したスタンダードな評価法は今のところない。その視点の多くはデータからの考察や専門家の意見に基づいていることに注意して，臨床における動作分析の参考にすることを推奨したい。

投球動作の不良

表6　球速増大に影響する主な投球動作バイオメカニクス

観察部位	位相		著者
肩	MER	大きい肩関節外旋角度	Werner 2008[65]
肘	MER-BR	大きい肘関節伸展角速度	Werner 2008[65]
体幹	SFC-MER	肩と股関節の分離	Sgroi 2015[63]
体幹	MER, BR	大きい体幹側方傾斜角度	Oyama 2013[52], Solomito 2015[53]
体幹	BR	大きい体幹前傾角度	Matsuo 2001[58], Stodden 2005[59], Werner 2008[65], Kageyama 2014[60], Sgroi 2015[63]
体幹	BR	大きい体幹回旋角度	Kageyama 2014[60]
下肢	MKH	高い踏み出し脚膝高	Sgroi 2015[63]
下肢	MKH-SFC	大きい軸脚床反力	Kageyama 2014[60]
下肢	BR	大きい膝関節伸展角速度・伸展角度	Dun 2007[64], Werner 2008[65], Kageyama 2014[60]

表7　右投手と左投手における投球バイオメカニクスの違い

		Diffendaffer 2018[68]	Solomito 2017[69]	Werner 2010[70]
競技レベル		プロ	大学	大学
SFC	踏み出し足位置	右＞左	右＞左	－
	体幹-骨盤の分離	右＞左	右＜左	－
	肘関節屈曲角度	左右差なし	右＜左	右＜左
	肩関節外転角度	左右差なし	左右差なし	右＞左
	肩関節水平外転角度	左右差なし	右＞左	右＞左
MER付近	最大肘関節内反トルク	左右差なし	右＜左	－
	最大肩関節内旋トルク	左右差なし	左右差なし	右＞左
	最大肩関節外旋角度	右＞左	左右差なし	－
BR	体幹前傾角度	右＞左	左右差なし	－

表8　推奨される投球動作の評価ポイント

位相	上肢		体幹・骨盤		下肢		参照
ワインドアップ期	－		骨盤非投球側回旋	適切/不足	SL股関節屈曲	適切/不足	図1
ストライド期	肩関節外転	対称/非対称	体幹回旋	適切/早期	PL股関節屈曲	適切/不足	図2,3
	手	hand-on-top/hand-under-ball			SL位置・向き	適切/開き	
コッキング期	肩関節外転	適切/不足	体幹側方傾斜	適切/過剰	－		図4,5
	肩関節水平外転	適切/過剰					
	肩関節外旋	適切/過剰					
加速期	肘関節伸展	適切/不足	体幹前傾	適切/不足	SL膝関節屈曲	適切/過剰	図6
減速期 フォロースルー期	肩関節水平内転	適切/不足	体幹前傾	適切/不足	SL膝関節内反	適切/過剰	図7

PL：pivot leg（軸脚）
SL：stride leg（踏み出し脚）

臨床における投球動作の評価

▶ワインドアップ期

　ワインドアップ期の目的は，次のストライド期で重心を投球方向へ移動させるにあたり，最も有利な肢位をとることにある[71]。位置エネルギーを産み出すために，投手であれば踏み出し脚の股関節が90°以上の屈曲位に自然と到達することが望ましい（図1 a, b）[62]。「バランスポイント」ともよばれるように重心が安定していることが重要であり，重心が前後左右に極端にずれる場合は，運動連鎖が破綻して力が上肢に伝わる[72]。上肢でバランスを取るのではなく，体幹・下肢で自然に安定した姿勢を作ることで，余分な力を産まずに脱力し，効果的な並進運動につなげることが可能になる。

図1　ワインドアップ期

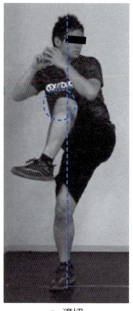
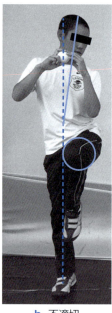
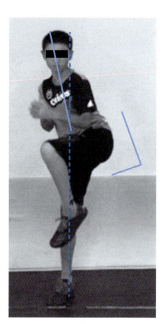

　　a　適切　　　　　　　b　不適切　　　　　　c

a：踏み出し脚股関節が90°以上に曲がっている。踏み出し脚の膝の位置から，骨盤が投球と逆方向に回旋していることがわかる。
b：踏み出し脚股関節の屈曲および骨盤の非投球側方向への回旋が不足している。さらに頭部の踏み出し脚方向への変位が認められる。
c：若年投手における股関節主導の重心移動。

> **Memo　ワインドアップ期の上肢筋筋活動**
> 　ワインドアップ期では，肩甲骨・肩・肘・前腕・手に関与する筋群の筋活動は21％MVIC（最大等尺性収縮）以下であることが針筋電を用いた研究で示されており[73]，上半身は脱力していることが理想的である。

MVIC：maximal voluntary isometric contraction

踏み出し脚を曲げ，軸脚に重心を移す際，骨盤・股関節の水平面での回旋運動が生じる。踏み出し脚の股関節最大屈曲位（MKH）では，骨盤は投球方向（ホームベース方向）とは逆方向へ回旋し，軸脚股関節は内旋位をとる[74]。プロ投手では，高校生投手と比較して球速が大きく，さらにこの非投球方向への骨盤回旋運動（軸脚股関節内旋運動）が大きいことが知られている[74]。後のストライド期，コッキング期にかけて骨盤は投球方向へと回旋し，SFCやMERではプロ投手と高校生投手では骨盤肢位・軸脚股関節肢位に差はなくなるため，球速の大きいプロ投手ではより大きな骨盤回旋運動が生じていることを表す[74]。非投球方向への骨盤回旋運動が欠如すると，後の位相で投球方向へ重心を移動させた際に早期に投球方向へ骨盤が回旋し，体幹も早期に投球方向へ回旋する，いわゆる「体が開く」状態となり，肩関節に対する負荷が増大する[50]。ワインドアップ期では，後の位相で大きな骨盤回旋運動，効果的な並進運動を行うべく，軸脚上で骨盤を非投球方向へおよそ30°回旋していることが理想的である[60,74]（図1a, b）。

▶ストライド期

●下肢運動

ストライド期では，投球方向に向かって大きな並進エネルギーを生み出すことを目指す。股関節主導の重心移動（leading with the hips：図1c）は，より大きな前方へのエネルギーを生み，特に高いパフォーマンスを求める投手に必要な要素の1つと考えられる[62]。一方，この動作は肩関節内旋トルクや肘関節内反トルクの増大と関連するため[75]，特に身体的に未成熟な，あるいは腕の軌道が不良な若年選手には推奨されない[62]。効果的な並進運動はパフォーマンスの観点から重要であるが，同時に肩・肘への負荷を増大させることに注意する必要がある。

ストライド期では，投球方向に重心が移動する際，軸脚に投球方向への床反力が生じる。MKHからSFCにかけてこの床反力は漸増し，SFC直前で体重の35％に達し，最大となる（軸脚に生じる床反力の前後・左右・垂直成分の合計は，SFCまではおおよそ100％で一定であり，これは単に片脚で全体重を支えているのと同程度の反力が生じているものと考えられる）[76]。球速が大きい投手ではこの投球方向への床反力が大きいため[60]，勢いよく投球方向に重心移動を行うことが速い球を投げることにつながるといえる。ストライド期で最大の床反力を生むとき，軸脚股関節は60°程度屈曲し，膝関節は50°程度屈曲する[60]。いわゆる「パワーポジション」とよばれるような，股関節屈曲が優位な動作パターン（図2a）が理想的であり，股関節屈曲角度よりも膝関節屈曲角度が大きく，軸脚足部よりも過度に前方に膝が出る不良な動作パターン（図2b）になっていないかを評価する。後者では，軸脚の膝が早期に内側に入る，骨盤が早期に回旋する，踏み出し足が過剰にクロスステップする，などの不良動作を招きやすい（図2c, d）。

図2 ストライド期（体幹・骨盤，下肢）

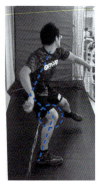
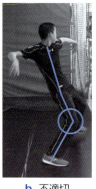
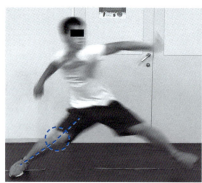
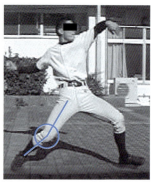

a 適切　　　b 不適切　　　c 適切　　　d 不適切

a：軸脚股関節の十分な屈曲。
b：体幹の過度な後方傾斜を伴う軸脚股関節の不十分な屈曲と膝の前方変位。
c：踏み出し脚が接地する直前まで軸脚股関節と足部を結ぶ線上付近に膝が位置する。
d：軸脚の膝が早期に内を向き，骨盤の早期回旋と踏み出し足のクロスステップが認められる。

Clinical Hint

"投球動作は下半身から"の落とし穴

ストライド期における不良な下肢・骨盤運動は特に若年野球選手に多く認められる。投球動作を熟知していなくても観察しやすいポイントであり，運動連鎖的な観点から重要ではあるが，不良動作があったからといって安易に改善に取り組むべきではない。肩・肘関節障害で病院を受診した選手に対して，「まずは下半身から」と効果的な並進運動を教えてしまうと，今までよりも大きい肘関節外反・肩関節外旋ストレスが加わることになるためである。並進運動改善に取り組む前に，肩・肘の機能回復は十分か，後の位相での腕の軌道に問題はないかについて評価することを強く推奨する。

● 上肢運動

投球方向への重心移動に伴い，ボールをグラブから出して投球側上肢とグラブ側上肢はおおむね対称的に外転し，ちょうど鏡写しのような姿勢になる（図3a）[62]。この対称的な運動により，重心移動中のバランスが保たれるが[62]，グラブ側の腕が下がるなどの非対称的な運動になっていると，これに続く位相で早期の体幹回旋[50]や過度な体幹側方傾斜[52,53]など，肩関節障害に直結する動作不良を招きうる。ボールをグラブから出して投球側上肢を外転する際，前腕は回内位（hand-on-top position：図3a）であることが望ましいが，経験の浅い若年野球選手にしばしば認められる回外位のコックアップ動作（hand-under-ball position：図3b）では肩関節内旋・肘関節内反トルクが増大し，ピッチングの効率が低下する（同じ球速に対して肩関節内旋・肘関節内反トルクが大きい）[75]。前腕回外位で肘の下がったコックアップ動作では腕の遅れが生じやすく，肩関節外転角の低下と水平外転角の増大により肩関節負荷の増大へとつながる。並進運動から回転運動に転換するSFCでは，肩関節はおよそ90°外転位をとり，肘関節は屈曲し，前腕が垂直方向に近づく外旋位に達していること（Douoguihら[55]の定義する「早期体幹回旋」とならないこと）が望ましい（図4a, b）。

図3　ストライド期（上肢）

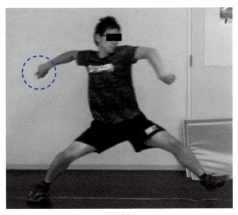
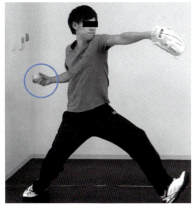

　　　　a　適切　　　　　　　　　　　b　不適切

a：対称的な肩関節外転運動，hand-on-top position。
b：hand-under-ball position。野球を始めて間もない若年選手にしばしば認められる。

図4　ストライド期（上肢，体幹）

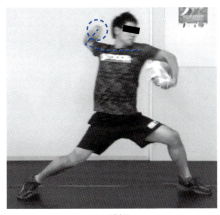
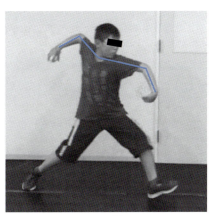

　　　　a　適切　　　　　　　　　　　b　不適切

a：肩関節およそ90°外転位かつ外旋位。
b：投球側肩関節の過剰な内旋を伴う早期体幹回旋とinverted-W position。

● 体幹・骨盤運動

　SFCでは，踏み出し足が軸足から投球方向へ結ぶ直線上におおよそ位置する。その直前までグラブ側の肩は投球方向をまっすぐ向き，上体の回転をぎりぎりまでおさえる（closed-shoulder position）必要がある。踏み出し足が投球方向よりも外側に開き，上体が投球方向を向いてグラブ側の肩が開いた状態（open position）は骨盤・体幹の早期回旋を現す。

> **Memo　ピッチング効率が高い動作**
>
> 　「グラブ側の肩が開かずに踏み出し足を投球方向にまっすぐ踏み出す（closed-shoulder position）」「前腕回内位でコックアップする（hand-on-top position：図3a）」といった2つの動作が正しく行われると，若年・青年投手ともに肩関節内旋トルク・肘関節内反トルクが小さく，ピッチング効率が高い[75]。

通常の動作の指標として，踏み出し足は20cm程度3塁方向（右投手の場合）に，およそ20°投球側方向に対して閉じた位置に着く（つま先が3塁方向を向く）[62,64]。ストライド幅は身長の75～85％を1つの目安とするが[60,62,64,77]，より若年の野球選手では身長の66％とストライド幅が短い[78]。若年投手のストライド幅には，投手経験の長さに加え，垂直跳び高や片脚バランスなども影響する[78]。極端に短いストライド幅は効率の良い並進運動の欠如を示唆するが，単にストライド幅のみを指標とするのではなく，身体機能や投球動作の熟練度，踏み出し脚上で鋭い骨盤回転運動が行えているか，などを含めて総合的に捉える必要がある。

● コッキング期

コッキング期では並進運動から回転運動に転換され，踏み出し脚の上で骨盤，体幹，肩関節へと順に回旋運動が生じる。SFCからMERにかけては上腕骨挙上・水平内転・外旋が生じ，それに対応するように肩甲骨上方回旋・内旋・後傾が生じる[79]。コッキング期の最終局面となるMERでは，肩甲上腕関節外旋に肩甲骨後傾，胸椎伸展が加わり[80]，矢状面において肩甲上腕関節に過度な回旋ストレスが加わることを回避しつつ，「しなる」ともよばれる最大の肩関節外旋肢位を得る（図5a）。SFCからMERの投球動作をスロー再生することで，肩甲上腕関節の外旋運動のみでMERの肢位をつくっていないかを評価する（図5b）。MERでは，肩関節はおよそ90°外転位かつ10～20°水平内転位で140～180°外旋位に達し[49,62,77,79,80]，肘関節は90～100°程度屈曲する[62,77]。

図5 コッキング期

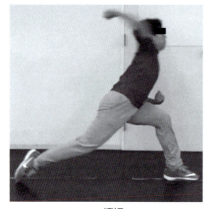 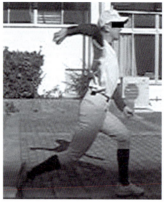 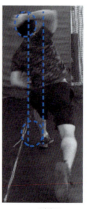 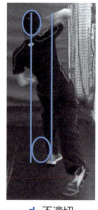

a 適切　　　　　b 不適切　　　　　c 適切　　　　　d 不適切

a：胸椎伸展を伴う肩関節外旋。
b：胸椎の伸展が少ない肩関節外旋。
c：グラブ側の脇が閉じた軽度の体幹側屈。
d：グラブ側の脇が開いた過剰な体幹側屈。踏み出し足と頭の間の距離が頭の幅よりも大きい。

> **Memo** SFCからMERにおける肩甲骨の追従機能
>
> SFCでは肩甲上腕関節水平外転角度と肩甲骨外旋角度に関連はないが，MERでは相関が認められた[79]。SFCでは上腕骨と肩甲骨の位置関係に多様性があるが，MERでは水平面で最適な位置に肩甲骨が並び，肩甲上腕関節に負担のないように機能しているといえる。

投球動作の不良

SFCからMERでは，体幹がグラブ側に適度に側方傾斜することで投球側上肢を適切な位置に導く。SFCにおける体幹は，ニュートラルまたは投球側上肢側にわずかに傾斜しているが，踏み出し足接地以降グラブ側に傾斜し，MER直前，肘関節内反トルクがピークを迎える頃に最大の側方傾斜に達する[53]。体幹側方傾斜角度の増大は，球速増大にも貢献するが，肩関節内旋トルク・肘関節内反トルク増大に対する影響のほうが大きい[53]。パフォーマンス的観点も大事ではあるが，過度な体幹側方傾斜は防ぎたい。踏み出し足を通る垂線から，頭がその1個分の幅を超えて側方に位置する場合を過度な体幹側方傾斜と定義するとき，MERでの体幹側方傾斜角度は平均で35°に達し[52]，理想的な体幹側方傾斜角度[47]から大きく逸脱する。選手の前方あるいは後方からのビデオ撮影により，この過度な体幹側方傾斜の有無を評価できる（**図5c, d**）。

Memo **体幹側方傾斜角度の増大による影響**

　体幹の側方傾斜角度が10°増大すると，球速は0.5m/s増大し，肘関節内反トルクは3.7Nm増大，肩関節内旋トルクは2.5Nm増大した[53]。これは球速の1.5％増大，肘関節内反トルクの4.8％増大，肩関節内旋トルクの3.2％増大を意味する[53]。このトルクの増大はわずかなものにも感じるが，そうでもない。屍体研究では肘関節内側側副靱帯（UCL）の破断強度は34Nmと報告されており[81]，別の研究では内反トルクに対するUCLの貢献度はおおよそ50％であることが示された[82]。肘関節内反トルクが平均75.6Nmであったことを踏まえると，投球中にUCLにかかる負荷37.8Nm（75.6Nm×50％＝37.8Nm）は靱帯の破断強度34Nmを超える[53, 62]。そのため，体幹側方傾斜角度の10°増大に伴う肘関節内反トルク3.7Nmの増大は，決して無視できるものではなく，肩関節についても同様である。

UCL：ulnar collateral ligament

●加速期

　加速期では，肩関節は140〜180°外旋位から50〜60°外旋位に急速に内旋し[83, 84]（内旋角速度7000〜9000°/s）[77, 85]，肘関節は90〜100°屈曲位から20〜25°屈曲位に急速に伸展する[3, 72, 77]。BRでは，およそ肩関節90°外転・10°水平内転位[71, 83]，32〜55°体幹前傾位[58, 72]に達する。SLAP修復術後患者では，BRにおける体幹前傾角度が低下することがあるが[57]，これは球速の低下とも関連する[58-60]。パフォーマンス的観点から，BRでは十分な体幹前傾ができているか評価する（**図6a, b**）。肘関節伸展角速度はBR直前に最大となり，肩関節内旋角速度はBR直後に最大となる[59]。BRにおける肘関節屈曲角度の増大は肩関節牽引力の減少と関連するため[86]，肩関節痛を有する野球選手にしばしば認められる過度な肘関節屈曲位でのリリースは，疼痛を回避する代償動作を示唆する。BRでは軽度屈曲位まで肘を伸展できているか確認する（**図6a, c**）。

　加速期の踏み出し脚では，投球と逆方向に生じる床反力がBR直前で72％に達し，最大となる（踏み出し脚に生じる床反力の前後・左右・垂直成分の合計は，BR直前で最大の175％に到達する）[76]。踏み出し脚に強いブレーキが働いていることを表し，この時点では膝関節屈曲角度が一定に保たれるか，膝関節は伸展する[60]。BRで膝関節伸展角速度が大きく，膝関節がより伸展位（高速群：

図6 加速期

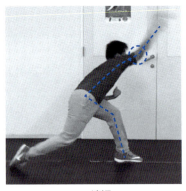 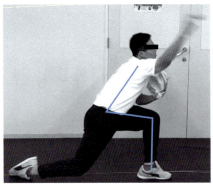 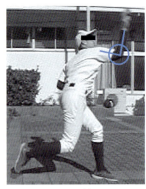

　　a 適切　　　　　　　　　　　　b 不適切　　　　　　　　　　　　c 不適切

a：十分な体幹前傾と適度な踏み出し脚膝関節屈曲。わずかな肘関節屈曲位でのボールリリース。
b：不十分な体幹前傾と過剰な踏み出し脚膝関節屈曲。
c：過剰な肘関節屈曲位でのボールリリース。

約28°屈曲位，低速群：約40°屈曲位）にあると球速増大と関連する[60, 64, 65]。加速期におけるこの膝関節伸展により鋭い骨盤回旋・体幹前傾運動が可能になるが，反対にこの位相における過度な膝関節屈曲位は，投球方向へ力が逃げることを意味する（図6a, b）。

● 減速期

　減速期では，肩関節は外転100°に保たれつつ，0°まで内旋し，35〜40°まで水平内転する[8, 83, 85]。肩関節水平内転，上腕骨頭前方・上方変位に拮抗するべく，肩関節後方筋群（三角筋後部，棘上筋，棘下筋，小円筋，広背筋など）によって水平外転トルク，後方・下方剪断力が生み出される[62, 84]。なかでも小円筋は84％MVICと最も筋活動が高い[73]。減速期では肩甲骨下方回旋・前傾・内旋が生じる[87, 88]。

● フォロースルー期

　フォロースルー期では，肩関節水平内転角度は60°に達し[8]，肩周囲の筋活動は一般に10〜30％MVIC程度まで減少する[73]。まっすぐ伸びた上肢，前傾した体幹，膝が伸展した踏み出し脚によって大きな円弧を形成することで，上肢に依存することなく体幹や下肢の大きい筋群によって運動エネルギーを吸収することができる[62]（図7a）。上肢の運動が途中で止まり，肩甲骨前傾・内旋を伴う肩関節水平内転運動が不足していないか（図7b），踏み出し脚の膝が過度に内反して効率の良い回転運動が欠如していないか評価する（図7c, d）。

図7 フォロースルー期

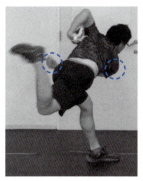 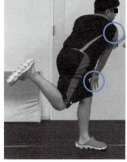 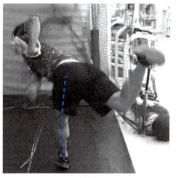 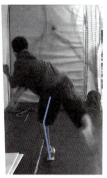

a 適切　　　　b 不適切　　　　c 適切　　　　d 不適切

a：十分な肩関節水平内転．
b：不十分な肩関節水平内転．
c：踏み出し脚の脛骨がほぼ垂直．
d：踏み出し脚の過度な膝関節内反．

実際の理学療法評価の流れ

実際の理学療法場面では，カルテでの情報収集から始まり，問診，病態評価，機能評価へと進める．病態評価では，障害の結果として生じた組織損傷・疼痛・運動障害を特定し，理学療法を進めて行くうえでリスクになることを把握する．機能評価では，主として障害の原因になりうる肩・肩甲胸郭機能を評価し，問題点を整理する．肩関節障害患者は，肩に痛みがあって病院を受診しているため，先に述べた投球動作不良の評価は，基本的に動作時痛が消失した時点で可能になる．疼痛や機能障害の評価方法は多くあるが，臨床的に重要な評価の一例とその視点を以下に紹介する．

▶問診

実際の問診では，まず現病歴を聞くなかで，なぜ病院を受診するに至ったか，来院の理由について明確にすることで，選手のホープについて理解する．次に，現在の状態，何ができて何ができていないかを知ることで，そのギャップから理学療法の短期・長期目標をおおまかに立てる．さらに，投球のどのフェーズで肩のどの部位に痛みが出ているかを聴取することで，障害メカニズムを予測する．また，選手本人が感じていた故障の原因や先行する症状，既往歴から身体のどの部位に機能低下があるかを予想し，後の機能評価に役立てる．投球動作に対して選手が感じている課題や指導者に指摘される点についても聞くことで，後の投球動作評価の参考にし，治療でどこまで踏み込んでもよいか，そのさじ加減についても探る．

Memo　投球障害の危険因子

投球障害の危険因子に関する研究は多い。2018年に公表された野球選手における肩・肘関節障害の危険因子に関するシステマティックレビューによると，「年齢，身長，複数チームへの参加，球速，疲労」が肩・肘関節障害の危険因子になることが明らかになった[89]。肩関節障害に限定すると，1試合あたりの投球数も危険因子になりうる[89]。その他，体幹・膝関節痛の併発[90]のような個人的要因に加え，1週間あたりの練習日数[91]といった野球環境も肩・肘関節障害の発症に関与する。コーチの知識不足に関する指摘もあるが，今のところ肩・肘関節障害の危険因子になるかは不明である[92-94]。若年野球選手では，3時間以上のテレビゲームをすることで肩・肘関節痛リスクが増大するとの研究もある[95]。投球障害には，選手の個人因子だけではなく，環境因子も関与することに注意するべきで，ときには野球環境だけでなく，生活環境も見直す必要があると考える。

Clinical Hint　評価・治療を円滑に進めるための問診

問診では，一般に現病歴，既往歴，治療歴とそれに対する反応，投球障害の原因に関する選手の仮説，個人因子，環境因子，現在の症状などを聴取する。短い問診が終わる頃に，①後の評価と治療で理学療法士として何を優先的に行うべきかがはっきりしており，②選手が理学療法士に身体を預けてもよいと信頼している，という2つの条件が整っていることが理想的である。

病態評価

病態評価では，投球動作不良の結果として生じた肩関節周囲の組織損傷・疼痛・運動障害を特定する。投球動作不良に関与する組織損傷は**表2**のとおり数多く存在するが，医師の診断結果と画像所見をもとに特定される。なかには複数の病態が混在している場合もあるため，必要に応じて評価を追加する。触診による圧痛部位の確認や，運動時痛(自動運動・他動運動・抵抗下運動)の評価を行うことで，どの組織が痛みに関与しているか予測する。各特殊検査の診断学的特性に関しては，例えばSLAP損傷に関する米国アスレティックトレーナー協会のポジション・ステイトメント[96]などが参考になる。

野球選手をはじめ，スポーツ選手に対する治療を担当する際，だいたいどの程度の治療期間を要するかといった予後予測に関する説明が重要となる。器質的損傷を伴わない機能低下に関連したわずかな痛みの場合，速やかな機能回復による早期復帰が可能である。一方，進行した組織損傷が認められる場合や日常生活で強い疼痛・動作制限が認められる場合，復帰までに長期間を要することもある。治療に難渋する場合や選手が希望する場合，手術適応になることもあるが，野球選手を対象としたSLAP修復術や腱板修復術の術後復帰成績にはばらつきがある[21,22,97,98]。SLAP損傷に加え，腱板損傷を合併すると術後復帰成績は低い[19]。また，野球のようなオーバーヘッドスポーツではSLAP損傷に由来する傍関節唇嚢胞(paralabral cyst)が認められることもあり，これが肩甲上神経を圧迫して棘下筋筋力低下を来すこともある[99]。病態評価のなかでこのような予後不良となりうる因子がないか注意する。

> **Memo** SLAP損傷患者における手術適応の予測因子
>
> SLAP損傷疑いの患者において，初診時に肩関節屈曲運動でpainful arc signがあり，肩甲骨前方突出姿勢が認められる場合，6週後の手術適応の予測因子となる[100]。これらの所見が認められる場合，保存療法失敗に終わるリスクがあることを念頭に置いて治療を進める必要がある。

▶機能評価

　機能評価では，上記の組織損傷・疼痛に至った障害メカニズムを予測するべく，身体機能検査を行う。一般に，①疼痛誘発・緩和検査，②アライメント評価，③肩関節柔軟性検査，④肩関節筋力検査，⑤患部外機能評価を行うが，症例に応じて適宜機能評価を修正する。

　最も大事なのは投球時の疼痛を確実に再現し，疼痛が減弱する条件を明らかにすることである。この条件には，例えば上腕骨頭アライメントの修正や，肩甲骨アライメントの修正が含まれる。このように機能評価のはじめに疼痛が減弱する方向を特定することで，限られた時間のなかで行うべき優先順位の高い機能評価が明らかになる。

Clinical Hint

> **疼痛誘発・緩和検査の一例**
>
> 　例えば，コッキング期から加速期で肩関節痛がある場合，その多くは肩関節外転・外旋位で疼痛が誘発される。これに対してrelocation testのように上腕骨頭を前方から後方に誘導して疼痛が消失または減弱する場合，上腕骨頭が過度に前方変位してしまう原因を後の柔軟性・筋力検査で探る。ボールリリースからフォロースルーで肩関節痛がある場合，Whipple test肢位で疼痛が誘発されることが多い。これに対して上腕骨頭アライメントまたは肩甲骨アライメントを修正して即時的に疼痛が消失または減弱する場合，アライメント不良の原因を後の機能評価で探る。

　肩関節周囲筋の柔軟性・筋力検査は，動的な上腕骨頭アライメントや肩甲骨アライメントに影響するため重要である。柔軟性検査では，主に背臥位での肩関節屈曲可動域，水平内転可動域，外転位外旋・内旋可動域を評価する。胸椎伸展・股関節屈曲の可動性検査としては，例えばウォールスクワット（「Ⅳ章-6」の**図12**（p253）参照）などを用いる。肩関節周囲筋の筋力検査では，主に棘上筋，外転位外旋筋群，肩甲下筋，僧帽筋下部，前鋸筋を評価する。

　下肢の動的安定性評価には，例えば片脚スクワットや片脚ルーマニアンデッドリフトを用いる。片脚スクワット時の体幹傾斜角度からは，投球のMERにおける体幹側方傾斜角度を予測できる[101]（ただし，決定係数は$R^2=0.28$と低い）。肩関節障害からの復帰を目指す野球選手が肩関節痛を再発しないように，また，新たに肘関節障害を受傷することがないように，機能評価で測定した柔軟性や筋力がどのように投球復帰に影響しうるか，臨床的知見と科学的知見を組み合わせて考える必要がある。

> **Memo** 肩関節機能低下が肩・肘障害リスクに与える影響
>
> 　肩関節可動域制限および筋力低下が，肩・肘関節障害リスクに与える影響を調査した研究は多い。肩関節屈曲可動域制限は，野球選手における肘関節障害リスクを増大させることが明らかになった[102, 103]。2018年のシステマティックレビューによると，野球選手における肩関節外転位内・外旋および水平内転可動域制限が肩・肘関節障害リスクに与える影響に関しては，結果の対立により結論が得られなかった[89]。13～18歳の野球選手では内旋制限や水平内転制限が障害リスクの増大に関与した一方で，8～12歳では障害リスクとの関連が認められないことを示した研究がある[104, 105]。若年野球選手では，身体機能よりも問診の項で挙げた他の因子の影響が大きい可能性がある。肩関節筋力低下の影響を調査した研究によると，棘上筋筋力低下[106-108]，外旋筋筋力低下[107, 109]は野球選手の肩・肘関節障害リスクを増大させることが明らかになっている。

投球動作不良に対する理学療法

▶理学療法の流れ

　理学療法の第1段階は，先に述べた問診と病態・機能評価に基づいて統合と解釈を行い，問題点の抽出と短期・長期目標を設定することである。例えば，肩関節運動時痛の消失，日常生活動作時痛の消失を短期目標とする場合，まずは機能的に上腕骨頭の求心性や肩・胸郭の柔軟性獲得を図る。後に述べる機能障害に対する治療を優先する機能回復期である。他動および自動運動での疼痛が消失し，かつ医師からの許可が得られれば，シャドーピッチングから投球再開となる。通常，長期目標は完全な投球復帰・競技復帰とし，段階的な投球プログラムにより強度・距離を漸増させる。投球再開から全力投球に向けた段階的復帰期では，肩関節周辺に生じうる負荷を予測し，事前に筋バランスの適正化や筋出力の向上を図る。肩関節の機能回復が順調に進み，かつ投球再開・進行までに十分な治療時間がある場合，体幹・下肢機能の評価を行い，課題に対する修正エクササイズやトレーニングに取り組む。

　投球を再開したら直ちに動作の評価を行い，まずは肩へのメカニカルストレスを増大させる上半身の動作不良（**表5, 8**）の修正に着手する。肩関節の機能回復により高負荷にも耐えられる肩関節複合体を獲得でき，かつ上半身の動作異常が修正されていることを確認のうえ，下半身の動作修正に取り組む。完全復帰を目指す段階では，例えば球速増大に影響する投球動作バイオメカニクス（**表6**）のような，パフォーマンス向上に関連する動作パターンも踏まえ，体幹や下肢への動作練習やトレーニングを追加する。具体的には，後述する投球動作不良に対する修正エクササイズに示した通りである。

▶肩関節機能障害に対する理学療法

　投球動作不良を有する患者では，上腕骨頭求心性の破綻，肩関節可動域制限，肩関節前方不安定性，肩甲骨アライメント異常などの機能障害が混在している場合が多い。各機能障害別の治療法に関しては，Ⅲ章の他項を参照されたい。
　投球動作不良の患者では，最終的に投球に復帰することが求められるため，

投球動作の不良

肩関節外転・外旋可動域および外転・外旋位における肩甲骨周囲筋・腱板筋群による動的安定化機能，肩関節水平内転可動域およびリーチ肢位での肩甲骨周囲筋・腱板筋群による動的安定化機能を確実に獲得することが重要である。なかでも水平内転可動域は，インターナルインピンジメント症状の改善に最も影響するため[110]，治療初期からその改善に取り組む。可動域改善には，徒手療法[111-113]やストレッチング[114-116]などが有効である。筋力強化にはトレーニングが推奨されるが，例えば僧帽筋下部のエクササイズには体幹回旋を追加することで肩甲骨運動を最適化しつつ筋活動を高めることができる（「Ⅳ章-6」の**図11**（p252）参照）[117]。特定の運動パターンから抜け出せない場合は，姿勢と呼吸に着目したエクササイズが有効であると考えられる[118, 119]。最適な治療法を選択して各機能障害をスムーズに解消することで，投球動作に対する修正エクササイズを開始する準備が整う。

▶投球動作不良に対する修正エクササイズ
●動作練習
①投球動作練習に入る前に注意すべきこと

投球動作の修正に取り組む前に，いくつかの条件をクリアする必要がある。この条件には，医師から投球開始の許可が得られていること，病態評価に基づくリスク管理ができていること，機能障害に対する治療が十分に進んでいること，そして選手が投球動作の修正に同意していること，などが含まれる。

病態によって治療方針は異なるものの，一般的に数週間の投球休止と機能回復プログラムに取り組んだ後，段階的にシャドーピッチングからネットスロー，キャッチボール，ポジションごとのスローイングプログラムへと進める。低い強度から高い強度へと段階的に進めていくことになるため，投球開始初期は勢いよくステップすることはない。そのため，基本的に体幹の回旋に連動した腕の振りの獲得を優先する。下半身主体の並進運動は投球開始初期にはあまり強調せず，許可する投球強度に比例して徐々に大きくする。腕の振りは肩関節へのメカニカルストレスに直接影響するため，高い強度での投球を開始する前に体幹の回旋に連動した腕の振りを獲得しておくことが望ましい。

投球動作評価にて課題が認められた場合，どのようにその動作が肩の痛みに影響するか，動作修正に伴い予測されるパフォーマンスの変化についても選手に説明し，共通理解を得たうえで動作練習に取り組む。例えば，リリース肢位の不良について理解が得られていない場合，その修正に伴い指先に伝えられる力が変化することを体感してもらうことで，動作練習にスムーズに入りやすくなる（**図8**）。不良動作が認められた場合の動作練習の一例を以下に紹介する。

②回転運動の修正

体幹の回旋に連動した腕の振りの獲得に取り組む場合，正面投げやノーステップスローを用いると動作練習を行いやすい[120]。ノーステップスローでは，トップの位置からのノーステップスローを先に行い，続いてテイクバックを加えたノーステップスローへと進める。動作を分解したほうが学習しやすくなる

175

図8　リリース肢位の違いと筋力発揮

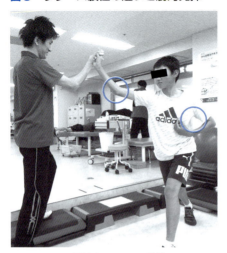 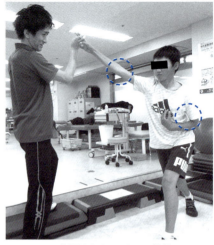

　　a　不良なリリース肢位　　　　　　　b　修正されたリリース肢位

a：投球側肘関節が過度に屈曲し，肩関節外転角度が低下し，グラブ側の脇が開いている。投球側上肢の筋のみに依存して筋力を発揮するため，指先に大きな力が伝わらず，抵抗に十分に打ち勝つことができない。

b：グラブ側の脇が閉じ，投球側の肘が伸びることで回転軸がグラブ側に移り，下肢・体幹・上肢筋群をバランスよく使った筋力発揮が可能になり，指先に大きな力が伝わり，抵抗に十分に打ち勝つことができる。

ためである．特にコッキング期から加速期で上肢・体幹に不良動作が認められる場合(**表8**)，この動作練習に取り組む．鏡や動画を用いて適宜フィードバックを行い，選手個々の課題解決を促す(**図9**)．テイクバックを加えたノーステップスローにおいて，**表8**に示した評価項目が適切に修正されていることがこの動作練習のゴールである．コッキング期から加速期で肩関節痛を訴える選手の多くは，この動作が獲得できていないことに加え，投球側上肢，特に肩関節を過剰に使用してエネルギーを産み出そうとする．腕は振るものではなく，振られるという感覚を身に付けることが望ましい．ノーステップスローで問題点が修正できたら，ステップ動作を加えたスローイングに進む．

③並進運動の修正

　ステップ動作を伴う並進運動の効率化は，肩に過剰なストレスを与える体幹・上肢運動を改善し，効果的な回転運動を獲得した後に取り組む．ワインドアップ期からストライド期で骨盤・下肢に不良動作が認められる場合(**表8**)，この動作練習の対象となる．特にストライド期で軸脚の股関節屈曲が不足し，膝が足部より過度に前方に変位し，投球方向への重心移動に伴い軸脚膝が内を向き，骨盤が早期に投球方向へ回旋を始める不良動作パターンが多い(**図2**)．これに対し，軸脚で安定した片脚立位をとった後，股関節を十分に屈曲し，骨盤をぎりぎりまで回旋させずに勢いよく投球方向にサイドステップし，踏み出し足が着地するタイミングでトップの位置を作るまでの動作を練習する(**図10**)．この動作が適切に行えるようになったら，踏み出し足接地で静止せず，腕を振り切るまでの動作練習に取り組む．ボールを投げることに集中しても，**表8**に示

したワインドアップ期からストライド期における評価項目が適切に修正されていることがこの動作練習のゴールである。

図9　回転運動の修正

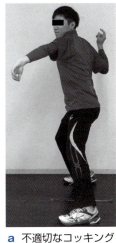 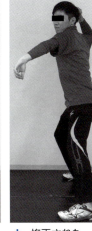 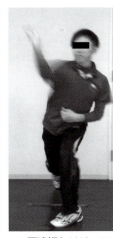 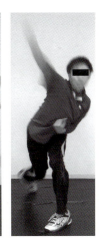

a 不適切なコッキング肢位　　b 修正されたコッキング肢位　　c 不適切なリリース肢位　　d 修正されたリリース肢位

a：肩関節外転角度の低下と水平外転角度の増大が認められる。
b：過度な水平外転角度が修正され、おおよそ両肩を結ぶ線上に肘が位置している。
c：肘関節の屈曲角度増大、肩関節外転角度の低下が認められ、手が頭と同じ高さで体の近くを通過している。
d：おおよそ両肩を結ぶ線上に肘・手が位置する。手は頭より高く体から離れた位置にある。体の回転による遠心力で腕が振られている。

図10　並進運動の修正

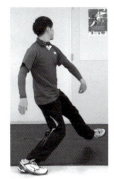 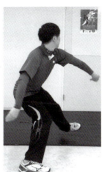 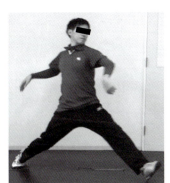 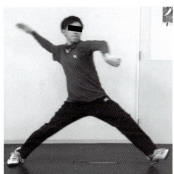

a 不適切なストライド期　　b 修正されたストライド期　　c 不適切なストライド期　　d 修正されたストライド期

a：軸足よりも膝が大きく前に出て軸脚の股関節屈曲が不足している。体幹も早期から後方に傾斜し始めている。
b：軸脚股関節が十分に曲がり、投球方向へと勢いよく並進運動が行われる。
c：軸脚の膝が早期から内を向き、体の回転が早期から始まろうとしている。
d：踏み出し足が接地する直前まで軸脚足部・膝・股関節がおおよそ一直線を保っている。両肩のラインに肘も上がり、肩関節は外旋位である。

● デバイスを用いた動作練習
①ステップ台を用いた回転運動の練習

　投球動作の修正には動作練習が最も直接的で効果的であるが，デバイスをうまく活用することでより一層治療を円滑に進めることが可能になる．上述の回転運動に連動した腕の振りを練習する際，軸足の特に母趾球で踏ん張って体を回転させようとしてしまい，踏み出し脚側に体重をうまく乗せることができない場合がある．その際，例えば軸足をステップ台に乗せて同様の練習を行うことで，踏み出し脚への体重移動が促され，効率の良い骨盤回転運動が起こりやすくなる（図11）[120]．腕の振りを伴うと不良な動作パターンから抜け出せない場合，踏み出し脚上での骨盤回転運動のみを先に練習する（図11a, b）．骨盤回転運動が獲得できたら，トップの位置から骨盤の回転に連動させて腕を振る動作（図11c～e），さらにテイクバックを伴う投球動作へと段階的に難易度を上げる．ステップ台から降りて投球動作を行っても，表8のコッキング期からフォロースルー期までの不良動作が改善されていることを確認する．

②椅子を用いた並進運動の練習

　上述の並進運動の修正で片脚立位から軸脚股関節を曲げる際，十分な股関節の屈曲と体幹前傾をうまく行えない場合，椅子を用いた練習が効果的である（図12）[120]．これは膝痛を有する患者に対して，膝が前に出ないようにしつつ体幹を前傾させながら行う立ち上がり練習と似ている．まず足幅を肩幅より広くとって椅子に座った状態から，体幹を前傾させながら軸脚に体重を乗せ，股関節を屈曲した状態での片脚立位をとる（図12a～c）．続いて軸脚の伸展を利用して骨盤をぎりぎりまで回旋させずに勢いよく踏み出し足に乗る．踏み出し足が着地するタイミングでトップの位置を作る（図12d）．動作が望ましいパターンで行えたら，踏み出し足接地までではなく，実際の投球動作まで進める．

図11　ステップ台を用いた回転運動の練習

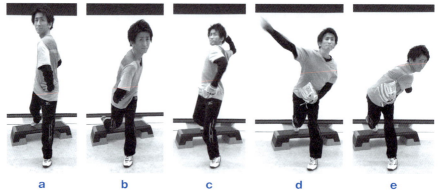

a：軸脚から踏み出し脚に体重を移し，左肩越しに前方をみる．
b：踏み出し脚上で骨盤を回転させ，右肩越しに前方をみる．
c：トップの姿勢を作り，左肩越しに前方をみる．
d：骨盤・体幹の回転に腕が振られることで，リリースではおおよそ両肩を結ぶ線上に肘と手が並ぶ．グラブ側の脇は閉める．
e：体幹は十分に前傾・回旋し右肩越しに前方をみる．

図12 椅子を用いた並進運動の練習

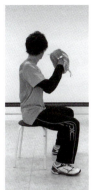 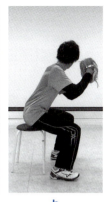 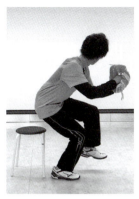 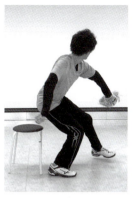 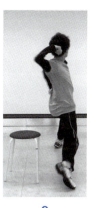

a　　　　　　　b　　　　　　　　c　　　　　　　　d　　　　　　　e

a：足幅を肩幅より少し広くとって座る。
b：膝が前方に出ないように注意しながら，体幹を前傾させつつ軸脚に体重を移す。
c, d：股関節屈曲を保ちながら軸脚で片脚立位をとったのち（**c**），軸脚の伸展を利用して投球方向に勢いよく重心を移動させる（**d**）。
e：踏み出し脚が接地したタイミングでトップの位置ができていることを確認する。

③リアライン・デバイスを用いた動作練習

　リアライン・コアは骨盤と胸郭の対称性を獲得するための運動補助具であり，骨盤ユニットと胸郭ユニットから構成される[121]。骨盤ユニットは骨盤の回旋動作の向上などの目的で使用され，胸郭ユニットは脊柱・胸郭の伸展可動域拡大などの目的で使用される。リアライン・バランスシューズは下肢動的外反の修正を目的として開発されたトレーニング・デバイスであり，バランスシューズを着用した状態でエクササイズを行うことで，下肢の動的アライメントを常に望ましい位置に保持する動作が習慣づけられる[122]。基本的な使用目的・方法・注意事項は成書[121]や論文[122]に譲り，ここでは投球動作不良に対するデバイスを用いた動作練習の一例を紹介する。

　SFCからMERにかけて，胸椎には伸展・側屈運動が求められる。胸椎に着目すると，特に下位胸椎で屈曲・伸展および側屈可動域が大きい。リアライン・コアは下位胸郭の拡張に適したデバイスであり，このデバイスを下位胸郭に装着したうえでSFCからMERにかけての運動をゆっくりと全身を使って行うことで，下位胸郭拡張・胸椎伸展・軽度側屈を伴う肩関節の外旋運動を獲得しやすくなる（**図13**）。特にコッキング期で胸椎の貢献が少ない肩関節外旋が認められる場合（**表8**，**図5b**），この運動が有効である。

　SFC以降では，踏み出し脚上で骨盤が投球方向に回旋することが求められる。リアライン・コアを骨盤に装着したうえで骨盤回旋運動を（下肢伸展位と屈曲位で）行うことで，骨盤の左右対称なアライメントの獲得と，スムーズな屈曲・内転運動の獲得が促される[121]。さらに踏み出し脚上に体重を十分に乗せた肢位で骨盤回旋運動を行うことで，踏み出し脚上での円滑な骨盤回旋運動が促される（**図14**）。並進運動を学習する前にこの運動を行うことで，並進運動を回転運動に効率よく変換する準備が整う。特に加速期からフォロースルー期における股関節の引き込みや体幹前傾が不足する場合，膝関節屈曲・内反が過剰に

図13 リアライン・コアを用いたコッキングエクササイズ

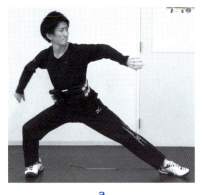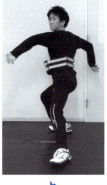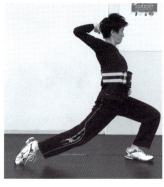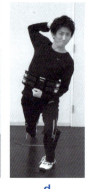

軸脚に重心を乗せて脱力した状態（**a, b**）からコッキング期をイメージして胸を張る運動を行う（**c, d**）。バランスの取れた胸椎の伸展と適度な側屈が促される。**c**で踏み出し脚の膝が適切な範囲を超えて屈曲しているが，ここでは上半身の動作学習に焦点を置く。

図14 リアライン・コアを用いた骨盤回旋エクササイズ

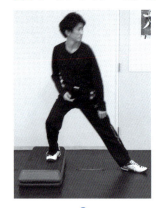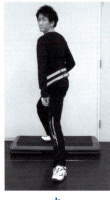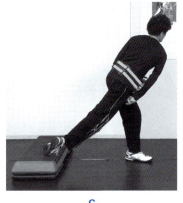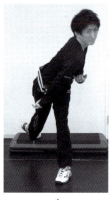

軸脚に重心を乗せて脱力した状態（**a, b**）から踏み出し脚に十分に重心を移動した後，骨盤を回旋させる（**c, d**）。踏み出し脚上のスムーズな骨盤回旋運動が促される。軸足の母趾球で回転させないように注意する。

なる場合（**表8**，**図6, 7**），この運動が推奨される。

ワインドアップ期では，軸脚上で安定した姿勢を取ることが求められ，ストライド期では軸脚上で強い床反力を生みつつ踏み出し脚に効果的に重心を移動することが求められる。リアライン・バランスシューズは膝関節の動的外反制動を学習するためのデバイスであり，この動作獲得に有用である。動作学習の一例として，まずニー・リフトやサイドホップを行い，軸脚から踏み出し脚への重心移動に伴う膝関節の動的外反制動を学習する。次にスプリットスクワットやフォワードランジを行い，踏み出し脚の脛骨を垂直に保った状態での股関節屈曲運動を学習する。最後にバランスシューズ装着下で投球動作開始から踏み出し脚接地までの運動を行い，軸足でバランスよく立てること，軸脚の膝関節外反を伴わず勢いよく投球方向に踏み出せること，踏み出し脚で十分に勢いを止められることについて達成度を確認する（**図15**）。特にストライド期で軸脚の膝関節外反が早期に生じる場合や股関節屈曲が不足する場合（**表8**，**図2**），

踏み出し脚の膝関節に過度な内反を生じる場合（**表8，図7**），この運動が推奨される。

図15 リアライン・バランスシューズを用いた並進エクササイズ

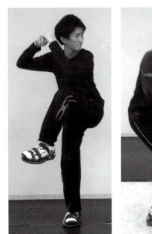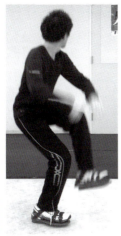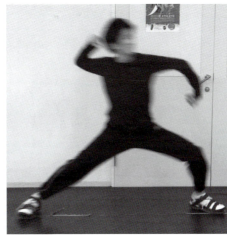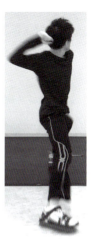

　　　　a　　　　　　　　　b　　　　　　　　　　　　c　　　　　　　　　　d

軸脚で片脚立位をとり踏み出し脚股関節を屈曲，骨盤を非投球側に回旋させた状態（**a**）から軸脚股関節を屈曲しつつ重心を投球方向に移動し（**b**），踏み出し脚を接地した姿勢で静止する（**c, d**）。エクササイズを通してバランスシューズが傾かないようにすることで，足・膝・股関節の適切な位置を学習できる。

文献

1) Roach NT, et al : Elastic energy storage in the shoulder and the evolution of high-speed throwing in Homo. Nature, 498(7455) : 483-486, 2013.
2) Larson SG : Evolutionary transformation of the hominin shoulder. Evolutionary Anthropology : Issues, News, and Reviews, 16(5) : 172-187, 2007.
3) Werner SL, et al : Biomechanics of the elbow during baseball pitching. J Orthop Sports Phys Ther, 17(6) : 274-278, 1993.
4) Ellenbecker TS, et al : 投球動作のメカニクス．スポーツ障害「肩」の治療　評価からリハビリテーション，競技復帰まで，p22-32, ナップ, 2018.
5) Escamilla RF, et al : Shoulder muscle recruitment patterns and related biomechanics during upper extremity sports. Sports Med, 39(7) : 569-590, 2009.
6) Lin DJ, et al : Shoulder Injuries in the Overhead-Throwing Athlete : Epidemiology, Mechanisms of Injury, and Imaging Findings. Radiology, 286(2) : 370-387, 2018.
7) Meister K : Injuries to the shoulder in the throwing athlete. Part two : evaluation/treatment. Am J Sports Med, 28(4) : 587-601, 2000.
8) Meister K : Injuries to the shoulder in the throwing athlete. Part one : Biomechanics/pathophysiology/classification of injury. Am J Sports Med, 28(2) : 265-275, 2000.
9) Nagda SH, et al : Management and outcomes of latissimus dorsi and teres major injuries in professional baseball pitchers. Am J Sports Med, 39(10) : 2181-2186, 2011.
10) Chandra V, et al : Thoracic outlet syndrome in high performance athletes. J Vasc Surg, 60(4) : 1012-1017, 2014.
11) Dotter WE : Little leaguer's shoulder : a fracture of the proximal epiphysial cartilage of the humerus due to baseball pitching. Guthrie Clin Bull, 23(1) : 68-72, 1953.
12) Carson WG, Jr., et al : Little Leaguer's shoulder. A report of 23 cases. Am J Sports Med, 26(4) : 575-580, 1998.
13) Osbahr DC, et al : Little league shoulder. Curr Opin Pediatr, 22(1) : 35-40, 2010.
14) Stodden DF, et al : Kinematic constraints associated with the acquisition of overarm throwing part II : upper extremity actions. Res Q Exerc Sport, 77(4) : 428-436, 2006.
15) Stodden DF, et al : Kinematic constraints associated with the acquisition of overarm throwing part I : step and trunk actions. Res Q Exerc Sport, 77(4) : 417-427, 2006.
16) Fleisig GS, et al : Changes in Youth Baseball Pitching Biomechanics : A 7-Year Longitudinal Study. Am J

Sports Med, 46(1) : 44-51, 2018.

17) Sabick MB, et al : Biomechanics of the shoulder in youth baseball pitchers : implications for the development of proximal humeral epiphysiolysis and humeral retrotorsion. Am J Sports Med, 33(11) : 1716-1722, 2005.

18) Van Kleunen JP, et al : Return to High-Level Throwing After Combination Infraspinatus Repair, SLAP Repair, and Release of Glenohumeral Internal Rotation Deficit. Am J Sports Med, 40(11) : 2536-2541, 2012.

19) Neri BR, et al : Outcome of type II superior labral anterior posterior repairs in elite overhead athletes : Effect of concomitant partial-thickness rotator cuff tears. Am J Sports Med, 39(1) : 114-120, 2011.

20) Reynolds SB, et al : Debridement of small partial-thickness rotator cuff tears in elite overhead throwers. Clin Orthop Relat Res, 466(3) : 614-621, 2008.

21) Park JY, et al : Clinical and radiological outcomes of type 2 superior labral anterior posterior repairs in elite overhead athletes. Am J Sports Med, 41(6) : 1372-1379, 2013.

22) Ide J MS, et al : Sports Activity After Arthroscopic Superior Labral Repair Using Suture Anchors in Overhead-Throwing Athletes. Am J Sports Med, 33(4) : 507-514, 2005.

23) Mihata T, et al : Biomechanical analysis of articular-sided partial-thickness rotator cuff tear and repair. Am J Sports Med, 43(2) : 439-446, 2015.

24) Chhadia AM, et al : Abnormal translation in SLAP lesions on magnetic resonance imaging abducted externally rotated view. Arthroscopy, 26(1) : 19-25, 2010.

25) Mihata T, et al : Biomechanical assessment of Type II superior labral anterior-posterior (SLAP) lesions associated with anterior shoulder capsular laxity as seen in throwers : a cadaveric study. Am J Sports Med, 36(8) : 1604-1610, 2008.

26) Andrews JR, et al : Glenoid labrum tears related to the long head of the biceps. Am J Sports Med, 13(5) : 337-341, 1985.

27) Burkhart SS, et al : The peel-back mechanism : its role in producing and extending posterior type II SLAP lesions and its effect on SLAP repair rehabilitation. Arthroscopy, 14(6) : 637-640, 1998.

28) Shepard MF, et al : Differences in the ultimate strength of the biceps anchor and the generation of type II superior labral anterior posterior lesions in a cadaveric model. Am J Sports Med, 32(5) : 1197-1201, 2004.

29) Pradhan RL,et al : Superior labrum strain cluring the throwing motion. A cadaveric study. Am J Sports Med, 29(4) : 488-492, 2001.

30) Garofalo R, et al : Anterior-superior internal impingement of the shoulder : an evidence-based review. Knee Surg Sports Traumatol Arthrosc, 18(12) : 1688-1693, 2010.

31) Castagna A, et al : Posterior superior internal impingement : an evidence-based review [corrected]. Br J Sports Med, 44(5) : 382-388, 2010.

32) Valadie AL, et al : Anatomy of provocative tests for impingement syndrome of the shoulder. J Shoulder Elbow Surg, 9(1) : 36-46, 2000.

33) Gerber C, et al : Impingement of the deep surface of the subscapularis tendon and the reflection pulley on the anterosuperior glenoid rim : a preliminary report. J Shoulder Elbow Surg, 9(6) : 483-490, 2000.

34) Walch G, et al : Impingement of the deep surface of the supraspinatus tendon on the posterosuperior glenoid rim : An arthroscopic study. J Shoulder Elbow Surg, 1 : 238-245, 1992.

35) Jobe CM : Posterior superior glenoid impingement : expanded spectrum. Arthroscopy, 11(5) : 530-536, 1995.

36) Akeda M, et al : Lower shoulder abduction during throwing motion may cause forceful internal impingement and decreased anterior stability. J Shoulder Elbow Surg, 27(6) : 1125-1132, 2018.

37) Mihata T, et al : Excessive glenohumeral horizontal abduction as occurs during the late cocking phase of the throwing motion can be critical for internal impingement. Am J Sports Med, 38(2) : 369-374, 2010.

38) Mihata T, et al : Effect of posterior shoulder tightness on internal impingement in a cadaveric model of throwing. Knee Surg Sports Traumatol Arthrosc, 2013.

39) Mihata T, et al : Effect of Anterior Capsular Laxity on Horizontal Abduction and Forceful Internal Impingement in a Cadaveric Model of the Throwing Shoulder. Am J Sports Med, 43(7) : 1758-1763, 2015.

40) Mihata T, et al : Effect of rotator cuff muscle imbalance on forceful internal impingement and peel-back of the superior labrum : a cadaveric study. Am J Sports Med, 37(11) : 2222-2227, 2009.

41) Mihata T, et al : Effect of scapular orientation on shoulder internal impingement in a cadaveric model of the cocking phase of throwing. J Bone Joint Surg Am, 94(17) : 1576-1583, 2012.

42) Saka M, et al : Scapular Kinematics During Late Cocking of a Simulated Throwing Activity in Baseball Players With Shoulder Injury : A Cross-Sectional Study Using a 3D-to-2D Registration Technique. J Sport Rehabil, 24(2) : 91-98, 2015.

43) Muraki T, et al : Effect of posteroinferior capsule tightness on contact pressure and area beneath the coracoacromial arch during pitching motion. Am J Sports Med, 38(3) : 600-607, 2010.

44) Grossman MG, et al : A cadaveric model of the throwing shoulder : a possible etiology of superior labrum anterior-to-posterior lesions. J Bone Joint Surg Am, 87(4) : 824-831, 2005.

45) Huffman GR, et al : Path of glenohumeral articulation throughout the rotational range of motion in a thrower's shoulder model. Am J Sports Med, 34(10) : 1662-1669, 2006.

46) Clabbers KM, et al : Effect of posterior capsule tightness on glenohumeral translation in the late-cocking phase of pitching. Journal of sport rehabilitation, 16(1) : 41-49, 2007.

47) Matsuo T, et al : Influence of shoulder abduction and lateral trunk tilt on peak elbow varus torque for college

baseball pitchers during simulated pitching. J Appl Biomech, 22(2) : 93-102, 2006.

48) Tanaka H, et al : Estimation of Shoulder Behavior From the Viewpoint of Minimized Shoulder Joint Load Among Adolescent Baseball Pitchers. Am J Sports Med, 2018.(doi : 10.1177/0363546518789626)

49) Takagi Y, et al : Increased horizontal shoulder abduction is associated with an increase in shoulder joint load in baseball pitching. J Shoulder Elbow Surg, 23(12) : 1757-1762, 2014.

50) Oyama S, et al : Improper Trunk Rotation Sequence Is Associated With Increased Maximal Shoulder External Rotation Angle and Shoulder Joint Force in High School Baseball Pitchers. Am J Sports Med, 42(9) : 2089-2094, 2014.

51) Urbin MA, et al : Associations between timing in the baseball pitch and shoulder kinetics, elbow kinetics, and ball speed. Am J Sports Med, 41(2) : 336-342, 2013.

52) Oyama S, et al : Effect of excessive contralateral trunk tilt on pitching biomechanics and performance in high school baseball pitchers. Am J Sports Med, 41(10) : 2430-2438, 2013.

53) Solomito MJ, et al : Lateral Trunk Lean in Pitchers Affects Both Ball Velocity and Upper Extremity Joint Moments. Am J Sports Med, 43(5) : 1235-1240, 2015.

54) Huang YH, et al : A comparison of throwing kinematics between youth baseball players with and without a history of medial elbow pain. Chin J Physiol, 53(3) : 160-166, 2010.

55) Douoguih WA, et al : Early Cocking Phase Mechanics and Upper Extremity Surgery Risk in Starting Professional Baseball Pitchers. Orthop J Sports Med, 3(4), 2015.(doi : 10.1177/2325967115581594)

56) Chalmers PN, et al : Postoperative Restoration of Upper Extremity Motion and Neuromuscular Control During the Overhand Pitch : Evaluation of Tenodesis and Repair for Superior Labral Anterior-Posterior Tears. Am J Sports Med, 42(12) : 2825-2836, 2014.

57) Laughlin WA, et al : Deficiencies in Pitching Biomechanics in Baseball Players With a History of Superior Labrum Anterior-Posterior Repair. Am J Sports Med, 42(12) : 2837-2841, 2014.

58) Matsuo T, et al : Comparison of kinematic and temporal parameters between different pitch velocity groups. J Appl Biomech, 17(1) : 1-13, 2001.

59) Stodden DF, et al : Relationship of biomechanical factors to baseball pitching velocity : within pitcher variation. J Appl Biomech, 21(1) : 44-56, 2005.

60) Kageyama M, et al : Kinematic and Kinetic Profiles of Trunk and Lower Limbs during Baseball Pitching in Collegiate Pitchers. Journal of sports science & medicine, 13(4) : 742-750, 2014.

61) Oyama S, et al : Reliability and Validity of Quantitative Video Analysis of Baseball Pitching Motion. J Appl Biomech, 33(1) : 64-68, 2017.

62) DeFroda SF, et al : Two-Dimensional Video Analysis of Youth and Adolescent Pitching Biomechanics : A Tool For the Common Athlete. Curr Sports Med Rep, 15(5) : 350-358, 2016.

63) Sgroi T, et al : Predictors of throwing velocity in youth and adolescent pitchers. J Shoulder Elbow Surg, 24(9) : 1339-1345, 2015.

64) Dun S, et al : The relationship between age and baseball pitching kinematics in professional baseball pitchers. J Biomech, 40(2) : 265-270, 2007.

65) Werner SL, et al : Relationships between ball velocity and throwing mechanics in collegiate baseball pitchers. J Shoulder Elbow Surg, 17(6) : 905-908, 2008.

66) Shinya M, et al : Pitching form determines probabilistic structure of errors in pitch location. J Sports Sci, 35(21) : 2142-2147, 2017.

67) Whiteside D, et al : Ball Speed and Release Consistency Predict Pitching Success in Major League Baseball. J Strength Cond Res, 30(7) : 1787-1795, 2016.

68) Diffendaffer AZ, et al : Kinematic and kinetic differences between left-and right-handed professional baseball pitchers. Sports Biomech : 1-8, 2018.

69) Solomito MJ, et al : Biomechanical differences between left- and right-handed baseball pitchers. Sports Biomech, 16(2) : 143-151, 2017.

70) Werner SL, et al : Throwing arm dominance in collegiate baseball pitching : a biomechanical study. Am J Sports Med, 38(8) : 1606-1610, 2010.

71) Weber AE, et al : The biomechanics of throwing : simplified and cogent. Sports Med Arthrosc, 22(2) : 72-79, 2014.

72) Calabrese GJ : Pitching mechanics, revisited. Int J Sports Phys Ther, 8(5) : 652-660, 2013.

73) Digiovine NM, et al : An electromyographic analysis of the upper extremity in pitching. J Shoulder Elbow Surg, 1(1) : 15-25, 1992.

74) Luera MJ, et al : Role of Rotational Kinematics in Minimizing Elbow Varus Torques for Professional Versus High School Pitchers. Orthop J Sports Med, 6(3) : 2325967118760780, 2018.

75) Davis JT, et al : The effect of pitching biomechanics on the upper extremity in youth and adolescent baseball pitchers. Am J Sports Med, 37(8) : 1484-1491, 2009.

76) MacWilliams BA, et al : Characteristic ground-reaction forces in baseball pitching. Am J Sports Med, 26(1) : 66-71, 1998.

77) Fleisig GS, et al : Kinematic and kinetic comparison of baseball pitching among various levels of development. J Biomech, 32(12) : 1371-1375, 1999.

78) Fry KE, et al : Youth Baseball Pitching Stride Length : Normal Values and Correlation With Field Testing. Sports health, 9(3) : 205-209, 2017.

79) Konda S, et al : Configuration of the Shoulder Complex During the Arm-Cocking Phase in Baseball Pitching. Am J Sports Med, 43(10) : 2445-2451, 2015.

80) Miyashita K, et al : Glenohumeral, scapular, and thoracic angles at maximum shoulder external rotation in throwing. Am J Sports Med, 38(2) : 363-368, 2010.

81) Ahmad CS, et al : Biomechanical evaluation of a new ulnar collateral ligament reconstruction technique with interference screw fixation. Am J Sports Med, 31(3) : 332-337, 2003.

82) Morrey BF, et al : Articular and ligamentous contributions to the stability of the elbow joint. Am J Sports Med, 11(5) : 315-319, 1983.

83) Keeley DW, et al : Shoulder kinematics during pitching : Comparing the slide step and traditional stretch deliveries. Hum Mov Sci, 2012.

84) Fleisig GS, et al : Kinetics of baseball pitching with implications about injury mechanisms. Am J Sports Med, 23(2) : 233-239, 1995.

85) Seroyer ST, et al : The kinetic chain in overhand pitching : its potential role for performance enhancement and injury prevention. Sports health, 2(2) : 135-146, 2010.

86) Werner SL, et al : Relationships between throwing mechanics and shoulder distraction in collegiate baseball pitchers. J Shoulder Elbow Surg, 16(1) : 37-42, 2007.

87) Oliver G, et al : Scapula Kinematics of Youth Baseball Players. J Hum Kinet, 49 : 47-54, 2015.

88) Meyer KE, et al : Three-dimensional scapular kinematics during the throwing motion. J Appl Biomech, 24 (1) : 24-34, 2008.

89) Norton R, et al : Risk Factors for Elbow and Shoulder Injuries in Adolescent Baseball Players : A Systematic Review. Am J Sports Med : 363546518760573, 2018.

90) Sekiguchi T, et al : Youth baseball players with elbow and shoulder pain have both low back and knee pain : a cross-sectional study. Knee Surg Sports Traumatol Arthrosc, 26(7) : 1927-1935, 2018.

91) Harada M, et al : Risk factors for elbow injuries among young baseball players. J Shoulder Elbow Surg, 19 (4) : 502-507, 2010.

92) Yukutake T, et al : A survey examining the correlations between Japanese little league baseball coaches' knowledge of and compliance with pitch count recommendations and player elbow pain. Sports health, 5 (3) : 239-243, 2013.

93) Knapik DM, et al : Youth Baseball Coach Awareness of Pitch Count Guidelines and Overuse Throwing Injuries Remains Deficient. J Pediatr Orthop, 38(10) : e623-628, 2018.

94) Fazarale JJ, et al : Knowledge of and compliance with pitch count recommendations : a survey of youth baseball coaches. Sports health, 4(3) : 202-204, 2012.

95) Sekiguchi T, et al : Playing video games for more than 3 hours a day is associated with shoulder and elbow pain in elite young male baseball players. J Shoulder Elbow Surg, 27(9) : 1629-1635, 2018.

96) Michener LA, et al : National Athletic Trainers' Association Position Statement : Evaluation, Management, and Outcomes of and Return-to- Play Criteria for Overhead Athletes With Superior Labral Anterior-Posterior Injuries. J Athl Train, 53(3) : 209-229, 2018.

97) Mazoue CG, et al : Repair of full-thickness rotator cuff tears in professional baseball players. Am J Sports Med, 34(2) : 182-189, 2006.

98) Dines JS, et al : Arthroscopic Management of Full-Thickness Rotator Cuff Tears in Major League Baseball Pitchers : The Lateralized Footprint Repair Technique. Am J Orthop (Belle Mead NJ), 45(3) : 128-133, 2016.

99) Pillai G, et al : Greater strength increase with cyst decompression and SLAP repair than SLAP repair alone. Clin Orthop Relat Res, 469(4) : 1056-1060, 2011.

100) Moore-Reed SD, et al : Preliminary Development of a Clinical Prediction Rule for Treatment of Patients With Suspected SLAP Tears. Arthroscopy, 30(12) : 1540-1549, 2014.

101) Plummer HA, et al : Trunk Lean during a Single-Leg Squat Is Associated with Trunk Lean during Pitching. Int J Sports Phys Ther, 13(1) : 58-65, 2018.

102) Wilk KE, et al : Deficits in Glenohumeral Passive Range of Motion Increase Risk of Elbow Injury in Professional Baseball Pitchers : A Prospective Study. Am J Sports Med, 43(10) : 2379-2385, 2014.

103) Camp CL, et al : Decreased Shoulder External Rotation and Flexion Are Greater Predictors of Injury Than Internal Rotation Deficits : Analysis of 132 Pitcher-Seasons in Professional Baseball. Arthroscopy, 33(9) : 1629-1636, 2017.

104) Shanley E, et al : Preseason shoulder range of motion screening as a predictor of injury among youth and adolescent baseball pitchers. J Shoulder Elbow Surg, 24(7) : 1005-1013, 2015.

105) Shanley E, et al : Shoulder range of motion measures as risk factors for shoulder and elbow injuries in high school softball and baseball players. Am J Sports Med, 39(9) : 1997-2006, 2011.

106) Tyler TF, et al : Risk Factors for Shoulder and Elbow Injuries in High School Baseball Pitchers : The Role of Preseason Strength and Range of Motion. Am J Sports Med, 42(8) : 1993-1999, 2014.

107) Byram IR, et al : Preseason shoulder strength measurements in professional baseball pitchers : identifying players at risk for injury. Am J Sports Med, 38(7) : 1375-1382, 2010.

108) Trakis JE, et al : Muscle strength and range of motion in adolescent pitchers with throwing-related pain : implications for injury prevention. Am J Sports Med, 36(11) : 2173-2178, 2008.

109) Garrison JC, et al : Baseball players diagnosed with ulnar collateral ligament tears demonstrate decreased

balance compared to healthy controls. J Orthop Sports Phys Ther, 43(10) : 752-758, 2013.

110) Tyler TF, et al : Correction of posterior shoulder tightness is associated with symptom resolution in patients with internal impingement. Am J Sports Med, 38(1) : 114-119, 2010.

111) Laudner K, et al : Acute effects of instrument assisted soft tissue mobilization for improving posterior shoulder range of motion in collegiate baseball players. Int J Sports Phys Ther, 9(1) : 1-7, 2014.

112) Moore SD, et al : The immediate effects of muscle energy technique on posterior shoulder tightness : a randomized controlled trial. J Orthop Sports Phys Ther, 41(6) : 400-407, 2011.

113) Manske RC, et al : A randomized controlled single-blinded comparison of stretching versus stretching and joint mobilization for posterior shoulder tightness measured by internal rotation motion loss. Sports health, 2(2) : 94-100, 2010.

114) McClure P, et al : A randomized controlled comparison of stretching procedures for posterior shoulder tightness. J Orthop Sports Phys Ther, 37(3) : 108-114, 2007.

115) Maenhout A, et al : Quantifying acromiohumeral distance in overhead athletes with glenohumeral internal rotation loss and the influence of a stretching program. Am J Sports Med, 40(9) : 2105-2112, 2012.

116) Laudner KG, et al : The acute effects of sleeper stretches on shoulder range of motion. J Athl Train, 43(4) : 359-363, 2008.

117) Yamauchi T, et al : The effect of trunk rotation during shoulder exercises on the activity of the scapular muscle and scapular kinematics. J Shoulder Elbow Surg, 24(6) : 955-964, 2015.

118) Boyle KL, et al : The value of blowing up a balloon. N Am J Sports Phys Ther, 5(3) : 179-188, 2010.

119) Robey JH, et al : Bilateral functional thoracic outlet syndrome in a collegiate football player. N Am J Sports Phys Ther, 4(4) : 170-181, 2009.

120) 前田 健：ピッチングメカニズムブック 改善編, ベースボール・マガジン社, 2010.

121) 蒲田和芳：「リアライン・コア」を用いたコア・体幹のトレーニング. リアライン・トレーニングー関節のゆがみ・骨の配列を整える最新理論ー＜体幹・股関節編＞, p93-110, 講談社, 2014.

122) 窪田智史, ほか：ACL 損傷予防のためのアスレティックトレーニング(5)新しいACL 損傷予防プログラムの提案(1)動作修正. 体育の科学, 66(7) : 515-520, 2016.

Ⅳ 機能障害別ケーススタディ

Ⅳ　機能障害別ケーススタディ

1 肩甲上腕関節の動的安定性低下（骨頭求心性の破綻）

Abstract

■ 肩腱板断裂に伴う肩腱板機能の低下により，術前から術後にかけて上肢挙上時に動的安定性の低下がみられた。

■ 術前および術後2カ月でのMRI評価，理学療法評価により動的安定性を惹起する因子を明らかにした。

■ 本症例では棘上筋・棘下筋の萎縮，肩後方関節包の柔軟性低下，肩甲下筋上部・中部線維の浮腫が動的安定性低下の因子であると考えた。

■ 縫合腱板へのリスクを最優先に考慮したうえで，避けるべきストレス，改善が期待できる機能に対して適切にアプローチすることで，動的安定性の改善がみられた。

はじめに

　　肩腱板断裂に対し直視下での腱板修復術が行われた症例について報告する。術後2カ月の時点にて問題点を整理し，その後行った理学療法について紹介し，術前から術後5カ月にかけて動的安定性がどのように改善したかについて述べる。

症例情報

➤一般的情報
年齢：50歳代後半
性別：男性
仕事：会社員（デスクワーク）
趣味：ボーリング，ゴルフ
主訴：右手を挙上位から下ろす際や結帯時，または起床時に痛みが生じる。

➤医学的情報
診断名：右肩腱板断裂
既往歴：左肩腱板断裂（2年前）

➤現病歴
　　手術日の5カ月前に自転車にて転倒し，右肩を強打した。以後右肩関節痛が出現し，上肢挙上困難となる。受傷当日に当院受診し，関節造影検査，後日MRIにより上記診断となる。以後加療は行わず徐々に挙上可能となるが，疼痛が残存すること，スポーツ復帰への意欲が高いことから，当院にて手術となる。

➤手術記録

　三角筋を線維方向に鈍的に分けて侵入する。肩峰下滑液包，烏口下滑液包の癒着を剥離する。烏口肩峰靱帯を切離し，肩峰の骨増殖を認めたため，肩峰形成術を行う。腱板牽引試験の結果，棘上筋に緩みを認めたため，棘上筋付着部を切開すると，深層断裂を確認。2号エチボンドを3針かけ，上腕骨大結節部に骨溝を作成し，McLaughlin法を施行した。その結果，骨頭を十分に被覆し，修復した棘上筋の緊張も良好であった。棘下筋，肩甲下筋に緩み，断裂はみられなかった。

➤術後プログラム

　術直後よりヘッドギアにて上肢をゼロポジションに固定し，手指・肘関節の運動を開始した。術後1週より挙上位での肩関節他動運動および下垂方向への自動介助運動（MMT2レベル）を行い，術後2週よりアームレストに変更した。術後3週より肩関節自動運動を開始し，術後6週にてアームレストを除去した。

➤画像情報（MRI）

　術前ではT1斜位冠状断像より棘上筋関節面の不全断裂，棘上筋腱端部に腫脹がみられた。T2斜位矢状断像より，棘上筋のGoutallier stageは1，tangent sign：－，棘下筋と小円筋は脂肪変性：－，萎縮：－，肩甲下筋上部・中部線維には浮腫がみられた。T2軸位断像より烏口下滑液包，肩峰下滑液包，上腕二頭筋長頭にeffusion：＋であった（**図1**）。

　術後2カ月ではT2斜位冠状断像より，錨着部の腱端は連続性・厚みがあり（菅谷分類type 1），棘上筋腱端部の腫脹も確認できた。また，T2斜位矢状断像より，棘上筋の萎縮の進行がみられた。実際に断面積を測定すると，術前では646mm^2であったが，術後2カ月では435mm^2と断面積の減少がみられた。また，その他の肩腱板筋群では術前に比べ棘下筋で断面積の減少がみられたが，小円筋，肩甲下筋には断面積の減少はみられなかった（**表1**）。しかし，肩甲下筋上部・中部線維には浮腫がみられた。さらにT2軸位断像より肩峰下滑液包前方はeffusion：＋であったが，上腕二頭筋長頭はeffusion：－であった（**図2**）。

> **Memo** 　**縫合腱板部の評価**
>
> 　肩腱板断裂術後の縫合腱板の評価には菅谷分類が広く用いられている。これは修復腱板の連続性，厚み，輝度変化を5段階で分類する評価法である。T2冠状断像にて（**図2a**参照），修復腱板に連続性・厚みがあり，かつ一様に低信号なものをtype 1，連続性・厚みはみられるが，一部に高信号がみられるものをtype 2，修復腱板の連続性はあるが厚みのないものをtype 3，一部のスライスで連続性が失われているものをtype 4，連続性の途絶部分が大きく，矢状面での広がりのあるものをtype 5と分類する評価法である。このなかでtype1～4までは再断裂とはいえないと述べられている[1]。

図1 術前におけるMRI所見

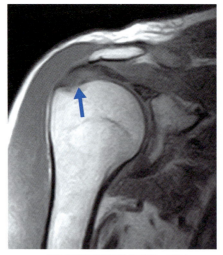

a T1斜位冠状断像(肩峰レベル)
→：棘上筋関節面不全断裂，腱端部の腫脹

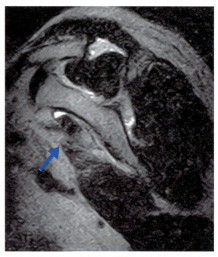

b T2斜位矢状断像(関節窩内側レベル)
→：肩甲下筋上部・中部線維の浮腫

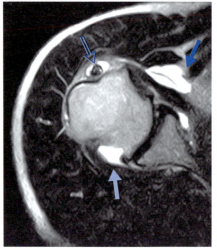

c T2軸位断像(関節窩下縁レベル)
→：烏口下滑液包・肩峰下滑液包前方のeffusion
→：肩峰下滑液包後方のeffusion
⇒：上腕二頭筋長頭のeffusion

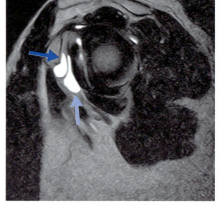

d T2斜位矢状断像(肩鎖関節レベル)
→：烏口下滑液包のeffusion
→：肩峰下滑液包前方のeffusion

表1 肩腱板筋群の断面積の推移(MRI-T2斜位矢状断像(関節窩内側レベル)で評価)

	術前	術後2カ月	術後5カ月
棘上筋	646	435	527
棘下筋	1,329	1,165	1,311
小円筋	341	360	392
肩甲下筋	1,304	1,324	1,352

単位：mm^2

図2 術後2カ月におけるMRI所見

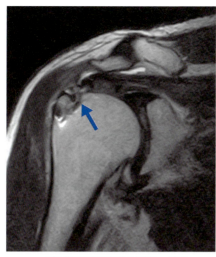

a T2斜位冠状断像(肩峰レベル)
→：棘上筋錨着部の連続性・厚み，棘上筋腱端部の腫脹

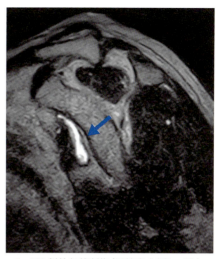

b T2斜位矢状断像(関節窩内側レベル)
→：肩甲下筋上部・中部線維の浮腫

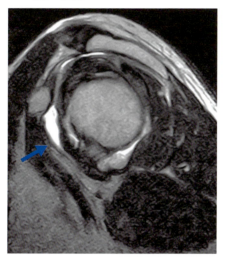

c T2斜位矢状断像(肩鎖関節レベル)
→：肩峰下滑液包前方のeffusion

理学療法評価

▶問診

術前では，肩関節外転最終可動域，結帯動作，重いものを持ち上げる際に肩腱板疎部を中心に広範囲に疼痛を訴えた。術後2カ月では上肢挙上位からの下垂動作や結帯動作で，いずれも上腕外側に広範囲に疼痛を訴えた。

▶視診・触診

術前では肩腱板疎部と上腕骨小結節に圧痛がみられた。術後2カ月では上腕骨小結節，大結節に圧痛がみられた。また，棘下筋斜走線維と小円筋の緊張が高くなっていた。

➤可動性評価

　術前では肩関節挙上位において内旋方向に制限がみられ，それに伴い結帯動作の制限もみられた。肩関節内旋方向のエンドフィールは関節包性であった。術後2カ月では挙上方向には良好な可動域が獲得できているが，肩関節内旋方向の可動域制限が増悪しており，それに加え肩関節伸展，水平外転で制限がみられた（**表2**）。エンドフィールは肩関節挙上位での内旋，伸展，水平外転は関節包性であったが，上肢下垂位内旋は軟部組織性であった。

➤筋機能評価

　術前では肩関節90°外転位での内旋でMMT 4レベルと筋力低下がみられたが，その他の筋群ではMMT 5レベルを発揮可能であった。また，Yergason test，Speed test，Neer impingement testは陽性，Hawkins-Kennedy impingement testは陰性であった。術後2カ月では縫合腱板へのストレスを考慮し，MMT 4レベルまでの評価としたが，すべての方向でMMT 4レベルは発揮できることを確認した（**表3**）。術前から術後2カ月での肩腱板筋群の断面積に関しては，棘上筋では646 mm^{2}から435 mm^2，棘下筋では1,329 mm^{2}から1,165 mm^{2}と減少がみられたが，小円筋と肩甲下筋では著明な変化はみられなかった（**表1**）。

➤上肢挙上動作評価

　肩甲骨関節窩に対する上腕骨頭の位置関係について，2つの骨の接触域を評価した。術前での上肢肩甲骨面挙上90°での接触域は，後上方に変位しており，術後2カ月ではさらに上方に変位していた（**図3**）。また，上肢肩甲骨面挙上90°での肩甲骨上方回旋角度は39.3°と大きかったが，術後2カ月では32.1°と小さくなっていた（**図4**）。

表2　肩関節可動域の推移

		術前	術後2カ月	術後5カ月
屈曲		141	143	154
外転		105	118	123
内転		0	0	0
伸展		36	10	34
下垂位	外旋	50	35	47
	内旋	55	29	55
肩90°外転位	外旋	83	88	90
	内旋	5	−17	7
肩90°屈曲位	外旋	94	97	105
	内旋	0	−25	5
水平内転		130	116	133
水平外転		16	6	5
自動屈曲		140	140	150
C7 to thumb [cm]		43	上後腸骨棘 (PSIS)	40

単位：°

表3　筋力（MMT）の推移

		術前	術後2カ月[4]	術後5カ月
肩屈曲		5	4	5
肩外転		5	4	5
肩90°外転位	外旋	5	4	5
	内旋	4	4	5
棘上筋[1]		5	4	5
棘下筋[2]		5	4	5
肩甲下筋[3]		5	4	5

＊1：側臥位，肩30°外転位で測定
＊2：上肢下垂位，肩内外旋中間位で測定
＊3：belly press testで評価
＊4：MMT 4レベルまでを評価

図3　上肢肩甲骨面挙上90°での関節窩接触域の推移

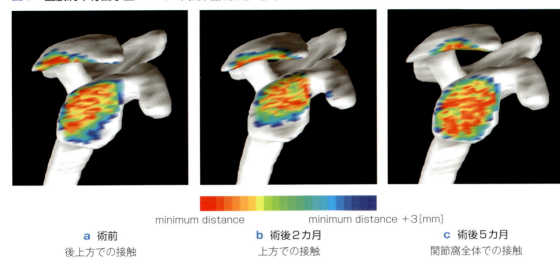

minimum distance　　　　　　　　minimum distance +3 [mm]

a　術前
後上方での接触

b　術後2カ月
上方での接触

c　術後5カ月
関節窩全体での接触

図4　上肢肩甲骨面挙上90°での上腕骨・肩甲骨位置関係の推移

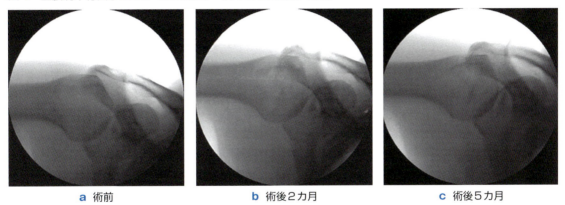

a　術前　　　　　　　b　術後2カ月　　　　　　c　術後5カ月

肩甲骨上方回旋角度は術前39.3°，術後2カ月で32.1°，術後5カ月で27.1°であった（2D/3D registration technique）。

▶統合と解釈

　本症例では棘上筋関節面不全断裂に対し，McLaughlin法が施行された。術前の評価より，肩腱板断裂に加え，棘上筋腱端部の腫脹，烏口下滑液包・肩峰下滑液包・上腕二頭筋長頭のeffusion，肩甲下筋上部・中部線維に浮腫がみられた。また，Yergason test，Speed test，Neer impingement testは陽性，Hawkins-Kennedy impingement testは陰性であった。棘上筋断裂，上腕二頭筋長頭のeffusion，肩甲下筋の浮腫により動的安定性が低下したため，術前では上肢挙上時の関節窩に対する上腕骨頭の接触域が後上方に変位したと考えられる。また，肩関節内旋制限がみられたことから，肩後方タイトネスにより骨頭の上方変位が助長された可能性も考えられる。さらに上肢挙上時の肩甲骨上方回旋の増大は動的安定性の低下により三角筋の働きが相対的に強まったことや，肩峰下滑液包のeffusionや棘上筋腱端部の腫脹による肩峰下での疼痛を回避するためではないかと考えられる。症例の訴えである肩関節外転最終可動域の疼痛は，上腕骨頭の上方変位により肩峰下で生じたと考えた。また，重い物

を持つことで棘上筋，肩甲下筋，上腕二頭筋長頭に収縮時痛が生じたことや，結帯時には棘上筋の伸張痛や，烏口下滑液包のeffusionにより疼痛が出現したのではないかと考えた。

　術後2カ月の評価より，術前に比べ棘上筋・棘下筋の萎縮がみられた。また，肩峰下滑液包前方にeffusionがみられ，肩甲下筋上部・中部線維に浮腫がみられた。これらのことにより，術前と同様に動的安定性が低下し上肢挙上時に上腕骨頭は上方に変位したと考えられる。しかし，術前の棘上筋の脂肪変性が軽度であったことや，小円筋，上腕二頭筋長頭の機能が保たれていることに加え，錨着部位に連続性と厚みがみられたことから，動的安定性が多少は改善し，上肢挙上時の肩甲骨上方回旋角度が術前に比べ減少したのではないかと考えた。上肢挙上位からの下垂動作における疼痛に関しては，棘上筋・棘下筋の萎縮や肩甲下筋の浮腫により動的安定性が低下したためと考えた。また，結帯時の疼痛に関しては，縫合腱である棘上筋が伸張位になるためと考えられる。

　これらの評価より術後2カ月時点での問題点として，棘上筋・棘下筋の萎縮，肩甲下筋上部・中部線維の浮腫，肩峰下滑液包のeffusion，肩後方タイトネスが挙げられる。ただし，腱板修復術後2カ月であることを考慮すると，棘上筋・棘下筋の萎縮や肩峰下滑液包のeffusionは当然起こりうる問題である。また，棘下筋に関しては術前から脂肪変性，萎縮もみられなかったことから，トレーニングにより筋力の改善は早期に期待できると考えた。

> **Memo** **縫合腱板部の治癒過程**
>
> 　肩腱板断裂術後の縫合腱板の治癒過程は，まず炎症細胞の増生や瘢痕組織形成の促進がみられる（inflammatory phase）。そして，術後6〜12週で線維軟骨が出現し，軟骨細胞の特徴的な配列が起こる（formative phase）。最後に術後12週〜6カ月にかけて，type 3からtype 1コラーゲンへの変換や，線維組織から腱様組織への成熟（remodeling phase）がみられ，術後1年程度で正常に類似した組織になることが報告されている[2,3]。肩腱板断裂術後では，これらの組織変化に応じて理学療法を進めていく必要がある。

治療および治療効果

▶プログラム

①棘上筋筋力改善
②棘下筋筋力改善
③肩峰下滑液包のeffusion軽減
④肩後方関節包の柔軟性改善
⑤肩甲下筋上部・中部線維の浮腫軽減

▶治療方針

　術後2カ月のMRIより，錨着部位の連続性と厚みがみられることから再断裂はなく，縫合部の状態は良好であることがわかった。加えて，術後2カ月経過していることから棘上筋・棘下筋のMMT3レベルの自動運動を積極的に行い，

筋力の改善を図った。また，肩峰下滑液包のeffusionに対しては医師が肩峰下への局所注射を行った。理学療法ではまず上肢挙上方向への可動域改善を目的として，解剖頸に垂直な軸での肩回旋運動を行った。その際，肩峰下に大結節が入らないようにすることで肩峰下滑液包にストレスがかからないよう配慮した（**図5，6**）。肩後方関節包のストレッチを行う際には，肩関節90°屈曲位の肢位で内旋運動を行った。その理由として，縫合した棘上筋は肩関節屈曲位においては内旋方向のモーメントアームを有するため[4]，この肢位での肩内旋運動は棘上筋に対して伸張肢位にならないためである。また，肩甲下筋上部・中

図5 解剖頸に垂直な軸での肩回旋運動

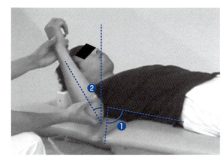

a 挙上0°

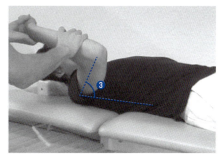

b 挙上60°

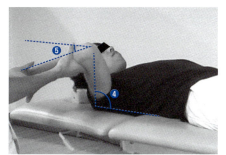

c 挙上90°

- **a**：頸体角135°，後捻角30°を考慮し，外転45°（❶），外旋30°（❷）の肢位を開始肢位とする。
- **b**：上腕は体幹と60°の角度（❸）をなし，前腕は体幹と並行になる。
- **c**：上腕は体幹と90°の角度（❹）をなし，前腕は体幹と30°の角度となる（❺）。

図6 解剖頸に垂直な軸での回旋運動時の上腕骨頭と肩峰との位置関係（健常例）

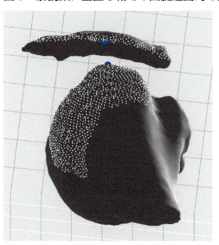

a 挙上60°

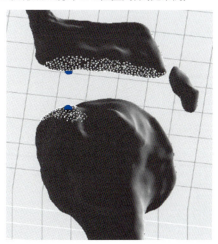

b 挙上90°

挙上60・90°ともに，大結節が肩峰の外側を通っている。

部線維の浮腫に対しては，肩関節120°外転位での内旋運動により肩甲下筋のトレーニングを行った．肩関節120°外転位ではこれらの線維は内旋方向へのモーメントアームが小さく[4]，選択的に肩甲下筋下部線維の筋力トレーニングを行える．

上肢挙上時の動的安定性は，棘上筋・棘下筋の筋力改善，肩甲下筋の浮腫軽減，肩後方タイトネスの改善により向上すると考え理学療法を行った．

解剖頸に垂直な軸での肩回旋運動

上腕骨の頸体角と後捻角を考慮し，解剖頸に垂直な軸での肩関節回旋運動を行うことで，上腕骨大結節を肩峰の外側に位置させながら運動することが可能となる（図6）．この運動を用いることで肩峰下でのインピンジメント，石灰沈着性腱炎，上腕骨近位端骨折術後などに起こる肩峰下での問題を回避することができる．

▶治療効果と治療経過

●画像情報（MRI）

術後5カ月でのT2斜位冠状断像より，術後2カ月と同様に縫合腱板の連続性・厚みを確認できた（菅谷分類type 1）．T2斜位矢状断像より棘上筋・棘下筋の断面積の改善がみられた．実際に断面積を測定すると，棘上筋では術後2カ月が435 mm^{2}であったのに対し，527 mm^{2}に改善し，棘下筋では術後2カ月が1,165 mm^{2}であったの対し，1,311 mm^{2}に改善していた（表1）．また同じ画像より肩甲下筋上部・中部線維の浮腫がみられた．T2軸位断像より肩峰下滑液包前方にeffusionがみられた（図7）．

●可動性評価

肩関節挙上，外旋方向には良好な可動域を獲得できた．しかし，肩関節内旋方向に関しては，術後2カ月に比べて改善はみられたが術前と同程度のレベルであり，依然として制限がみられた（表2）．

●筋機能評価

MMTではすべての方向で5レベルを発揮可能であった（表3）．またYergason test，Speed test，Neer impingement test，Hawkins-Kennedy impingement testはすべて陰性であった．肩腱板筋群の断面積は，棘上筋と棘下筋が上述のとおり術後2カ月から5カ月にかけて増加を示した．小円筋と肩甲下筋については術前から術後2カ月，術後5カ月にかけてわずかであるが断面積が大きくなる程度であった（表1）．

●上肢挙上動作評価

術後5カ月では上肢肩甲骨面挙上90°での関節窩に対する上腕骨頭の接触域は関節窩全体で接しており，術前，術後2カ月に比べ上方への変位が改善した（図3）．また，上肢肩甲骨面挙上90°での肩甲骨上方回旋角度は27.1°であり，術前での39.3°，術後2カ月での32.1°に比べ小さくなっていた（図4）．

図7 術後5カ月でのMRI

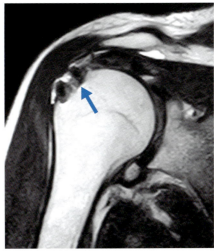
a T2斜位冠状断像（肩峰レベル）
→：棘上筋錨着部の連続性・厚み

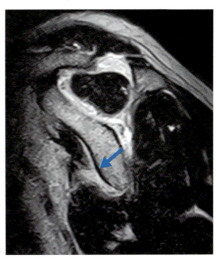
b T2斜位矢状断像（関節窩内側レベル）
→：肩甲下筋上部・中部線維の浮腫

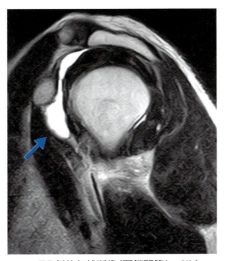
c T2斜位矢状断像（肩鎖関節レベル）
→：肩峰下滑液包前方のeffusion

まとめ

　動的安定性の改善には，肩腱板筋群や上腕二頭筋長頭の働きが重要である。本症例では，棘上筋断裂，棘上筋・棘下筋の萎縮，上腕二頭筋長頭のeffusion，肩甲下筋の浮腫により動的安定性が破綻し，上肢挙上時に骨頭の上方変位がみられた。肩腱板断裂術後の症例であったことから，縫合腱板へのリスクを最優先に考慮したうえで，術前からの評価を基に動的安定性の破綻を惹起する原因にアプローチした結果，動的安定性の改善がみられた。種々の評価から避けるべきストレス，改善が期待できる機能を適切に見極め，それに応じた介入を行うことが動的安定性の改善につながる。

文献

1) 菅谷啓之, ほか：単層固定方における鏡視下腱板修復術の治療成績―術後 1 年の MRI 所見と手術成績―. 肩関節, 27(2)：233-236, 2003.

2) McCormack RA, et al.：Biologic augmentation in rotator cuff repair：should we do it, who should get it, and has it worked?. Bull Hosp Jt Dis, 72(1)：89-96, 2014.

3) Via AG, et al.：Clinical and biological aspects of rotator cuff tears. Muscles Ligaments Tendon J, 3(2)：70-79, 2013.

4) Ackland DC, et al.：Moment arms of the shoulder muscles during axial rotation. J Orthop Res, 29(5)：658-667, 2011.

Ⅳ　機能障害別ケーススタディ

2　肩関節の可動域制限

Abstract
- 本症例は，屈曲・結髪・結帯動作の最終域で疼痛を認めた。
- 関節可動域，触診や圧痛を含めた評価結果から制限因子を推測した。
- 制限部位のリラクゼーションとストレッチングを行った後に，運動療法として疼痛のない範囲で自主可動域訓練を行った。その結果，疼痛の軽減と屈曲・結髪・結帯動作の改善を認めた。
- 凍結肩は多方向に可動域制限を有するため，結髪・結帯の複合動作では，動作に必要な肩関節可動域を想定し，評価および治療を行う必要がある。

症例情報

➤一般的情報
年齢：50歳代
性別：女性
身長：152 cm
体重：51 kg
BMI：
body mass index
BMI：22.1 kg/m²
主訴：右手が高所へ挙がらない。結髪と結帯時に右肩へ疼痛が出現する。
職業：コンビニ店員
利き手：右

➤医学的情報
診断名：凍結肩
既往歴：特記なし

➤画像情報
単純X線画像にて明らかな異常所見は認めなかった（**図1**）。

➤現病歴
NRS：
numerical rating
scale
　当院受診の約3カ月前に誘因なく右肩に疼痛が出現した。発症初期は，安静時痛と夜間痛がNRS 6程度出現していたが，発症1カ月後ではNRS 2に軽減した。発症2カ月後から右肩周囲にこわばりが出現し，屈曲・結髪・結帯時に疼痛が生じるため当院を受診した。

理学療法評価

➤問診
　右手を高所に挙げると疼痛が出現し，洗濯物を干すのに難渋する。結髪動作

199

では，右手で側頭部は触れるが，後頭部は疼痛が生じるため触れない。結帯動作では，右手を背部に回すと疼痛が生じ，下着の着脱が困難である。

▶疼痛評価

安静時痛・夜間痛：なし
圧痛　　　：腱板疎部，棘下筋，小円筋，大円筋，大胸筋鎖骨部・胸肋部線維，三角筋後部線維に認めた。
運動時痛：屈曲，結髪，結帯動作の各最終域で疼痛を認めた（屈曲・結髪動作はNRS 7，結帯動作はNRS 8）。

▶肩関節可動域評価

肩関節可動域評価の結果を表1，2に示す。患側は健側と比べて自動可動域と他動可動域ともに著明な制限を認めた。

図1　単純X線画像

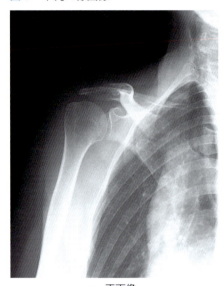
a　正面像

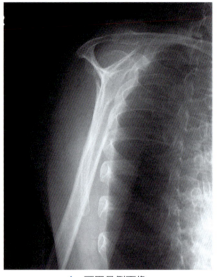
b　肩甲骨側面像

表1　肩関節可動域評価結果（自動運動）

運動	右	左
屈曲*	90p	170
外旋*	5p	60
結帯	殿部レベル	第3胸椎レベル

＊：単位［°］
p ：pain

表2　肩関節可動域評価結果（他動運動）

運動		右	左
屈曲*		90p	170
外旋*	下垂位	5p	70
	肩甲骨面挙上30°位	10p	75
内旋*	肩甲骨面挙上30°位	35p	60
	肩甲骨面挙上60°位	30p	65
伸展位での内転・内旋		患側は制限あり	

＊：単位［°］
p ：pain

●自動可動域
①屈曲動作
　患側は健側と比べて屈曲が著明に制限されており，高所に右手を挙げることが困難であった（図2a）。
②結髪動作
　患側は健側と比べて，肩関節屈曲・外旋が制限されており，後頭部を触れることが困難であった（図2b）。
③結帯動作
　患側は健側と比べて，肩関節伸展・内転・内旋が制限されており，右手を背部に回すことが困難であった（図2c）。

●他動可動域
①肩関節屈曲
　背臥位で肩関節屈曲させた際，患側は健側と比べて著明に制限されていた。
②肩関節外旋
　背臥位で肩関節を下垂位および肩甲骨面挙上30°位とし，肩関節外旋させた際，患側は健側と比べて著明に制限されていた。
③肩関節内旋
　背臥位で肩関節を肩甲骨面挙上30°および60°位とし，肩関節内旋させた際，患側は健側と比べて著明に制限されていた。
④肩関節伸展位での内転・内旋
　側臥位で肩関節を伸展位とし，肩関節内転および内旋させた際，患側は健側と比べて著明に制限されていた。

図2　介入前の肩関節自動可動域（右肩が患側）

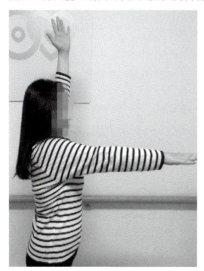
a　屈曲動作

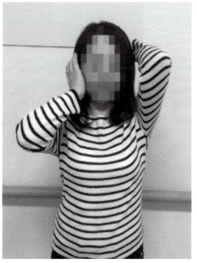
b　結髪動作

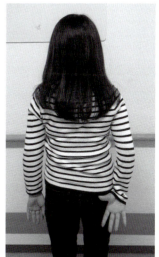
c　結帯動作

Clinical Hint

凍結肩患者における肩関節可動域制限の特徴

Rundquistら[1]は，凍結肩患者を対象に，三次元動作解析装置を用いて屈曲，肩甲骨面挙上，外転，内旋（下垂位，90°外転位），外旋（下垂位，90°外転位）の肩関節運動を評価したところ，凍結肩患者は健常者と比べてすべての運動方向に制限を認めた。したがって，凍結肩患者は多方向に可動域制限を有するため，各運動方向に対する丁寧な可動域評価が必要である。

▶肩甲骨アライメント評価

●立位安静時

肩甲骨を触診すると，患側の肩甲骨下角は健側と比べてわずかに突出しており，肩甲骨前傾位を呈していた。また，患側の肩甲骨内側縁は健側と比べてわずかに突出しており，肩甲骨内旋位を呈していた。

●自動屈曲時

屈曲50°から肩すくみ（shrug sign）が生じた。肩甲骨運動では，患側は健側と比べて肩甲骨上方回旋が大きかった（図3）。

▶エンドフィール評価

●肩関節屈曲

背臥位で他動的に肩関節屈曲させた際，最終域で強い抵抗感を認めた。屈曲

図3　肩甲骨アライメント（屈曲時）

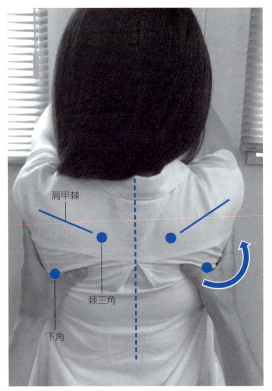

患側は肩甲骨上方回旋の運動量が大きい

時は大胸筋胸肋部線維，三角筋後部線維，大円筋の硬度の増加が触知されたが，上腕三頭筋の硬度の増加は触知されなかった。

●肩関節外旋

背臥位で肩関節を下垂位および肩甲骨面挙上30°位とし，他動的に肩関節外旋させた際，各最終域で強い抵抗感を認めた。下垂位外旋時は，大胸筋鎖骨部線維の硬度の増加が触知された。肩甲骨面挙上30°位外旋時は，肩甲下筋下部線維，大胸筋胸肋部線維の硬度の増加が触知された。

●肩関節内旋

背臥位で肩関節を肩甲骨面挙上30°および60°位とし，他動的に肩関節内旋させた際，各最終域で強い抵抗感を認めた。肩甲骨面挙上30°位内旋時は，棘下筋下部線維の硬度の増加が触知されたが，三角筋後部線維，小円筋の硬度の増加は触知されなかった。肩甲骨面挙上60°位内旋時は，棘下筋下部線維に加えて，小円筋の硬度の増加が触知された。

●肩関節伸展位での内転・内旋

側臥位で肩関節を伸展位とし，他動的に肩関節内転および内旋させた際，各最終域で強い抵抗感を認めた。肩関節伸展位での内転時は，棘上筋の硬度の増加が触知された。肩関節伸展位での内旋時は，棘下筋中部線維の硬度の増加が触知された。

▶肩甲上腕関節の関節包内運動評価

背臥位で肩関節を肩甲骨面挙上30°位とし，他動内旋最終域から角度を戻した肢位にて，上腕骨頭を他動的に後方へ変位させ，関節包内運動を評価した。患側は健側と比べて，上腕骨頭の後方への移動量が少なかった。

▶筋力評価

筋力評価の結果を**表3**に示す。患側は健側と比べて筋力低下を認めなかった。

▶統合と解釈

発症初期は，安静時痛と夜間痛を呈していたが，経過に伴いこれらの疼痛は消失した。その一方で，肩関節の可動域制限は進行した。疼痛は屈曲・結髪・結帯動作の各最終域で生じていた。これらの経過と症状を踏まえると本症例の病期は拘縮期にあたると判断した。

表3 筋力評価結果

運動	右	左
屈曲	5	5
外旋	5	5
内旋	5	5

※数値はMMTの基準に準じる

MMT：
manual muscle testing

肩関節の可動域は，自動運動と他動運動で制限を認めた。この自動運動と他動運動の可動域はそれぞれ同等であったため，制限因子は，筋，靱帯，および関節包などの軟部組織の過緊張・伸張性低下が推測された。

　屈曲動作では，患側は健側と比べて著明な制限を認めた。屈曲可動域の制限因子を判別するため他動運動時に筋を触診し，硬度の変化を確認した。さらに，筋の圧痛を確認した。他動屈曲時では，大胸筋胸肋部線維，三角筋後部線維，大円筋の硬度の増加を認め，各筋には圧痛が確認された。上腕三頭筋は，他動屈曲時に硬度の増加は認めず，圧痛は確認されなかった。したがって，屈曲可動域の制限因子は，大胸筋胸肋部線維，三角筋後部線維，大円筋と考えられた。筋以外の制限因子としては，屈曲で伸張される下関節上腕靱帯と後方関節包が挙げられる。本症例は屈曲制限が著明であったことから，下関節上腕靱帯と後方関節包の伸張性低下も制限に関与していると考えられた。

　結髪動作は，屈曲動作と比較して挙上面が後方に位置し，外旋を伴う複合動作である。そのため，肩関節前方組織の伸張性低下は制限因子となりやすい。本症例では，下垂位および肩甲骨面挙上30°位で外旋制限を認め，腱板疎部には圧痛が確認された。また，触診では外旋誘導時に肩甲下筋下部線維，大胸筋鎖骨部・胸肋部線維の硬度の増加を認めた。これらの結果を踏まえると，外旋可動域の制限因子は肩甲下筋下部線維，大胸筋鎖骨部・胸肋部線維と考えられた。筋以外の制限因子としては，下垂位の外旋で伸張される烏口上腕靱帯，上関節上腕靱帯，挙上位の外旋で伸張される中関節上腕靱帯，下関節上腕靱帯が考えられた。結髪動作では，挙上位の外旋で伸張される肩甲下筋下部線維，大胸筋胸肋部線維，中関節上腕靱帯，下関節上腕靱帯が制限に大きく関与していると推測された。

　結帯動作は，肩関節伸展・内転・内旋を伴う複合動作である。本症例では，患側は健側と比べて肩関節伸展位での内転に著明な制限を認め，内転最終域では棘上筋の硬度の増加を認めた。したがって，伸展位での内転の制限因子は棘上筋と考えられた。また，肩関節上方・前上方組織の上方関節包，烏口上腕靱帯，上関節上腕靱帯も内転によって伸張されるため，これらの関節包・靱帯も制限因子である可能性が考えられた。次に内旋可動域の制限因子を考える。本症例では，肩甲骨面挙上30°および60°位で内旋制限を認め，内旋最終域では肩関節後方に疼痛が出現した。触診においては，内旋の増加に伴い棘下筋下部線維および小円筋の硬度の増加を認めた。さらに，肩関節伸展位での内旋では，患側は健側と比べて制限されており，触診においては内旋の増加に伴い棘下筋中部線維の硬度の増加を認めた。これらの結果から，内旋可動域の制限因子は棘下筋中部・下部線維，小円筋と考えられた。また，筋以外の制限因子としては，後方関節包が挙げられる。肩甲骨面挙上30°位の内旋最終域から角度を戻した肢位で肩甲上腕関節の関節包内運動を確認すると，患側は健側と比べて上腕骨頭の後方への移動量が少なかった。したがって，内旋可動域の制限因子は後方関節包の伸張性低下も関与している可能性が考えられた。

　以上に述べた軟部組織の過緊張・伸張性低下が，屈曲・結髪・結帯動作の各最終域の疼痛を引き起こした要因と判断した。

治療方針および治療プログラム

➤治療方針

制限部位の過緊張・伸張性低下を改善することで，各動作（屈曲・結髪・結帯）に必要な肩関節可動域を獲得し，疼痛の軽減を図ることを目的とした。

➤治療プログラム

治療プログラムの介入初期は，極力疼痛が生じない強度でアプローチを行った。屈曲可動域制限に対するアプローチは，制限部位（大胸筋胸肋部線維，三角筋後部線維，大円筋，下関節上腕靱帯，後方関節包）に対してリラクゼーションを行い，その後にストレッチングを行った。リラクゼーションでは，制限部位の筋を軽度圧迫し，揺動することで緊張の軽減を図った。ストレッチングでは，肩関節可動域の制限方向（屈曲可動域制限の場合は屈曲方向）へ他動的に動かし，最終域で約20秒間持続的に伸張させることで筋・靱帯・関節包の過緊張・伸張性低下の改善を図った。

屈曲可動域の向上に伴い，結髪動作を改善するために外旋可動域の拡大を図った。外旋可動域制限に対するアプローチは，制限部位（肩甲下筋下部線維，大胸筋鎖骨部・胸肋部線維，烏口上腕靱帯，上関節上腕靱帯，中関節上腕靱帯，下関節上腕靱帯）に対してリラクゼーションを行い，その後にストレッチングを行った。ストレッチ肢位では，疼痛が少ない肩甲骨面挙上30°位の外旋ストレッチから介入し，疼痛の軽減に伴い軟部組織がより伸張される下垂位と挙上位の外旋ストレッチへ移行した。

次に結帯動作を改善するために内旋可動域と伸展位での内転可動域の拡大を図った。まず，内旋可動域制限に対するアプローチは，制限部位（棘下筋中部・下部線維，小円筋，後方関節包）に対してリラクゼーションを行い，ストレッチングとモビライゼーションを行った。モビライゼーションでは，内旋最終域から角度を戻した肢位で肩甲骨関節窩に対する上腕骨頭の後方滑りを他動的に促した。内転可動域制限に対するアプローチは，制限部位（棘上筋，上方関節包，烏口上腕靱帯，上関節上腕靱帯）に対してリラクゼーションを行い，その後にストレッチングを行った。ストレッチングでは，側臥位で肩関節伸展・内転方向へ他動的に動かし，最終域で約20秒間持続的に伸張させた。

運動療法は介入2カ月後より開始し，自主可動域訓練を行った。自主可動域訓練の指導では，まず当院にて運動を行ってもらい，運動中または運動後の疼痛増悪がないことを確認した後に家庭で行うように促した。肩関節前方組織に対しては，棒を用いた下垂位外旋ストレッチ（**図4a**），挙上位での外旋ストレッチを行った（**図4b**）。肩関節後方組織に対しては，肩甲骨面挙上位での内旋ストレッチを行った（**図4c**）。屈曲可動域の拡大に伴い，バランスボールを用いた疼痛自制内での挙上訓練を行った（**図4d**）。

介入前後の治療効果(介入3カ月後)

▶問診
右手が高所に挙がるようになり,洗濯物を干すことが容易になった。結髪は,右手が後頭部まで届くようになった。結帯は,右手を背中まで回せるようになった。

▶疼痛評価
運動時痛:屈曲・結髪動作はNRS 2,結帯動作はNRS 3へ改善した。

▶肩関節可動域評価
肩関節可動域評価の結果を**表4**に示す。

図4 疼痛のない範囲での自主可動域訓練

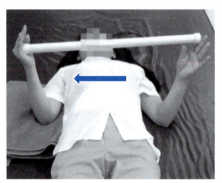

a 棒を用いた下垂位外旋ストレッチ

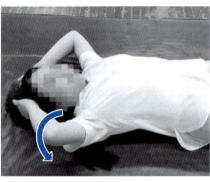

b 挙上位での外旋ストレッチ

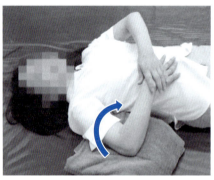

c 肩甲骨面挙上30°位での内旋ストレッチ

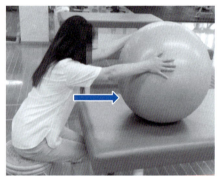

d ボールを用いた挙上運動

表4 介入前後の肩関節可動域評価結果(自動運動)

運動	介入前	介入後
屈曲*	90p	135p
外旋*	5p	40p
結帯	殿部レベル	第12胸椎レベル

＊:単位[°]
p :pain

● 自動可動域
① 屈曲動作
　介入前と比べて肩関節屈曲可動域の増大を認めた（図5a）。
② 結髪動作
　介入前と比べて肩関節屈曲・外旋可動域の増大を認めた（図5b）。
③ 結帯動作
　介入前と比べて肩関節伸展・内旋可動域の増大を認めた（図5c）。

▶今後について

　本症例の日常生活動作は改善傾向である。しかし，肩関節可動域制限と疼痛は残存している状態であり，今後も治療を継続していく予定である。

まとめ

　肩関節可動域制限は，凍結肩や二次性拘縮などさまざまな肩関節疾患でみられる機能障害である。肩関節可動域の制限因子は，関節可動域だけではなく触診や圧痛を含めた評価結果から推測する必要がある。治療では，徒手療法と疼痛のない範囲での運動療法[2]を行うことで肩関節可動域制限の改善が見込める。

図5 介入後の肩関節自動可動域（右肩が患側）

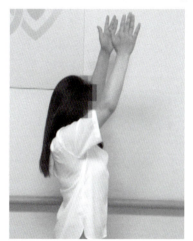
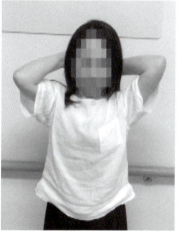
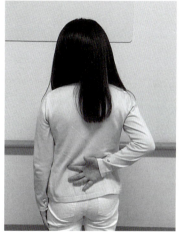

a 屈曲動作　　b 結髪動作　　c 結帯動作

Memo　凍結肩患者に対する運動療法の介入効果
　凍結肩患者に対する運動療法は，複数の介入を組み合わせた報告が多い。Griggsら[2]は，凍結肩患者70名に対する運動療法（肩ストレッチプログラム4種）の効果を調査し，約9割の患者は疼痛や可動域の改善を認めたと報告した。

文献

1) Rundquist PJ, et al：Shoulder kinematics in subjects with frozen shoulder. Archives of Physical Medicine and Rehabilitation, 84(10)：1473-1479, 2003.
2) Griggs SM, et al：Idiopathic Adhesive Capsulitis A Prospective Functional Outcome Study of Nonoperative Treatment. The Journal of Bone & Joint Surgery, 82(10)：1398-1398, 2000.

IV 機能障害別ケーススタディ

3 肩関節の不安定性①

Abstract

■ 本症例は，軽微な肩関節前上方不安定症（minor shoulder instability）に伴う上腕二頭筋長頭腱の炎症により，安静時や上肢挙上時，バレーボールのレシーブ時に肩関節前上方痛を認めた。

■ 疼痛の原因は上腕骨頭の前方変位による上腕二頭筋長頭腱へのストレスであり，そのメカニズムは肩甲骨上方回旋機能や肩甲下筋の出力低下，胸郭や肩甲骨可動性低下と考え，理学療法を実施した。

■ 炎症管理や肩関節機能の改善により安静時や上肢挙上時の疼痛は消失した。胸郭や肩甲骨機能の改善によりレシーブ肢位での肩関節安定性が向上し，不良動作の修正も図れた。

■ 構造的な不安定性を考慮しつつも，生じている疼痛のメカニズムを画像所見や身体所見から病態を判断し，その病態に合わせた安静期間の設定や機能の改善，段階的な競技復帰を図ることが重要である。

症例情報

➤一般的情報

年齢：19歳（大学2年生）

性別：女性

身長：162cm

体重：55kg

BMI：21

BMI：
body mass index

主訴：肩関節前上方の痛みで腕を挙げられない。左側のボールは怖くてレシーブができない。

スポーツ活動：バレーボール（リベロ，レシーバー）

練習頻度：1日約3時間，週6回

➤医学的情報

診断名：肩関節前上方不安定症（minor shoulder instability）

既往歴：特になし

MGHL：
middle glenohumeral ligament

SGHL：
superior glenohumeral ligament

SLAP：
superior labrum anterior and posterior

> **Memo** minor shoulder instability
>
> minor shoulder instabilityという言葉は1992年にMagareyらによって初めて用いられた[1]。主に投球動作や水泳など繰り返しの高強度運動が原因となる。病態としては中関節上腕靱帯（MGHL）/関節唇複合体の損傷や弛緩による機能不全が主病変であるとされ[2]，弛緩した上関節上腕靱帯（SGHL）と併せて肩関節前上方の安定化を図った手術では，SLAP損傷を認める投球障害肩において良好な成績が報告された[3]。

▶画像情報

MRIにて明らかな前方関節唇の損傷は認めない(**図1a**)。また，MRI冠状断像にて上腕二頭筋長頭腱の腱鞘に沿った高信号像を認める(**図1b**)。関節窩や上腕骨頭の骨欠損は認めない。

▶現病歴

ゲーム練習中，スパイクを左片手でレシーブした際に受傷。ボールへの反応が遅れたことで身体より後方に手を伸ばしてレシーブをした。受傷時に脱臼感はなく，肩関節前上方部の痛みと挙上制限が生じていた。約2週間練習を継続しながら経過を見ていたが，痛みが増悪し上肢の挙上制限も改善しなかったため，精査目的で当院受診となる。

理学療法を開始したがリーグ戦期間中で練習を休止することはできず，痛みに対する対症的な治療と不安感のあるプレーを制限しながら練習を継続。リーグ戦期間中，レシーブ時やフライングレシーブ時の痛み，練習後の安静時痛が残存していたので，リーグ戦終了後から治療に専念することとなった。リーグ戦終了後翌日のリハビリテーション来院時では一定期間の練習休止を予定しており，肩の挙上制限と挙上時痛，わずかに安静時痛が残存している。

理学療法評価(リーグ戦終了後翌日介入時)

▶問診

前日までリーグ戦でプレーをしていたので，安静時でも肩の前面にジワーっとした痛みがある。左側のボールは片手でレシーブをしないようにしていたので，受傷時のような痛みが出ることはなかったが，身体に近いボールのレシーブを繰り返したときや右手でのフライングレシーブで左手をついた際に痛みが出現していた。

図1 MRI

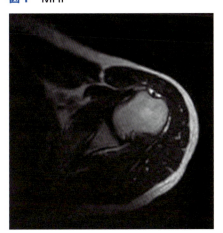 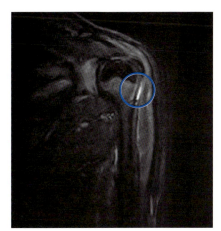

a T2強調画像(軸位断像)
前方関節唇の明らかな損傷は認められない。

b 脂肪抑制T2強調画像(冠状断像)
上腕二頭筋長頭腱の腱鞘に沿って高信号像が認められる(○)。

▶炎症・疼痛評価

熱感ないが，腫脹と圧痛をそれぞれ結節間溝部(軽度)と上腕二頭筋長頭腱に認めた。

▶超音波所見

カラードップラーを用いて上腕二頭筋長頭腱に血流増加を認めた。

▶ 特殊検査

●陽性となった検査

- anterior apprehension test
- relocation test
- load and shift test(不安感)
- Castagna test(図2)
- belly press test(出力低下)(図3a)
- bear-hug test(軽度肩関節前方痛，出力低下)(図3b)
- Whipple test
- Yergason test

●陰性となった検査

- full can test, empty can test
- Speed test
- Yocum test(肩関節前方に違和感があり，±と判断した)

図2 Castagna test

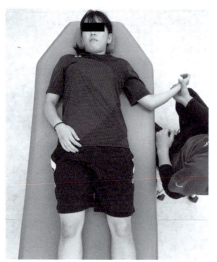
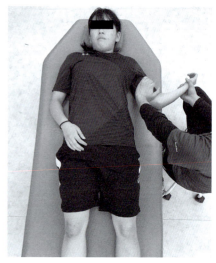

a 検査肢位　　　　　　　　b 上腕骨頭の変位を徒手的に制動

肩関節外転45°にてMGHLに負荷を加えるように最大まで外旋させた際に肩関節後方や上方に疼痛が生じ(a)，relocation手技を用いて上腕骨頭を前方から徒手的に押さえることで疼痛が消失・減弱する場合を陽性とする(b)。

図3 肩甲下筋テスト

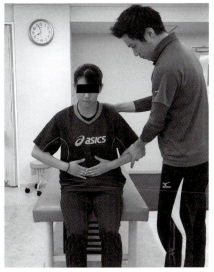
a belly press test
腹部に手を置いた状態で，肘外側に後方へ抵抗を加え内旋位を保持させる。抵抗に抗せず脱力する場合や疼痛が生じる場合を陽性とする。

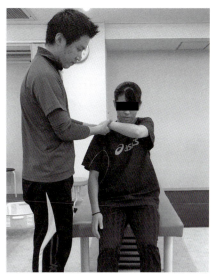
b bear-hug test
検査側の手で反対側の肩を触る（熊を抱きかかえる）ようにし，肩から手を離すように抵抗を加え内旋位を保持させる。抵抗に抗せず脱力する場合や疼痛が生じる場合を陽性とする。

> **Memo** Castagna test
> Castagna testはminor shoulder instabilityの診断に用いる検査として2007年にCastagnaらにより報告された[2]。検査は肩関節外転45°にてMGHLに負荷を加えるように最大まで外旋させた際に肩関節後方や上方に疼痛を生じ，relocation手技を用いて上腕骨頭を前方から徒手的に押さえることで疼痛が消失・減弱する場合を陽性とする。

▶可動性・アライメント評価

- 左肩関節挙上制限（150°で疼痛あり）：挙上初期にわずかに上腕骨頭の前上方変位，挙上130°付近から上腕骨頭の上昇，肩甲骨挙上・後傾・上方回旋増加
- 左肩甲骨挙上（shrug）制限：わずかに下方回旋を伴う（図4）
- 頸部左回旋制限：過度な側屈を伴う上位頸椎優位な回旋
- 体幹左回旋制限：左肋椎関節での肋骨後方回旋（図5）不足

> **Clinical Hint**
> **肩関節不安定症の肩甲骨運動異常**
> 肩関節不安定症では肩甲上腕関節の安定化に肩甲骨運動の改善が重要となる場合が多い。2平面X線画像を用いて肩関節前方不安症の肩甲上腕リズムを測定した研究では，健常群と比較して挙上0～90°までは有意に肩甲上腕リズムが大きく，120°～最大挙上までは有意に肩甲上腕リズムが小さかったと示され[4]，不安定症により肩甲骨運動に変化が生じることが考えられる。また，多方向性肩関節不安定症（MDI）患者を対象とした保存療法の効果を検証した研究では，12週間の理学療法介入にて機能スコアの改善と，外転0～60°での肩甲骨上方回旋が有意に改善したと報告された[5]。肩関節不安定症の肩甲骨運動異常について，現時点で明らかにされていることはないが，肩甲骨運動の改善が効果的な理学療法のポイントになると考えられる。

MDI：multidirectional instability

図4 肩甲骨挙上(shrug)

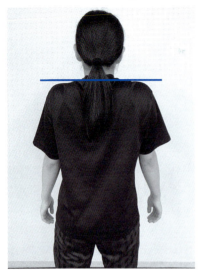

左肩の肩甲骨自動挙上制限が認められる。

図5 肋椎関節での肋骨後方回旋

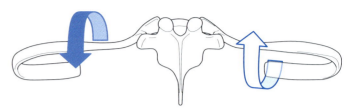

体幹回旋時は回旋側肋骨が後方に回旋し(⬇)，反対側は前方に回旋する(⬆)。

▶筋機能評価(右／左：数値はMMTの基準に準じる)
- 下垂位外旋：5/4(上腕骨頭の前方変位を伴い疼痛あり)
- 肩甲骨外転・上方回旋：5/4
- 肩甲骨挙上(shrug)：5/4
- 肩甲骨内転：5/4

▶競技動作を模した肢位での機能評価
- 両手を前で組んだ姿勢でのローイング動作(図6)
  - 上位胸椎の伸展に伴う肩甲骨の後上方への引き上げ機能低下

- 肩外転位(片手レシーブ)(図7)
  - 前方から上腕部への徒手抵抗に対して不安感あり，支持性不良

- on elbowでの片手，片脚挙上(フライングレシーブ)(図8)
  - 左前腕で支持した状態で支持性不良

▶動作分析(図9)
レシーブ動作にて身体に近いボールを取る際，肩甲帯の挙上・前方突出がみられる。

図6 レシーブ姿勢でのローイング動作

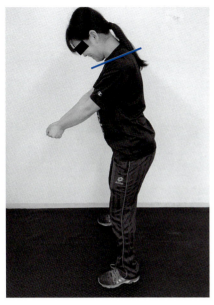

肩甲骨を後上方へ十分に引き上げることができない。

図7 片側上肢の支持性評価

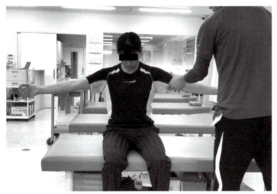
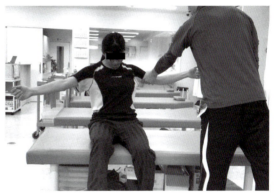

a 上腕部に前方から抵抗を加える　　b 抵抗に耐えることができず，姿勢が崩れてしまう

図8 片手片脚支持での支持性評価

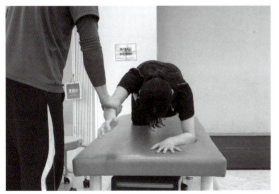
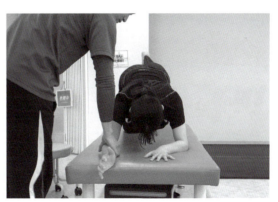

a 上腕部に上方から抵抗を加える　　b 抵抗に耐えることができず，姿勢が崩れてしまう

図9 レシーブ動作評価

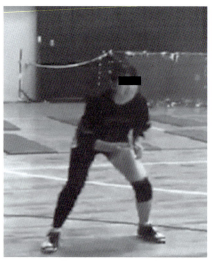
a ボールを受ける前の姿勢

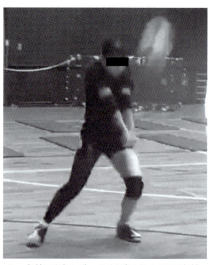
b 身体に近いボールを受けたときの姿勢

bの姿勢では肩甲骨の挙上・前方突出がみられ，両上肢を下げる（肩の伸展）動きでボールの勢いを吸収している

▶統合と解釈

　本症例はスパイクへの反応が遅れたことにより，左後方でレシーブした際に左肩関節が水平伸展強制されて受傷した。前方不安定性に対する検査（anterior apprehension test，load and shift test）で不安感を訴えていたことから，肩関節前方不安定症が生じていたと考えられる。ただし，画像所見にて明らかな前方関節唇損傷が認められなかったこと，明らかな脱臼のエピソードがなかったこと，Castagna testが陽性であることから，本症例はminor shoulder instabilityに伴う不安感および肩関節前方痛として保存療法にて競技復帰を目指す方針となった。

　初回来院時から，安静時においても肩関節前方の疼痛を訴えており，上腕二頭筋長頭腱の圧痛，MRI所見，超音波所見，Yergason testが陽性であったことから同腱の腱鞘部で炎症が生じていたと考えられた。上腕二頭筋長頭腱へのストレスは，肩関節前上方不安定症に加えて肩甲下筋の筋出力が低下していたことや，肩甲骨挙上機能の低下により関節窩が前下方を向いてしまうことで，上腕骨頭の前方変位が助長され結節間溝部で圧迫・摩擦ストレスが加わっていたと推察した。肩甲骨挙上機能の低下は，胸郭の可動性低下に伴う肩甲骨マルアライメントにより生じていたと考えられ，僧帽筋上部線維の筋機能低下により肩甲挙筋が優位に働いていたと考えた。

　また，身体に近いボールを取る際のレシーブ動作を動画で分析すると，肩甲帯の過度な前方突出を伴う挙上が認められた。レシーブでは前腕にボールが当たることで，上腕骨頭を前方へ変位させる力が加わると考えられる。機能的には，肩甲骨挙上機能の低下により肩甲骨上方回旋を伴う肩甲帯の引き上げが不足することや，上位胸椎・胸郭の可動性低下により肩甲骨内転・後傾が不足することで，上腕骨頭の前方変位を助長していたと推察された。

受傷機転となった左後方のボールに対する対応は，体幹の左回旋制限や左胸郭の可動性低下が肩関節の水平伸展強制を惹起した可能性が考えられたが，ボールへの反応が遅れたことなどを考慮すると可動性や筋力の改善だけではなくリアクション課題に対する動きや，体勢が悪くても肩関節が水平伸展位にならないよう肩甲骨や胸郭を柔軟に操作できる能力も必要であると考えられる。

治療および治療効果

▶治療プログラム
①上腕二頭筋長頭腱の炎症に対する物理療法（アイシング，超音波，微弱電流）
②肩甲下筋の筋出力改善
③左胸郭可動性向上エクササイズ
④肩甲骨挙上エクササイズ
⑤上位胸椎・胸郭可動性改善

▶治療方針
評価結果から，疼痛の原因は上腕二頭筋長頭腱の炎症であると考えられたので，2週間の安静期間を設けて炎症消失を図った。肩甲下筋の筋出力低下や肩甲骨挙上機能の低下は上腕二頭筋長頭腱へのストレスを助長する可能性があるため，belly press肢位やbear-hug肢位での肩甲下筋トレーニング，側臥位での自動介助またはダンベルを用いた肩甲骨挙上エクササイズを実施した（**図10**）。

図10 肩甲骨挙上エクササイズ

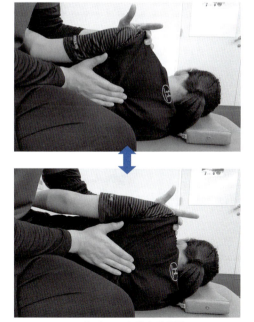

a 徒手での自動介助運動
一方の手で肩峰部にわずかな抵抗を加え，もう一方の手で下角部をアシストすることで肩甲骨上方回旋を誘導する。

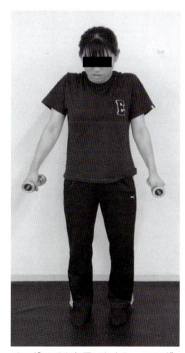

b ダンベルを用いたトレーニング

競技復帰について，炎症消失に伴って両手でのレシーブ練習再開を予定した。レシーブ時の機能的な問題となっている上位胸椎・胸郭の可動性は，四つ這い位でのcat & dog exerciseやその肢位からの胸椎回旋運動，左右肋椎関節の前方・後方回旋を改善させることを目的としたエクササイズを実施し（図11），レシーブ姿勢での動作確認・修正を行った。

左片手でのレシーブは肩関節外転位で前腕部に徒手抵抗を加えても支持ができ，不安感がない状態を獲得できてから再開することとした。左胸郭の開大を目的としたwind-mill exerciseを実施し（図12），可動性を向上させてからサイドプランク肢位でのエクササイズ（図13）や，チューブを用いた肩外転位での支持性向上を目的としたエクササイズ（図14）を行うことで受傷肢位での安定した片手支持機能獲得を目指した。

図11　サイドプランク肢位でのエクササイズ

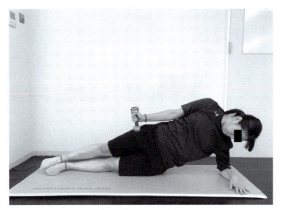
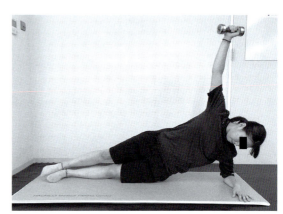

a　サイドプランク肢位　　　　b　反対側上肢でのダンベル挙上

図12　wind-mill exercise

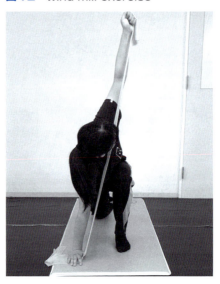

図13 上位胸椎・胸郭可動性改善エクササイズ

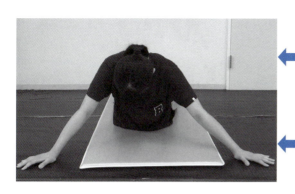
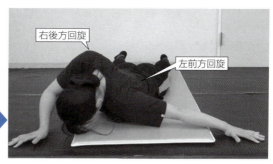
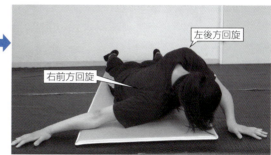

a 開始肢位　　　　　　　　　　　　b 左右へ交互に上位胸郭を捻る

肋椎関節での肋骨の運動として移動側の後方回旋と反対側の前方回旋が円滑に行えるようにする。

図14 レシーブ姿勢でのチューブを用いた肩関節外転エクササイズ

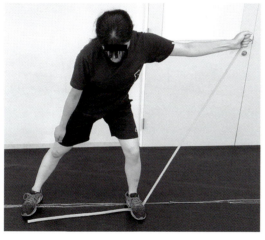

肩関節外転運動時に肩甲骨の前傾や内旋，上腕骨頭の前方変位が生じないよう注意する。

▶治療効果（リーグ戦終了後理学療法介入から4週）

● 炎症・疼痛評価
- 熱感および腫脹は陰性，圧痛は上腕二頭筋長頭腱に軽度認めた。

● 超音波所見
- 異常なし

● 特殊検査
■ 陽性となった検査
- anterior apprehension test

- relocation test
- load and shift test（不安感）
- Castagna test
- Yocum test（肩関節前方に違和感）

■ 陰性となった検査
- belly press test
- bear-hug test
- Whipple test
- Yergason test
- Speed test

● 可動性・アライメント評価
- 左肩関節挙上制限なし
- 肩甲骨挙上（shrug）：左右差ほぼなし（**図15**）
- 頸部回旋：左右差なし
- 体幹回旋：左右差なし

● 筋機能評価（右／左：数値はMMTの基準に準じる）
- 下垂位外旋：5/5
- 肩甲骨外転・上方回旋：5/5
- 肩甲骨挙上（shrug）：5/5
- 肩甲骨内転：5/5

図15 肩甲骨挙上（shrug）の治療前後

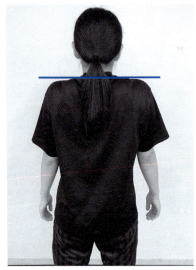
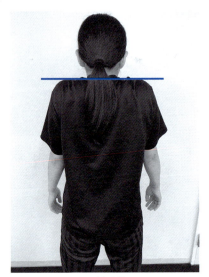

a 治療前　　　　　　　　　　　　b 治療後

bの治療後では左右差のない状態まで肩甲骨の挙上が可能になっている。

- ●競技動作を模した肢位での機能評価
  - ■両手を前で組んだ姿勢でのローイング動作（図16）
    - •肩甲骨の後上方への引き上げ良好
  - ■肩関節外転位（片手レシーブ）
    - •前方から上腕部への徒手抵抗に対して不安感なし，支持性良好
  - ■on elbowでの片手，片脚挙上（フライングレシーブ）
    - •左右とも支持性良好

▶治療経過

　リーグ戦が終了し理学療法に専念してから2週間で安静時の疼痛が消失し，超音波所見でも異常な血流増加は認めなかった．炎症の消失に伴い挙上制限も改善し，レシーブ姿勢の改善も得られたので，予定通り両手でレシーブ練習から再開した．リーグ戦終了後理学療法介入から4週で，肩関節外転位での支持も不安感が消失したため，プレーの制限なく競技に完全復帰した．最終評価時（リーグ戦終了後理学療法介入から6週），他の選手と接触した際や，転倒して後方に手をついた際などに肩関節前面痛を生じるが，脱臼や不安定感の訴えはなく問題なくプレーを行えており，大会もリベロとしてフル出場した．

図16　レシーブ姿勢でのローイング動作の治療前後

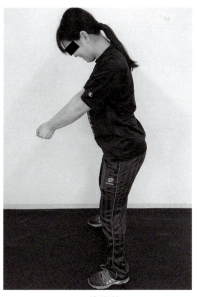
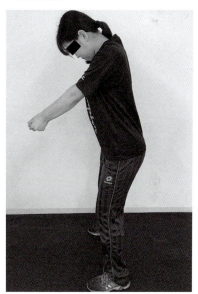

a 治療前　　　　　　　　　　b 治療後

bの治療後では両手を前で組んだ姿勢で肩甲骨の挙上・後傾が可能になっている．

まとめ

　明らかな脱臼・亜脱臼のエピソードがないminor shoulder instabilityは，画像所見にて関節唇損傷を認めない場合が多い。不安定症による肩関節安定性低下から，さまざまな部位にストレスのかかる可能性が考えられるため，画像所見や身体所見から疼痛発生メカニズムを構築していく必要がある。評価結果から推察される疼痛メカニズムに対して，生じている構造的な不安定性を考慮しつつ機能的な改善を図ることで競技復帰へと理学療法を進めていく。より的確な疼痛メカニズムの推察に基づいてアプローチを考えることが，効率的な治療と競技復帰につながる。

文献

1) Magarey M, et al : Clinical diagnosis and management of minor shoulder instability. Aust J Physiother, 38(4) : 269-280, 1992.
2) Castagna A, et al : Minor shoulder instability. Arthroscopy, 23(2) : 211-215, 2007.
3) 中井大輔, ほか : 上関節上腕靱帯・中関節関節上腕靱帯tensioningによる投球障害肩の前上方安定化手術. 肩関節, 38(2) : 662-665, 2014.
4) Paletta GA, et al : Shoulder kinematics with two-plane x-ray evaluation in patients with anterior instability or rotator cuff tearing. J Shoulder Elbow Surg, 6(6) : 516-527, 1997.
5) Watson L, et al : The effects of a conservative rehabilitation program for multidirectional instability of the shoulder. J Shoulder Elbow Surg, 27(1) : 104-111, 2018.

Ⅳ 機能障害別ケーススタディ

4 肩関節の不安定性②

Abstract

■ 本症例はボクシングにて肩関節脱臼を生じたため，肩関節安定化手術を施行し，競技復帰に向けて術後理学療法を実施した。

■ 肩関節屈曲位外旋制限の残存が競技パフォーマンスに影響しており，術創部周囲の滑走性低下や術後固定による腋窩周囲組織の滑走性・柔軟性低下が原因であると考えられた。

■ 筋力トレーニングは移植骨片の癒合や，関節唇修復部の組織修復を考慮して段階的に実施し，競技動作に必要な肢位で筋出力ができるようエクササイズを実施した。

■ 術後プロトコルに沿って理学療法を進めていくなかで，より安全かつ円滑な競技復帰に向けて，受傷機転となった動作や実際の競技に必要な動作を考慮した可動域や筋力の回復を図ることが重要である。

症例情報

▶一般的情報

年齢：21歳（大学4年生）

性別：男性

身長：177 cm

体重：62 kg

BMI：
body mass index

BMI：19.8

主訴：左パンチを打つ際に怖さがあり，練習ができない。

スポーツ活動：ボクシング（練習頻度：1回約2時間，週3回）

Hope：7〜8カ月後にあるプロテストを受けたい。

▶医学的情報

診断名：左肩前下方関節唇断裂

既往歴：右肩前下方関節唇断裂（直視下Bristow法＋鏡視下Bankart修復術施行：約2年前）

▶画像情報

ALPSA：
anterior labroliga-
mentous periosteal
sleeve avulsion

　関節造影MRI水平断像にて，関節唇の損傷（Bankart損傷）が認められる。また，損傷した関節唇は肩甲骨頚部より内側に転位しており，ALPSA損傷を認めた（**図1**）。

▶現病歴

　約2年前に右肩前下方関節唇断裂の診断にて手術を施行。術後5カ月でスポーツ活動に復帰した。問題なくスポーツ活動を行えていたが，約3カ月前にボクシングの試合中，相手選手の側頭部に左フックパンチを打った際，左肩関節水

図1 関節造影MRI

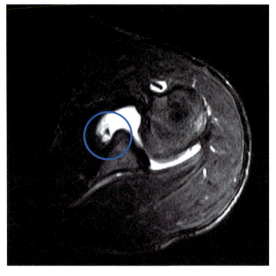

関節唇が肩甲骨頚部内側へ転位したBankart損傷(ALPSA損傷)が認められる(○)。

平伸展位でヒットしてしまい，左肩関節を完全脱臼した．近医にて整復し，3週間の内旋位固定をした後，練習に復帰．しかし，復帰して1カ月後の練習にて左ジャブを打った際に再脱臼した．脱臼に対する怖さから練習が満足に行えておらず，不安感のない状態での競技復帰を目的に当院受診となった．

大学在学中にプロテストの受験を検討していたため，必要であれば早期の手術を希望した．初診時の画像検査にてBankart損傷が認められたため，初回来院から4週後に手術となった．

 Clinical Hint

肩関節前方脱臼の受傷メカニズム

肩関節前方脱臼は，外転・水平外転・外旋の組み合わせで生じるとされているが，詳細な受傷メカニズムは明らかになっていない．肩関節障害を生じたエリートラグビー選手のビデオ調査を用いた受傷メカニズムの分析では，水平外転強制にて生じるtackler型と，過屈曲強制にて生じるtry-scorer型，肩外側への直達外力にて生じるdirect impact型に分けられ，特にtackler型とtry-scorer型で肩関節脱臼が多かったと報告された[1]．

肩関節脱臼術後の競技復帰では，再受傷予防として受傷時の動作や環境，心理面について詳細に問診し，病態から推察される脱臼が生じやすい競技場面を想定した理学療法を展開していく必要がある．

術前評価

▶問診

脱臼に対する怖さから練習はほとんど行っていない．日常生活動作で脱臼することや不安感を感じることはないが，外転・外旋位をとると不安感がある．

▶アライメント評価

- 左胸郭下制，左肩甲骨前傾位

▶可動性評価(右／左，単位：°)
- 屈曲：175/170
- 外転：180/180
- 下垂位外旋：55/60
- 外転位外旋：85/70(不安感＋)
- 外転位内旋：45/35

▶関節安定性評価
●陽性となった検査
- anterior apprehension test
- relocation test
- load and shift test(前方変位量左右差あり)

●陰性となった検査
- sulcus sign

手術

▶術式
- 直視下Bristow法＋鏡視下Bankart修復術

▶手術内容(図2)
●直視下Bristow法
　烏口突起を上腕二頭筋短頭と烏口腕筋の共同腱ごと切離した後，長さ34 mmの中空スクリューを用いて，関節窩の8時の位置に剥離骨片ごと固定した。

図2 術後単純X線画像

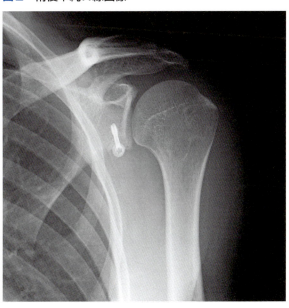

● 鏡視下Bankart修復術

断裂した関節唇を2本のスーチャーアンカーを用いて，関節窩の9時と7時の位置で修復した。

> **Memo　骨制動術（Bristow-Latarjet法）の術後成績**
>
> 骨制動術の術式は，上腕二頭筋短頭腱と烏口腕筋腱の共同腱が付着した烏口突起を切離し，関節窩前縁へ移行した後，スクリューを用いて固定する。移植骨片と共同腱による強固な上腕骨頭前方制動が得られるとして，コンタクト・コリジョンスポーツ選手に有用とされている。直視下Bankart-Latarjet法を施行したコリジョンスポーツ選手の再脱臼や競技復帰に対するメタ解析では，コリジョンスポーツ以外の選手と比較して術後再脱臼に統計学的な有意差はなく，競技復帰率も67〜100％と高い値を示したと報告された[2]。

▶術後プロトコル

ROM：
range of motion

- 〜術後3週：三角巾＋バストバンド固定（図3）
- 術後3週〜：屈曲ROM exercise開始
- 術後5週〜：下垂外旋，外転ROM exercise開始
- 術後7週〜：外転位外旋ROM exercise開始
- 術後12週〜：荷重位でのトレーニング開始
- 術後4〜5カ月：スポーツ活動復帰

▶術後経過

三角巾とバストバンド固定した状態で手術翌日に退院した。固定期間中において疼痛は自制内で，痺れ・感覚障害・筋力低下などの神経学的徴候はなかった。退院後は週2回程度，外来にて理学療法を実施し，術後早期はアイシングや物理療法を用いて炎症管理の徹底と，固定除去後の円滑な自動可動域回復を考慮して，修復組織にストレスがかからないように等尺性収縮を用いた腱板エクササイズを実施した。また，術後固定期間は肩関節内旋位固定や活動性の低下により胸椎の後弯や，胸郭の下制，肩甲骨の内旋・前傾などの不良姿勢にな

図3　三角巾とバストバンドによる術後固定姿勢

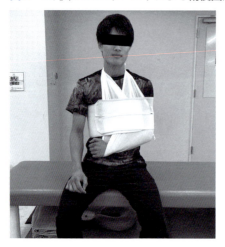

りやすいため，患部外機能の維持・改善を目的として体幹や肩甲骨のエクササイズを実施した（図4）。

固定除去後から，プロトコルに沿って段階的に肩関節可動域訓練を実施した。関節可動域の回復は順調で，術後8週程度で日常生活の不便さがなくなる状態に改善した。

理学療法評価（術後12週）

▶問診

日常生活の痛みや不安感はなく，不便さは感じなくなっている。術後8週で医師よりコンタクトなしでシャドーボクシングが許可されたが，構えた際に左脇が開いてしまうことが気になるとの訴えがあった。また，術後12週での超音波検査にて関節唇修復部と移植骨片の固定性は良好であったため，60％強度までのサンドバックやミット打ちが許可された。しかし，パンチを当てることに少し怖さがあると訴えていた。

図4 術後固定期間の患部外エクササイズ

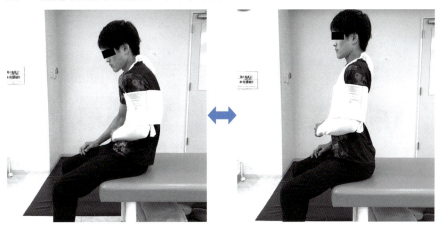

a 骨盤前後傾での重心前後移動

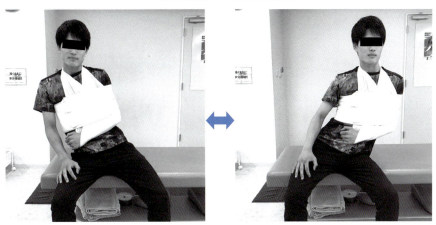

b 骨盤左右側方傾斜での重心側方移動

ベッド上座位にて固定をした状態で，骨盤前後傾（a）や左右側方傾斜（b）を行う。座圧中心の移動に伴って胸椎や胸郭，肩甲骨の運動が促され，不良姿勢の改善に効果的である。

▶可動性評価(左のみ，単位：°)

- 屈曲：145
- 下垂位外旋：45
- 外転位外旋：60
- 外転位内旋：30
- 屈曲位外旋：75
- 屈曲位内旋：10

▶滑走性評価

- 術創部周囲組織滑走性低下
- 三角筋後部線維：頭側への滑走性低下
- 広背筋：背側への滑走性低下
- 広背筋・大円筋間：滑走性低下

▶筋機能評価(右／左，数値はMMTの基準に準じる)

- 外転：5/4
- 下垂位外旋：5/4
- belly press肢位：5/4
- bear-hug肢位：5/4
- 肩甲骨外転・上方回旋：5/4
- 肩甲骨内転：5/4

▶関節安定性評価

- anterior apprehension test，load and shift test，sulcus signのすべてが陰性。

▶競技動作を模した肢位での機能評価

●肩関節屈曲位・肘関節伸展位(ストレートパンチを模した肢位)でのプッシュ動作(**図5a**)

- 疼痛，不安感なし
- 健側の80％程度の出力(自覚的強度)

●肩関節外転位・肘関節屈曲位(フックパンチを模した肢位)でのプッシュ動作(**図5b**)

- 痛みはないが，若干の不安感あり
- 健側の50％程度の出力(自覚的強度)

▶統合と解釈

　上腕骨頭の関節窩に対する安定性を維持できるように，腱板のエクササイズや運動パターンの修正を行い，自動または自動介助運動を中心に可動性改善を図った。関節可動域および筋機能の回復は順調で，日常生活が問題なく行える状態になった。

　医師よりシャドーボクシング開始が許可されたが，構えた際に脇が開いてしまうことが気になると訴えがあった。可動性評価から屈曲位外旋の制限が認められ(**図6**)，可動性の改善を図った。可動域制限の因子として，直視下Bristow法では烏口突起下端から腋窩にかけて5〜6cmの切開創ができるため，術創部皮膚の可動性低下または皮下組織と三角筋前部線維，大胸筋との間で滑走不全が生じ，上腕骨頭の円滑な回旋運動を制限していたと推察した。また，

図5 競技動作を模した肢位での機能評価

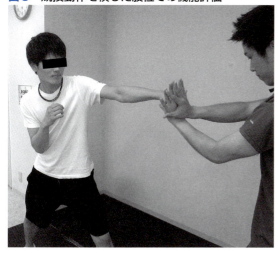
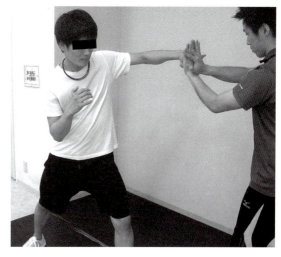

a 肩関節屈曲位・肘関節伸展位（ストレートパンチ）
b 肩関節外転位・肘関節屈曲位（フックパンチ）

検査者は押される力の程度や安定性を評価する。また，同様の検査肢位を用いて，検査者が押し返したときに抵抗に耐えられるか，多方向から外乱刺激を加えた際に肢位を保てるかなど多様性のある動きに対しても確認していく。

図6 屈曲位外旋制限

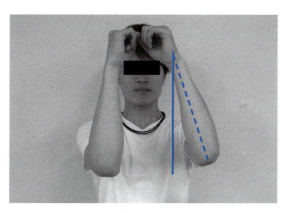

　術後の固定により三角筋後部線維など肩関節後方組織の柔軟性低下が生じたことで水平内転方向の可動性が低下していたことや，広背筋や大円筋，上腕三頭筋など腋窩周囲組織の滑走不全や伸張性低下により肩関節挙上位での外旋制限が生じていたことが屈曲位外旋制限に影響していたと考えられた。

　サンドバックやミット打ちの許可が得られたので，パンチ動作を模した肢位での上肢機能を評価したところ，フックパンチを模した肢位では不安感や出力不足が生じていた。関節安定性評価では異常が見られなかったため機能障害に起因していると考え，筋機能評価よりベースラインとして肩周囲筋筋力の低下が残存していたこと，特に肩関節外転位を保持するための僧帽筋，プッシュ動作に必要な前鋸筋，外旋負荷に抵抗するための肩甲下筋下部線維の筋力低下が影響していたと考えられた。筋力低下の要因としては術後固定期間の不動による影響や，スクリューを挿入する際に肩甲下筋を切開した影響，術後12週までは移植骨片の骨癒合や，関節唇修復部の組織治癒を優先するため荷重位など負荷をかけたトレーニングを控えたことが考えられる。

治療および治療効果

▶治療プログラム
①術創部周囲組織の滑走性改善
②肩関節屈曲位外旋可動性改善
③自動関節可動域訓練（屈曲位外旋，外転位外旋）
④チューブや重錘を用いた腱板エクササイズ
⑤ダンベルを用いた肩甲骨内転・プッシュ動作エクササイズ
⑥荷重位での上肢支持トレーニング

▶治療方針
　評価結果に基づき，屈曲位での外旋制限に対して術創部皮下組織と三角筋，大胸筋の滑走性を徒手的に改善した（図7a）。また，肩関節水平屈曲に伴う三角筋後部線維の頭側への滑走性を改善してから（図7b），広背筋を肩甲骨下角部から肋骨部にかけて背側へ滑走するようにし（図7c），肩甲骨外側縁での広背筋と大円筋間の滑走性（図7d），腋窩部での広背筋・大円筋と上腕三頭筋間の滑走性を徒手的に改善した。
　筋力トレーニングには，ダンベルを用いて肩関節外転位で肩甲骨内転・外転運動を実施し（図8），荷重位ではbear exercise（図9）や，プッシュアップ動作に側方移動を加えたエクササイズ（図10）を実施し，上肢の支持性向上を図った。
　理学療法は，自覚的に60％程度でのストレートパンチはサンドバックやミッ

図7　肩関節屈曲位外旋制限の改善を目的とした徒手療法

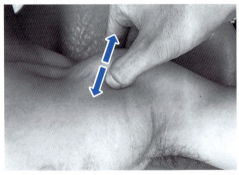
a　術創部皮下組織と大胸筋・三角筋前部線維の滑走性

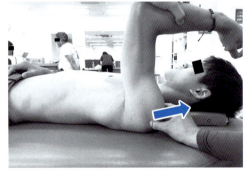
b　三角筋後部線維の頭側への滑走性

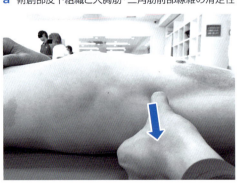
c　広背筋の背側への滑走性

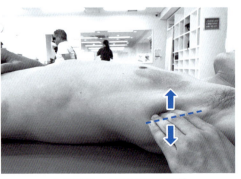
d　広背筋・大円筋間の滑走性

ト打ちを許可し，フックパンチは左肩の受傷機転になっている動作であるため，筋力の回復に伴い徒手抵抗での不安感の消失，出力の向上が得られてから開始する方針とした。

図8　ダンベルを用いた肩甲骨トレーニング

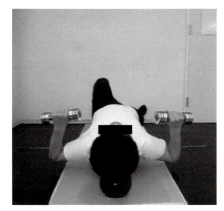
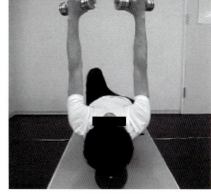

a　肩甲骨内転位　　　　　　　　　　　　b　肩甲骨外転位

肩甲骨内転位では肩の水平伸展が過度にならないよう注意し，肩甲骨外転位へのpush動作時は脇を閉めるように意識させることで前鋸筋の活動を促す。

図9　bear exercise（熊の肢位でのトレーニング）

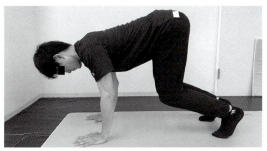
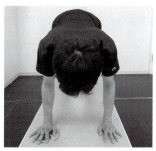

a　側面　　　　　　　　　　　　　　　　b　正面

上肢に荷重が加わるように重心を前方に位置させる。肘窩を正面に向けるようにし，上腕骨外旋位での脇締めを意識する。姿勢を保持しながら深呼吸を繰り返し腹腔内圧のコントロールをすることでより効果的なエクササイズとなる。

図10　push up＋側方移動エクササイズ

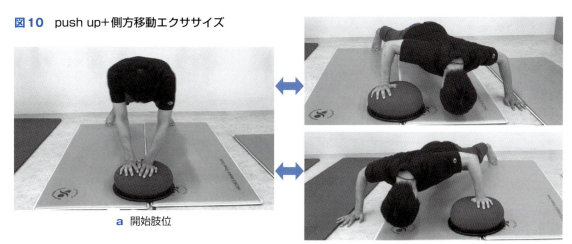

a　開始肢位

b　側方移動した状態でのpush up

▶治療効果(術後24週)

構えた際に脇が開かなくなってきた。ストレートパンチは全力で打つことができ，フックパンチも80〜90％の強度で打てるようになった。術後5カ月でのCT検査では70〜80％の骨癒合が得られており(図11)，医師より徐々にスパーリング練習などからの実践復帰を許可された。

● 可動性評価(左のみ，単位：°)

- 屈曲：160
- 下垂外旋：60
- 外転位外旋：70
- 外転位内旋：50
- 屈曲位外旋：90
- 屈曲位内旋：20

● 滑走性評価(改善点)

- 術創部周囲組織の滑走性
- 広背筋背側への滑走性
- 三角筋後部線維頭側への滑走性
- 広背筋・大円筋間の滑走性

● 筋機能評価(左のみ，MMTの基準に準じる)

- 外転：5
- 下垂位外旋：5
- belly press肢位：5
- bear-hug肢位：4＋
- 肩甲骨外転・上方回旋：4＋
- 肩甲骨内転：5

● 競技動作を模した肢位での機能評価

■ 肩関節屈曲位・肘関節伸展位(ストレートパンチを模した肢位)でのプッシュ動作
  - 疼痛，不安感なし
  - 健側の同程度の出力

図11 CT(術後20週)

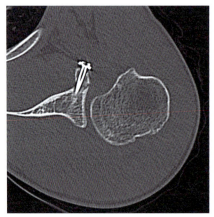 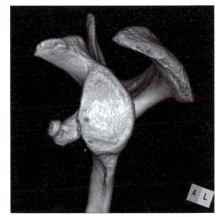

a 水平断像　　　　　　　　　　　　b 3D-CT矢状断像

移植骨片の骨癒合は70〜80％得られており，挿入したスクリューの脱転やアンカー挿入部の骨孔拡大も認められない。

■ 肩関節外転位・肘関節屈曲位（フックパンチを模した肢位）でのプッシュ動作
- 疼痛，不安感なし
- 健側と同程度の出力

▶治療経過

屈曲位外旋可動域は介入3週後（術後15週）で，構えた際の脇の開きが気にならない程度に改善した（図12）。筋力の回復に伴いサンドバックやミット打ちでのパンチの強度が向上し，介入6週後（術後20週）で，フックパンチでの不安感も消失した。最終介入時（術後24週）は，予定していたプロテスト受験に向けて100％の力でスパーリングを行えており，実践的な練習やパフォーマンス向上のためのトレーニングを実施できている。

まとめ

外傷性の反復性肩関節脱臼に対する治療では手術療法が推奨されている。術後理学療法は術式に合わせたプロトコルに沿って，組織修復を優先した関節可動域や筋力の回復を進めていくが，競技動作に必要な機能を考慮しながら機能改善を図っていくことで，より効率的な競技復帰につなげられると考えられる。また，競技再開時には受傷機転となった動作や競技に必要な動作を模した肢位で機能評価を行うことで，練習参加の程度や練習内容について具体的に判断していくことができ，より安全な競技復帰が可能となる。

図12　治療前後の屈曲位外旋制限

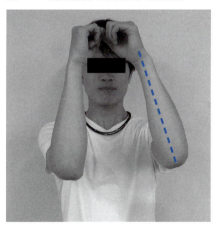
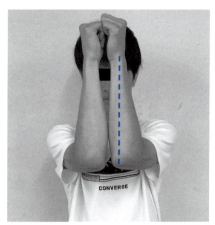

a　治療前　　　　b　治療後

文献

1) Crichton J, et al : Mechanism of traumatic shoulder injury in elite rugby players. Br J Sports Med, 46(7) : 538-542, 2012.
2) Pereira NRP, et al : Are collision athletes at a higher risk of re-dislocation after an open Bristow-Latarjet procedure? A systematic review and meta-analysis. Shoulder Elbow, 10(2) : 75-86, 2018.

Ⅳ 機能障害別ケーススタディ

5 肩甲骨アライメントや運動の異常

Abstract
- 本症例は，上肢下制運動で肋鎖間隙への疼痛，上腕近位への放散痛が生じ，肩甲骨後退方向に強制すると疼痛の増強を認めた。
- 理学療法評価では，肩甲骨アライメント（外旋・後退・挙上位）や運動（下方回旋，後退の増加）の異常を認め，これらが運動時痛の原因であると考えられた。
- 治療では，不良姿勢（胸椎平坦化），筋の過緊張・伸張性低下（肩甲挙筋，菱形筋群），筋活動・筋力低下（僧帽筋上部線維，前鋸筋下部線維）に対してアプローチを行い，肩甲骨アライメント・運動異常の改善とともに疼痛の軽減を認めた。

症例情報

➤一般的情報
年齢：48歳
性別：男性
身長：168 cm
体重：64 kg
BMI：22.7
主訴：左腕を下げるときに痛みが生じる。仕事では，物を引っ張る動作や隙間に手を伸ばして物を取ろうとすると痛みが生じる。
職業：清掃業務
ホープ：左肩の痛みなく仕事をしたい
利き手：右

BMI：
body mass index

➤医学的情報
診断名：左胸郭出口症候群
既往歴：左反復性肩関節脱臼（約6年前）
　＊保存療法のみで症状寛解

➤画像情報
　単純X線画像にて骨軟骨損傷，脱臼の所見は認めない（**図1**）。また，MRIにて腫瘍性病変は認めない。

➤現病歴
　約6年前に他院にて左反復性肩関節脱臼に対する治療歴あり。このときは保存療法のみで症状が改善したため，治療は一旦終了となる。約2年前より左肩周囲の痛みを自覚する。痛みが改善しないため，約1年前に再度受診し，「左胸郭出口症候群」の診断を受けた。約3カ月間，他院にてリハビリテーション

肩甲骨アライメントや運動の異常

図1 単純X線画像

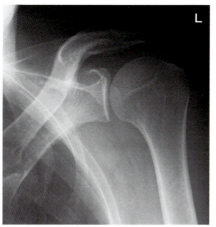
a 正面像

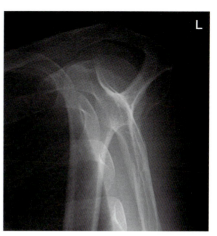
b 側面像（Y-view）

を行うが，疼痛の改善が得られなかったため，当院に紹介受診となる。

理学療法評価

▶問診

日常生活では，高いところにある物を取った後，腕を下げるときに疼痛が生じる。仕事では，左腕を使用する機会が多く，疼痛が増強するたびに仕事を中断しなければならない。疼痛が生じると5～10分程度持続する。

▶整形外科テスト

胸郭出口症候群に対する整形外科テストの結果を**表1**に示す。Morley testにて鎖骨上窩への圧痛，Wright testおよびRoos testにて橈骨動脈の脈拍減弱，上腕近位への放散痛を認める。反復性肩関節脱臼に対する整形外科テストでは，sulcus sign，apprehension testともに陰性であり，肩甲上腕関節の不安定性はない。

▶疼痛評価

●安静時痛・夜間痛

なし

●圧痛

鎖骨上窩，肋鎖間隙，小胸筋付着部に認められ，肋鎖間隙への圧痛が最も強い（**図2**）。

●運動時痛

自動運動では，上肢最大挙上位からの下制運動で肋鎖間隙への疼痛，上腕近位への放散痛が生じる（**図2**）。他動運動では，肩関節外転・外旋位から肩甲骨後退方向に強制すると疼痛が増強する。疼痛の程度は，NRS 5。

NRS：
numerical rating scale

表1 胸郭出口症候群に対する整形外科テスト結果

テスト名	結果
Morley	＋
Wright	＋
Roos	＋
Adson	－
Eden	－

図2 疼痛部位

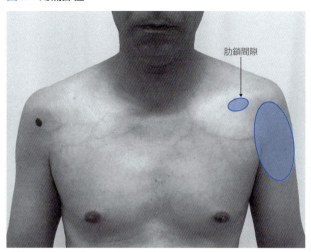

肋鎖間隙への圧痛および運動時痛，上腕近位への放散痛を認める。

▶肩関節可動域測定

肩関節可動域測定の結果を**表2**に示す。左右ともに著明な可動域制限を認めないが，患側の内旋，水平内転が健側と比べて大きい。

▶肩甲骨アライメント評価

●肩甲骨上方回旋－下方回旋

患側の肩甲棘の傾きは健側と同程度であり，上方回旋－下方回旋においては左右差なし（**表3**，**図3**）。

●肩甲骨前傾－後傾

胸郭に対する下角の突出はみられず，前傾－後傾においては左右差なし（**図3**）。

●肩甲骨内旋－外旋

患側の内側縁の突出は健側と比べてわずかであり，「肩甲骨外旋位」のアライメント異常を呈している（**図3**）。

●肩甲骨前方突出（外転）－後退（内転）

患側の脊柱と内側縁の距離が健側と比べて短い。また，DiVeta test，AT-distance，LSTのすべてにおいて，患側は健側と比べて低値であり（**表3**），「肩甲骨後退位」のアライメント異常を呈している（**図3，4**）。

●肩甲骨挙上－下制

患側の棘三角と下角が健側と比べて頭側に位置しており，「肩甲骨挙上位」のアライメント異常を呈している（**図3**）。

表2 肩関節可動域測定結果

運動	右	左
屈曲	180	180p
外転	180	180p
外旋（下垂位）	80	85
外旋（外転90°位）	110	90p
内旋（下垂位）	50	80
内旋（外転90°位）	20	45
水平外転	10	10p
水平内転	105	120

単位：°
p：pain

表3 肩甲骨アライメント評価結果

テスト名		介入前 右	介入前 左	介入後 右	介入後 左
肩甲棘の傾斜角度[°]	下垂位	2.8	2.5	3.0	3.1
	挙上90°位	14.3	13.9	14.0	14.4
DiVeta Test[cm]		1.5	1.4	1.5	1.5
AT-distance[cm]		0.033	0.020	0.032	0.032
LST [cm]	下垂位	10.0	8.5	10.1	10.0
	ハンズオンヒップポジション	8.5	7.5	8.7	8.5
	挙上90°位	11.0	9.5	10.9	10.7

LST：lateral scapular slide test

図3 肩甲骨アライメント（立位）

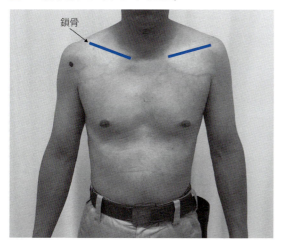
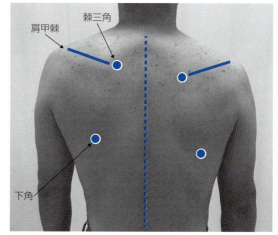

a 腹側　　　　b 背側

患側（左肩）の棘三角と下角が健側と比べて頭側に位置している。また、患側の脊柱と内側縁の距離が健側と比べて短い。

図4 肩甲骨アライメント（背臥位）

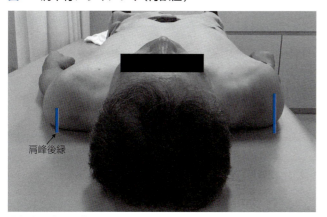

患側（左肩）の肩峰後縁とベッド面の距離が健側と比べて短い。

SDT:
scapular
dyskinesis test

▶肩甲骨運動評価（SDT）

●挙上相
　下垂位から上肢最大挙上位までの全運動範囲において，患側の肩甲骨挙上の運動量が多い．

●下制相
　上肢最大挙上位から挙上90°位にかけて，患側の肩甲骨下方回旋，後退のタイミングが早く，運動量が多い（この時に肋鎖間隙への疼痛，上腕近位への放散痛の訴えあり）（**図5**）．

▶肩甲骨の徒手矯正（manual correction）を用いた評価

SAT:
scapular
assistance test

●SAT
　症状の変化なし．

SRT:
scapular retraction
test

●SRT
　肩甲骨後退位に固定，肩甲骨後傾と外旋方向に補助することで，疼痛が増強する．一方，肩甲骨上方回旋と前方突出位に固定・補助することで，疼痛が消失する．

▶姿勢評価

FHP:
forward head
posture

FSP:
forward shoulder
posture

　姿勢の定量的評価結果を**表4**に示す．FHP，FSPともに同年代の健常者の平均値（FHP：48°，FSP：34°）[1]より高値である．また，胸椎後弯角度は同年代の健常者の平均値（35°）[2]より低値である．つまり，頭部および肩が後方に位置し，「胸椎平坦化姿勢」を呈している（**図6**）．

図5　肩甲骨運動（上肢下制運動）

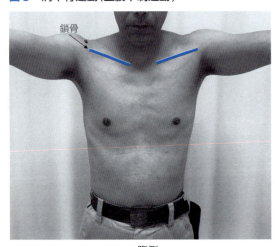
a　腹側

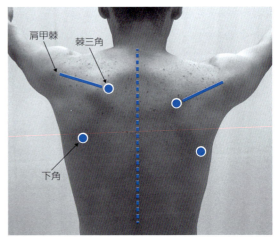
b　背側

上肢下制運動中，患側（左肩）の肩甲骨下方回旋，後退のタイミングが早く，運動量が多い．

表4 姿勢評価結果

テスト名		介入前	介入後
FHP		61	54
FSP		53	42
胸椎後弯	上位	10	15
	下位	0	0
	合計	10	15

単位：°

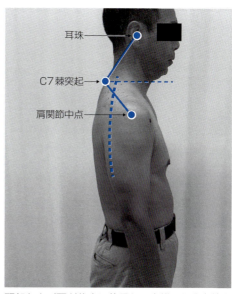

図6 立位姿勢

頭部および肩が後方に位置し、胸椎平坦化姿勢を呈している。

> **Memo** 年代や性別による姿勢の違い
>
> Raineら[1]は，健常者を対象に各年代のFHP，FSPを測定したところ，年齢が上がるにつれて頭部および肩の前方変位が大きくなる結果を示した。また，性別の違いにおいては，女性と比べて男性は肩の前方変位が大きい姿勢を呈していた。したがって，臨床場面で姿勢評価を行う場合には，年代や性別の影響を考慮する必要がある。

表5 健常者のFHPとFSP

	FHP		FSP	
	男	女	男	女
17～29歳	53	52	44	40
30～54歳	48	51	34	35
55歳以上	44	47	36	31

単位：°

▶筋機能評価

●拮抗筋の緊張・伸張性評価

■小胸筋

PMI：
psoas muscle index

健側と患側のPMIは，それぞれ7.97，7.73であり，患側がやや低値である。しかし，カットオフ値（7.65）より高値であり，小胸筋の短縮は認めない。

■肩甲挙筋，菱形筋群

肩甲骨上方回旋，内旋方向へ他動的に動かした際の抵抗感が強い。また，上肢最大挙上位から下制する際，肩甲挙筋，菱形筋群の過剰な収縮を触知することができる。

●主動作筋の筋活動・筋力評価

■僧帽筋上部線維

MMT 5レベル。強い抵抗に抗することができるが，鎖骨挙上が小さく，肩甲挙筋の過剰な収縮を認める。

■僧帽筋中部線維

MMT 5レベル。強い抵抗に抗することができるが，肩甲骨挙上による代償

を認める。

■ 僧帽筋下部線維

MMT：
manual muscle
testing

MMT 4レベル。強い抵抗に抗することができず，肩甲骨挙上による代償を認める。

■ 前鋸筋下部線維

MMT 4レベル。強い抵抗に抗することができず，座位および背臥位での検査ともに下角の前方移動量が少ない。

▶統合と解釈

理学療法評価結果のまとめを**表6**に示す。本症例は上肢最大挙上位からの下制運動中に肋鎖間隙への疼痛，上腕近位への放散痛を認めた。また，圧痛は鎖骨上窩，肋鎖間隙，小胸筋付着部に認められたが，肋鎖間隙への圧痛が最も強かった。

まず，肩甲骨アライメント評価において，患側は肩甲骨外旋・後退・挙上位のアライメント異常を呈していた。また，肩甲骨運動評価において，患側は健側と比べて上肢下制運動中の肩甲骨下方回旋，後退のタイミングが早く，運動量が大きかった。このような肩甲骨アライメント・運動異常が疼痛の原因であるかどうかを判断するため，肩甲骨の徒手矯正を用いた評価を行った。具体的には，上肢挙上・下制運動中に肩甲骨上方回旋と前方突出位に固定・補助したところ，疼痛の消失を認めた。したがって，上肢下制運動中の肩甲骨下方回旋，後退の増加が疼痛の原因であると推測された。この解釈としては，肩甲骨下方回旋，肩甲骨後退の増加によって肋鎖間隙が狭小化し[3,4]，鎖骨下動脈・静脈，腕神経叢への圧迫ストレスが増加したことで疼痛が生じたと考えられた。

次に，肩甲骨アライメント・運動異常の原因を探るために姿勢および筋機能評価を行った。立位姿勢では胸椎平坦化を認めた。このような姿勢は，胸椎後弯姿勢と比べて肩甲骨外旋が大きくなることから[5-7]，肩甲骨アライメント・運動異常(肩甲骨外旋・後退)の一因であると考えられた。また，肩甲挙筋，菱形筋群において，上肢下制運動中の過緊張および伸張性低下を認めた。肩甲挙

表6 理学療法評価結果のまとめ

項目	結果
①肩甲骨アライメント評価	肩甲骨外旋・後退・挙上位
②肩甲骨運動評価	挙上相：肩甲骨挙上の運動量が大きい
	下制相：肩甲骨下方回旋，後退のタイミングが早く，運動量が多い
③肩甲骨の徒手矯正を用いた評価	肩甲骨上方回旋と前方突出位に固定・補助することで，疼痛が消失
④姿勢および筋機能評価	不良姿勢：胸椎平坦化
	過緊張・伸張性低下：肩甲挙筋，菱形筋群
	筋活動・筋力低下：僧帽筋下部線維，前鋸筋下部線維

筋，菱形筋群は，肩甲骨下方回旋，外旋への作用を有していることから，これらの過緊張・伸張性低下によって，上肢下制運動中の肩甲骨下方回旋，肩甲骨後退が増加した可能性が考えられた。さらに，僧帽筋下部線維，前鋸筋下部線維の筋活動・筋力低下を認めた。これらの筋は，協調して活動することにより上肢挙上・下制運動中の肩甲骨上方回旋に作用する。また，前鋸筋下部線維は，肩甲骨前方突出への作用を有していることから，これらの筋の筋活動・筋力低下によって，上肢下制運動中の肩甲骨上方回旋，肩甲骨前方突出が減少した可能性が考えられた。

　以上の評価結果より，上肢下制運動中の肩甲骨下方回旋，肩甲骨後退の増加が疼痛の原因であり，この肩甲骨運動異常は「胸椎平坦化姿勢」「肩甲挙筋，菱形筋群の過緊張・伸張性低下」「僧帽筋下部線維，前鋸筋下部線維の筋活動・筋力低下」によって生じたと判断した。

治療および治療効果

▶治療方針

　肩甲骨アライメント異常（肩甲骨外旋・後退・挙上位），上肢下制運動中の肩甲骨運動異常（肩甲骨下方回旋，後退の増加）を改善することで肋鎖間隙を拡大させ，鎖骨下動脈・静脈，腕神経叢への圧迫ストレスを軽減させることを目標とした。

▶治療プログラム

　治療プログラムを**表7**に示す。まず，胸椎平坦化姿勢に対するアプローチとして，「cat and dog exercise」とよばれる四つ這い位での①胸椎屈曲運動を行った（「Ⅲ章-4」の**図30**（p150）参照）。このときに骨盤後傾，腰椎屈曲による代償を認めたため，骨盤を中間位に保持することで代償を抑制し，胸椎屈曲運動を選択的に行えるよう指導した。

　次に，肩甲挙筋，菱形筋群の過緊張・伸張性低下に対するアプローチとして，②肩甲挙筋，菱形筋群のストレッチ，③肩甲挙筋，菱形筋群のリラクセーション，④shrug-exercise（上肢最大挙上位）を行った（「Ⅲ章-4」の**図21**（p147），**図33**（p151），**図34**（p152）参照）。ストレッチでは，肩甲骨上方回旋，内旋方向に他動的に動かし，抵抗感を感じた時点で約20秒間の持続伸張を加えた。リ

表7　治療プログラム

問題点	プログラム
胸椎平坦化姿勢	①胸椎屈曲運動（cat and dog exercise）
肩甲挙筋，菱形筋群の過緊張・伸張性低下	②肩甲挙筋，菱形筋群のストレッチ
	③肩甲挙筋，菱形筋群のリラクセーション
	④shrug-exercise（上肢最大挙上位）
僧帽筋下部線維，前鋸筋下部線維の筋活動・筋力低下	⑤肩甲骨前方突出一後退運動（側臥位）
	⑥前鋸筋下部線維の筋力強化（push-up plus）
	⑦前鋸筋下部線維の筋力強化（立位）

ラクセーションでは，側臥位にて上角を尾側に引き，肩甲骨上方回旋を徒手的に誘導することで肩甲挙筋，菱形筋群の緊張軽減を図った．特に，下制運動中に肩甲挙筋，菱形筋群の過剰収縮を認め，肩甲骨下方回旋が増加していたため，収縮を抑制しながら徒手的に肩甲骨運動をコントロールした．shrug-exercise（上肢最大挙上位）では，肩甲挙筋，菱形筋群の過剰収縮を抑制し，僧帽筋上部線維を選択的に収縮させるために行った．側臥位での運動と同様に，挙上相より下制相で肩甲挙筋，菱形筋群の過剰収縮を認めたため，収縮の有無をフィードバックしながら行った．

最後に，僧帽筋下部線維，前鋸筋下部線維の筋活動・筋力低下に対するアプローチとして，⑤肩甲骨前方突出−後退運動（側臥位），⑥前鋸筋下部線維の筋力強化（push-up plus），⑦前鋸筋下部線維の筋力強化（立位）を行った（「Ⅲ章-4」の**図35**（p152），**図36**（p153），**図37**（p153）参照）．肩甲骨前方突出−後退運動では，側臥位でバランスボールの上に前腕を乗せ，肩甲骨前方突出，後退方向に自動介助運動を行った．なお，肩甲骨後退運動を最終域まで行うと疼痛を誘発する可能性があるため，前方突出位から中間位までの範囲にとどめた．これらの運動を十分に行えることを確認した後，前鋸筋下部線維の筋力強化を図った．

▶介入前後での治療効果（介入回数：2回）
●胸椎平坦化姿勢

FHP，FSPは約10°減少し，胸椎後弯角度は5°拡大し（**表4**），胸椎平坦化姿勢の改善を認めた（**図7**）．

図7　介入前後の立位姿勢

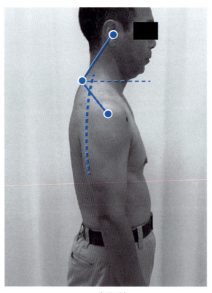 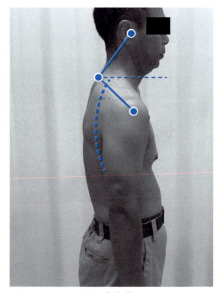

a 介入前　　　　　　　　　　　　　　　b 介入後

介入前と比べて，頭部および肩が前方に変位し，胸椎後弯角度が拡大した．

● 肩甲挙筋，菱形筋群の過緊張・伸張性低下

　肩甲骨上方回旋，内旋方向へ他動的に動かした際の抵抗感が減少し，可動範囲が拡大したことから，肩甲挙筋，菱形筋群の伸張性の改善を認めた。また，上肢下制運動中に生じていた肩甲挙筋，菱形筋群の過剰収縮が消失した。

● 僧帽筋下部線維，前鋸筋下部線維の筋活動・筋力低下

　僧帽筋下部線維のMMTは4レベルのままであったが，肩甲骨挙上による代償が消失した。前鋸筋下部線維のMMTは4から5レベルに改善し，座位および背臥位での検査ともに下角の前方移動量が増加した。

● 肩甲骨アライメント・運動異常
　■ 肩甲骨アライメント異常

　介入前に認めたアライメント異常（肩甲骨外旋・後退・挙上位）は修正され，明らかな左右差はみられなくなった（図8，9）。

図8　介入前後の肩甲骨アライメント（立位）

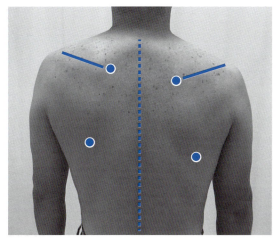 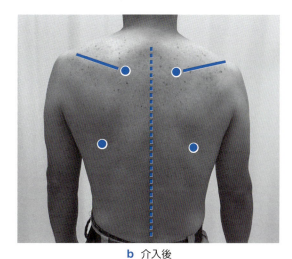

a 介入前　　　　　　　　　　　　　　　b 介入後

棘三角と下角の位置，脊柱と内側縁の距離の左右差がみられなくなった。

図9　介入前後の肩甲骨アライメント（背臥位）

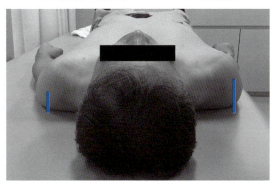 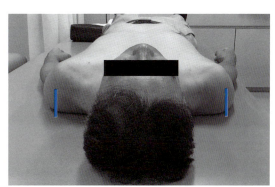

a 介入前　　　　　　　　　　　　　　　b 介入後

肩峰後縁とベッド面の距離の左右差がみられなくなった。

■ 肩甲運動異常

上肢下制運動中に患側の肩甲骨下方回旋，後退が健側と比べて大きかったが，介入後は左右差がなくなり，肩甲骨運動の改善を認めた（**図10**）。

■ 疼痛

圧痛は残存していたが，上肢下制運動中の肋鎖間隙への疼痛は軽減し（NRS 5→1），上腕近位への放散痛は消失した。

▶治療経過

治療介入は週1回の頻度で行った。2回の介入により肩甲骨アライメント・運動異常の改善とともに，上肢下制運動中の肋鎖間隙への疼痛が軽減し，上腕近位への放散痛は消失した。約1カ月間は症状が落ち着いていたが，仕事で過度の肩甲骨後退を伴う動作を行った際に疼痛が再燃した。そこで，これまでの機能訓練に加えて，体幹回旋を伴う動作練習（**図11**）や仕事場面を想定した動作練習（**図12**）を追加し，動作自体の改善を図った。その後は，疼痛が再燃することなく経過している。

まとめ

肩甲骨アライメント・運動異常は，腱板断裂，肩関節不安定性，胸郭出口症候群などのさまざまな肩関節疾患で生じる機能障害である。理学療法評価では，アライメント・運動障害が症状の発生原因なのか，それとも結果なのかを明確に見極める必要がある。そのためには，バイオメカニクスの知識と問診や徒手検査の結果から得られる情報を合わせて，症状の発生メカニズムを推測することが重要となる。また，アライメント・運動障害の原因は多岐に渡るため，個々の要因（姿勢，筋機能）を丁寧に評価する。このような的確な評価をもとに治療を行うことで，肩甲骨アライメント・運動異常および症状を改善させることが可能となる。

図10　介入前後の肩甲骨運動（上肢挙上・下制）

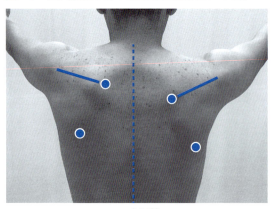
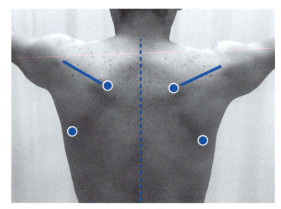

a　介入前　　　　　　　　　　　　　　b　介入後

上肢下制運動中の肩甲骨運動の左右差がみられなくなった。

図11 体幹回旋を伴う動作練習

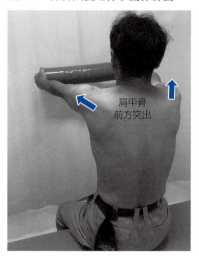
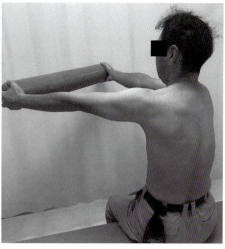

a 開始肢位　　　　　　　　　　　b 終了肢位

患者は肩甲骨前方突出位を保持しながら，体幹左回旋を行う。

図12 仕事場面を想定した動作練習

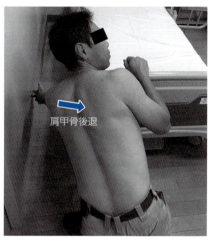
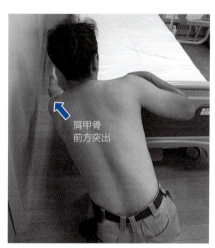

a 悪い例　　　　　　　　　　　b 良い例

清掃場面でリーチ動作を行う際に，体幹右回旋＋肩甲骨後退を伴うと疼痛を誘発する可能性がある（a）。そこで，体幹右回旋を抑えて肩甲骨前方突出させながらリーチ動作を行うよう指導した（b）。

文献

1) Raine S, et al : Head and shoulder posture variations in 160 asymptomatic women and men. Arch Phys Med Rehabil, 78(11) : 1215-1223, 1997.
2) Lewis JS, et al : Subacromial impingement syndrome: the role of posture and muscle imbalance. J Shoulder Elbow Surg, 14(4) : 385-392, 2005.
3) Park JY, et al : Case report: Thoracic outlet syndrome in an elite archer in full-draw position. Clin Orthop Relat Res, 471(9) : 3056-3060, 2013.
4) Matsumura JS, et al : Helical computed tomography of the normal thoracic outlet. J Vasc Surg, 26(5) : 776-783, 1997.
5) Thigpen CA, et al : Head and shoulder posture affect scapular mechanics and muscle activity in overhead tasks. J Electromyogr Kinesiol, 20(4) : 701-709, 2010.
6) Finley MA, et al : Effect of sitting posture on 3-dimensional scapular kinematics measured by skin-mounted electromagnetic tracking sensors. Arch Phys Med Rehabil, 84(4) : 563-568, 2003.
7) Kebaetse M, et al : Thoracic position effect on shoulder range of motion, strength, and three-dimensional scapular kinematics. Arch Phys Med Rehabil, 80(8) : 945-950, 1999.

IV 機能障害別ケーススタディ

6 投球動作の不良

Abstract

■ 肩後上方関節唇損傷と診断され，投球時の最大外旋付近で疼痛を認め，外転位での外旋強制にて投球時痛の再現が得られた。

■ 肩後方組織の柔軟性低下や，上肢挙上位での外旋機能低下，肩甲骨内転機能低下が生じており，肩関節機能障害が外転位外旋時の関節窩後上方部での接触圧増大を引起こしていると考えられた。

■ 肩関節の機能改善を図ることで外転位外旋強制時の疼痛は消失した。投球動作においてはストライド期からコッキング期にかけての股関節屈曲機能低下から，上肢のhyperangulationを生じることで，関節窩後上方部の接触圧増大を助長していると推察された。

■ 投球動作へのアプローチでは，病態や疼痛発生メカニズムから疼痛に影響すると考えられる動作不良のポイントを確認し，治療または動作修正を行っていくことが重要である。

症例情報

➤一般的情報

年齢：18歳（大学1年生）

性別：男性

身長：182 cm

体重：80 kg

BMI：
body mass index

BMI：24.1

主訴：投球の切り返し時に右肩痛が生じてボールが投げられない。

スポーツ活動：野球（外野手：右投左打），練習は週4回で3時間/回程度

➤医学的情報

診断名：右肩後上方関節唇損傷（後方型type II SLAP損傷）

既往歴：特になし

➤画像情報

　関節造影MRI（脂肪抑制T2軸位断像（外転・外旋位））にて，後上方関節唇内に高信号が認められる。また，大結節外側にも高信号像が認められ，外転・外旋位にて関節唇損傷部とほぼ一致していることから，インターナルインピンジメントが生じていたと推察された（**図1**）。

図1 関節造影MRI

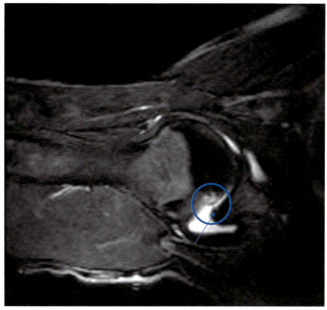

脂肪抑制T2軸位断像(外転・外旋位)
後上方関節唇に損傷を認め(→),大結節外側の高信号を認める(○)。
同部位でインターナルインピンジメントが生じていたと推察される。

> **Memo** **SLAP損傷に対する画像診断**
> SLAP損傷に対して通常のMRIよりも,造影剤を関節内に注入してMRI検査を行うMRA画像にて診断精度が良好であるとされている[1]。また,画像診断での鑑別として,上方関節唇の正常な陥凹を表す"sublabral recess"[2]や,前上方関節唇の欠損と索状の中関節上腕靱帯("cord-like" MGHL)が併存する"buford complex"[3]に注意が必要である。

SLAP : superior labrum anterior and posterior
MRA : magnetic resonance arthrography
MGHL : middle glenohumeral ligament

▶現病歴

高校3年時に投手へ転向してから投球時に軽度の右肩関節痛が生じていたが,投げられない状態ではなく練習は継続していた。引退して半年ほど投球を休止してから,大学の練習に向けて投球再開するも疼痛残存し,軽い投球でも腕を振って投げると痛みが生じるように悪化してきたため再度投球休止した。大学進学後は主に打撃練習に参加し,ときどきキャッチボールで肩の痛みを確認していたが,状態は変わらず精査とリハビリ目的で当院受診となった。

理学療法評価（初診時）

▶問診
　現在は，ほとんど投球をしておらず日常生活での痛みはない。投球時の痛みは最大外旋位付近で，外旋から内旋に運動が切り替わるあたりで生じていたとのことである。また，肩の動きを伴わない肘から先だけの運動でボールを投げれば痛みはないが，肩を動かして腕を振るようにすると軽く投げても痛みが生じていたとのことである。

▶炎症・疼痛評価
　熱感，腫脹，圧痛はなし。投球時に最大外旋位付近で肩後上方痛あり（10〜15mの投球でも腕を回すと疼痛あり）。

▶疼痛誘発検査
- 90°外転位での外旋強制にて疼痛あり（投球時痛との再現性あり）（**図2a**）。
- 90°屈曲・内旋位での徒手抵抗は疼痛なし（**図2b**）。
- painful arc sign：陰性
- relocation test：外転位外旋時の疼痛減弱
- scapula retraction test：外転位外旋時の疼痛減弱

▶可動性評価（右／左，単位：°）
- 外転位外旋：110/95
- 外転位内旋：45/60

図2　疼痛誘発検査

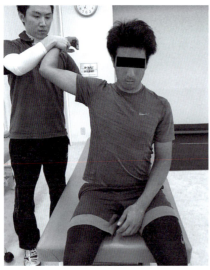 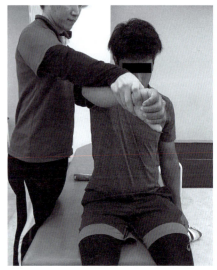

a 90°外転位での外旋強制
HERTと同様の検査肢位にて実施する。90°外転位にて検査者が肩を外旋強制させた際の疼痛の有無を判断する。

b 90°屈曲・内旋位での徒手抵抗
O'brien testと同様の検査肢位にて実施する。90°屈曲・内旋位・軽度水平内転位にて検査者が下方に抵抗を加えた際の疼痛の有無を判断する。

HERT：hyper external rotation test

- 屈曲位内旋：5/15
- 水平内転制限＋（**図3**）
- 挙上制限軽度＋

▶滑走性評価

- 三角筋後部線維：頭側への滑走性低下
- 三角筋後部線維・上腕三頭筋間：滑走性低下
- 三角筋後部線維・棘下筋間：滑走性低下

▶筋機能評価（右／左：数値はMMTの基準に準じる）

- 肩外転：5/5
- 上肢下垂位外旋：5/5
- 上肢挙上位外旋：4/5（**図4**）
- 肩甲骨下制・内転：4/5
- 肩甲骨外転・上方回旋：5/5

図3　肩関節水平内転制限

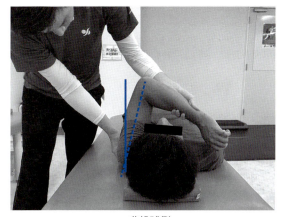 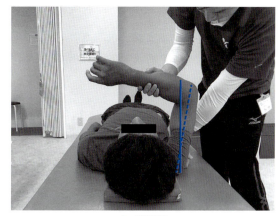

a　非投球側　　　　　　　　　　　　　　b　投球側

検査者は一方の手で肩甲骨を固定し，もう一方の手で肩関節を水平内転方向へ誘導する。
bの投球側において肩関節水平内転制限が認められる。

図4　上肢挙上位外旋機能評価

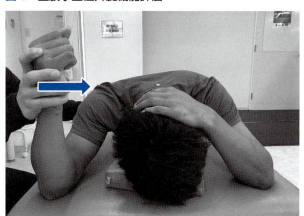

被検者は腹臥位で両肘を頭部の横につく。検査側の肩関節を最大外旋させた位置で，徒手抵抗を加えて（➡）外旋位を保持させる。肩甲骨の挙上や肘関節の屈曲，手関節の背屈などの代償動作に注意して実施する。

> ▶身体機能評価

● オーバーヘッド(ウォール)スクワット(図5)

　胸椎の伸展可動性低下や，大腰筋の機能による股関節の屈曲が十分に得られないことで，腰背部筋の過度な緊張による腰椎過前弯が生じ，膝が前方に移動するためしゃがみ込むことができない。

> ▶投球動作分析(図6，7)

　投球動作の各フェーズでの動作評価を上肢，体幹・骨盤，下肢に分けて**表1**に記載する。投球動作の評価ポイントは「Ⅲ章-5　投球動作の不良」の項(p156)を参照。

図5　オーバーヘッド(ウォール)スクワット

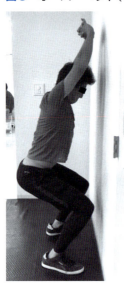

壁の前に立ち両手を挙げた状態でしゃがむ。胸椎の伸展可動性が不十分で，腰背部筋の緊張が高く，大腰筋の機能で股関節を屈曲できないためしゃがみ込むことができない。

表1　投球動作各フェーズでの動作評価

位相	上肢		体幹・骨盤		下肢	
ワインドアップ期	—		骨盤非投球側回旋	不足	SL股関節屈曲	不足
ストライド期	肩外転	対称	体幹回旋	適切	PL股関節屈曲	不足
	手	hand-on-top			SL位置・向き	適切
コッキング期	肩外転	不足	体幹側方傾斜	適切	—	
	肩水平外転	過剰				
	肩外旋	適切				
加速期	肘伸展	不足	体幹前傾	不足	SL膝屈曲	過剰
減速期	肩水平内転	不足	体幹前傾	不足	SL膝内反	適切
フォロースルー期						

PL：pivot leg(軸脚)，SL：stride leg(踏み出し脚)

投球動作の不良

図6　投球動作分析（後方）

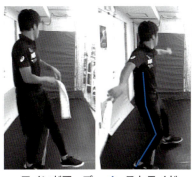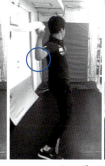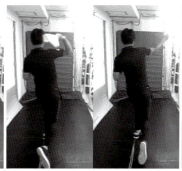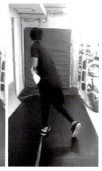

a　ワインドアップ　　b　ストライド　　c　コッキング　　d　加速期　　e　フォロースルー

図7　投球動作分析（側方）

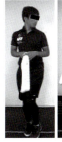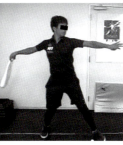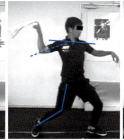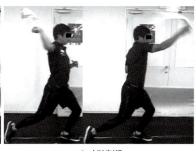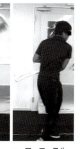

a　ワインドアップ　　b　ストライド　　c　コッキング　　d　加速期　　e　フォロースルー

▶統合と解釈

　本症例は，投球動作の繰り返しによって，投球時の最大外旋位付近で右肩後上方痛を呈した大学野球選手である．画像検査にて，右肩後上方関節唇損傷（後方型 type Ⅱ SLAP 損傷）が認められ，疼痛誘発検査においても外転位外旋強制にて投球時の肩後上方痛が再現されたことから，肩関節最大外旋位付近で関節窩後上方部と上腕骨の接触圧が高まることが疼痛の原因であると推察された．肩関節外転位外旋時の疼痛は relocation test や scapula retraction test で減弱したことから，関節窩に対する上腕骨頭異常運動や肩甲骨後傾・内転機能低下に着目して機能評価を実施した．

　可動性評価では三角筋後部線維や棘下筋，上腕三頭筋など肩後方から下方の組織にかけて滑走性低下が認められ，これらの筋間の滑走性低下が肩関節外転位外旋時の上腕骨頭異常運動や肩水平伸展増大によるインターナルインピンジメントを惹起していると考えられた．

　また，筋機能評価においては，上肢挙上位での外旋機能低下と僧帽筋下部線維の筋出力低下が認められた．上肢挙上位での外旋機能は，肩関節外転位外旋時の求心性低下に影響すると考えられ，僧帽筋下部線維の筋出力低下は肩関節外転位外旋時に伴う肩甲骨後傾・内転機能低下を生じ，肩関節水平伸展増大によるインターナルインピンジメントを惹起していると考えられた．これらの評価結果から，上記の機能改善を図ることが肩関節外転位外旋時の疼痛消失に重要であると考えられた．

また，投球フォームの分析にて，本症例は最大外旋位の手前から肩関節水平伸展が大きく，いわゆるhyperangulationをした状態で最大外旋位になるため（肩関節水平伸展の増大），動作不良による接触圧の増大も影響していると推察された。hyperangulationを引き起こす要因としては，ストライド期で股関節の屈曲が不十分なため，上半身重心が後方になることで投球側上肢に伸展方向の運動が加わることや，股関節屈曲位を保持したまま投球方向への並進運動が行えていないため，軸足のknee-inやそれに伴う骨盤・体幹の投球方向回旋（いわゆる体の開き）が肩の外旋運動より早期に生じることが考えられた。

　後上方関節唇損傷を発症した時期は不明であるが，高校時代から同部位に疼痛が生じていたことから，投手へのポジション変更による負担増大が関節唇損傷に影響したと推測された。加えて，部活引退後のコンディショニング不良により，肩関節求心性の低下や下肢機能の低下が生じたことで，投球時の疼痛が増悪したと考えられた。

Clinical Hint

投球障害肩の臨床推論

　病態評価における疼痛誘発検査では，投球動作時の疼痛と再現性があるか確認し，再現性が得られた場合には検査時の疼痛が消失または減弱する条件を模索していく。例えば，外転位での外旋強制や屈曲内旋位での徒手抵抗にて投球時痛の再現が得られた場合，relocation test[4]のように上腕骨頭を前方から徒手的に制動することで疼痛が減弱すれば，上腕骨頭の異常運動を助長する因子を機能的に改善させる治療を行う。また，scapula assistance test[5]やscapula retraction test[6]のように肩甲骨運動を徒手的に補助することで疼痛が減弱する場合は，肩甲骨機能異常を改善させる治療を行う。このような臨床推論は，治療のプランニングをするにあたって治療部位の優先度を決めていく際に重要な手掛かりとなる。

治療および治療効果

▶治療プログラム

①肩関節後方組織滑走性改善（三角筋後部線維，上腕三頭筋，棘下筋）
②上肢挙上位外旋機能改善
③肩甲骨内転機能改善
④股関節屈曲機能改善
⑤オーバーヘッド（ウォール）スクワットエクササイズ
⑥投球動作練習

▶治療方針

　評価結果に基づき，肩後方組織の滑走性改善と，上肢挙上位外旋機能の改善により，関節窩に対する上腕骨頭求心位を維持した外転位外旋運動の獲得を目標とした。まず，肩後方組織の滑走性を改善させるため，三角筋後部線維と上腕三頭筋や棘下筋間に対して徒手的にアプローチをした（**図8**）。肩後方組織の滑走性改善によって外転位外旋での痛みが消失したので，動的な求心性改善を目的に上肢挙上位での外旋運動を，棒を用いた自動介助運動やチューブを用い

投球動作の不良

た抵抗運動にて実施した(図9)。肩甲骨内転機能に関しては，ダンベルを用いたエクササイズ(図10)や，胸郭の挙上・回旋と連動した運動としてwind-millエクササイズ(図11)を実施した。

図8　肩後方組織の滑走性に対する徒手療法

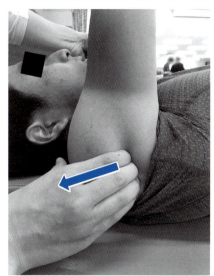

三角筋後部線維と上腕三頭筋の間に手を滑り込ませ，三角筋後部線維の頭側方向の滑走性を改善させる。

図9　上肢挙上位での外旋トレーニング

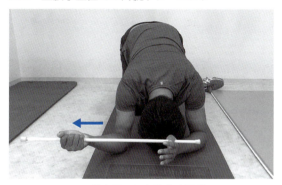

a　棒を用いた自動介助運動

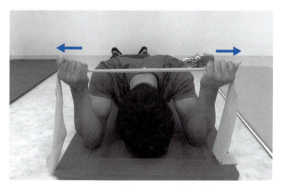

b　チューブを用いた抵抗運動

図10　肩甲骨内転トレーニング

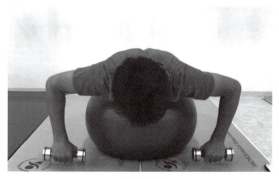

a　開始肢位

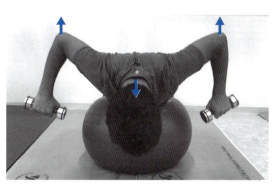

b　肩甲骨内転位

バランスボール上で胸を押し付けるように運動することで，胸椎の伸展を伴った肩甲骨内転運動を促す。

251

図11 wind-mill exercise

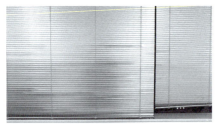
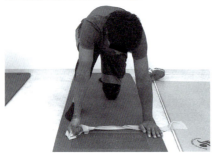

a 開始肢位　　　　　　　　　　　　　**b** 右胸郭開大位

aの開始肢位にて右足を前につくことで，エクササイズ時に投球時のストライド期と同じ支持脚になることを意識している。

　投球動作への介入は，まず撮影した投球フォームを確認し，痛みに影響するポイントについて口頭にて説明した。その後，コッキング期での股関節屈曲運動獲得を目標に，股関節屈曲可動性や屈曲位での操作性向上を目的としたエクササイズやウォールスクワットを実施した。動作指導は口頭にて軸足股関節の屈曲を意識させる程度にし，まずは身体機能の改善による投球動作の改善を目指した。

▶治療効果（理学療法開始から4週経過）

● 炎症・疼痛評価
- 投球時痛軽減（塁間程度は軽くではあるが腕を回しても痛みなし）。

● 疼痛誘発検査
- 90°外転位での外旋強制にて疼痛なし。

● 可動性評価（右／左，単位：°）
- 屈曲位内旋：10/15
- 水平内転左右差なし
- 挙上左右差なし

● 滑走性評価（改善点）
- 三角筋後部線維頭側への滑走性
- 三角筋後部線維・上腕三頭筋間の滑走性
- 三角筋後部線維・棘下筋間の滑走性

- ●筋機能評価(右／左：数値はMMTの基準に準じる)
  - 上肢挙上位外旋：5/5
  - 肩甲骨下制・内転：4＋/5

- ●身体機能評価
  - ■オーバーヘッド(ウォール)スクワット(図12)

  股関節屈曲機能の改善により，腰背部筋の過度な緊張が軽減し腰椎をニュートラルポジションに保てるため，膝を前方に出さずにしゃがみ込みが可能になっている。

- ●投球動作分析(図13〜16)

  理学療法開始から4週後の投球動作評価を，各フェーズでの上肢，体幹・骨盤，下肢に分けて表2に記載する。投球動作の評価ポイントは「Ⅲ章-5　投球動作の不良」の項(p156)を参照。

▶治療経過

理学療法開始から2週で肩関節機能の改善が認められ外転位外旋の痛みが消失した。外転位外旋の痛みが消失してから，5m程度のネットスローにて腕を回して投球することを再開した。理学療法開始後4週時点で投球時の疼痛は軽減してきており，塁間程度の軽い投球は可能になっていたが，力を入れて投げた際の疼痛は残存していた。最終評価時(理学療法開始後18週時点)は疼痛な

図12　治療前後のオーバーヘッド(ウォール)スクワット

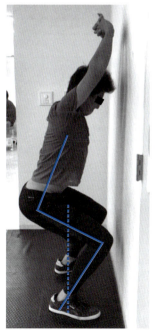
a　治療前

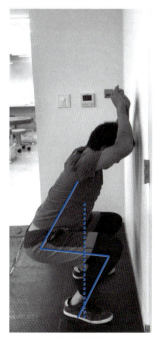
b　治療後

bの治療後では，股関節の屈曲角度が増大し，膝を前方に出さずにしゃがみ込むことができている。

く40mまで投球可能になっており，15m程度では80％くらいの力を入れて投球可能になっている。今後は僧帽筋中部・下部線維の筋力強化および下肢・体幹機能の向上を図ることで完全復帰が期待できる。

図13 治療後の投球動作分析（後方）

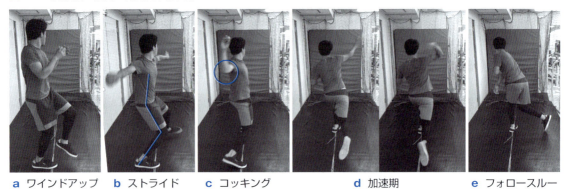

a ワインドアップ　　b ストライド　　c コッキング　　d 加速期　　e フォロースルー

図14 治療後の投球動作分析（側方）

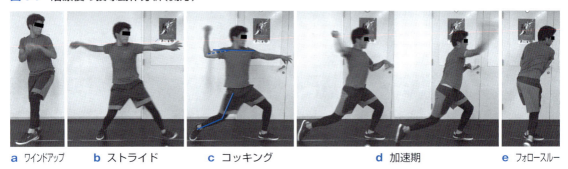

a ワインドアップ　　b ストライド　　c コッキング　　d 加速期　　e フォロースルー

図15 治療前後の投球動作評価（ストライド期）

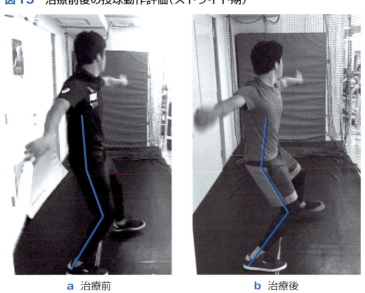

a 治療前　　b 治療後

bでは股関節の屈曲が増大し，投球側方向への並進運動が可能になっている。

図16 治療前後の投球動作評価（コッキング期）

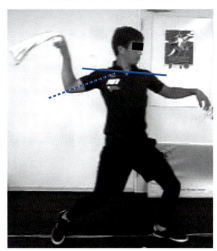
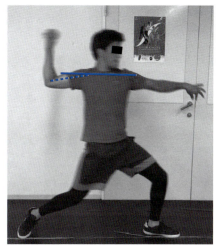

a 治療前　　　　　　　　　　　　　　　　b 治療後

bではhyperangulationの軽減により肩関節外転角度が増大し，良肢位での外旋運動が可能になっている。

表2 投球動作各フェーズでの動作評価（治療後）

位相	上肢		体幹・骨盤		下肢	
ワインドアップ期	—		骨盤非投球側回旋	適切	SL股関節屈曲	不足
ストライド期	肩外転	対称	体幹回旋	適切	PL股関節屈曲	やや不足
	手	hand-on-top			SL位置・向き	適切
コッキング期	肩外転	やや不足	体幹側方傾斜	適切	—	
	肩水平外転	適切				
	肩外旋	適切				
加速期	肘伸展	不足	体幹前傾	不足	SL膝屈曲	適切
減速期	肩水平内転	適切	体幹前傾	不足	SL膝内反	適切
フォロースルー期						

PL：pivot leg（軸脚）　SL：stride leg（踏み出し脚）
青字：治療後の改善点

> ### まとめ
>
> 　関節唇損傷を生じている投球時の肩関節痛は，最大外旋付近から内旋運動へと切り替わる場面で疼痛を訴えることが多い。疼痛誘発検査にて投球時痛の再現が得られたら，病態や機能障害と組み合わせて疼痛発生メカニズムを推察し，まずは疼痛誘発検査での疼痛消失を目的に治療を実施していく。症状の消失または軽減に伴って，徐々に投球再開または投球強度を上げていくが，投球動作の分析も実施し動作不良が疼痛に与える影響についても考慮していく。動作分析のポイントは，症状に直接的に影響を与える，または肩関節のストレスを増大すると考えられる不良動作をビデオや動画撮影を用いて確認することであり，不良動作に関係する体幹・下肢機能の改善，動作スキルの修正を行っていくことで投球強度の向上や再発予防を図っていく。

文献

1) Arirachakaran A, et al : A systematic review and meta-analysis of diagnostic test of MRA versus MRI for detection superior labrum anterior to posterior lesions type Ⅱ - Ⅶ. Skeletal Radiol, 46(2) : 149-160, 2017.

2) Jin W, et al : MR arthrography in the differential diagnosis of type Ⅱ superior labral anteroposterior lesion and sublabral recess. Am J Roentgenol, 187(4) : 887-893, 2006.

3) Tirman PF, et al : The Buford complex-a variation of normal shoulder anatomy : MR arthrographic imaging features. Am J Roentgenol, 166(4) : 869-873, 1996.

4) Jobe FW, et al : Shoulder pain in the overhead or throwing athlete. The relationship of anterior instability and rotator cuff impingement. Orthop Rev, 18(9) : 963-975, 1989.

5) Kibler WB, et al : The role of the scapula in athletic shoulder function. Am J Sports Med, 26(2) : 325-337, 1998.

6) Kibler WB, et al: Evaluation of apparent and absolute supraspinatus strength in patients with shoulder injury using the scapular retraction test. Am J Sports Med, 34(10) : 1643-1647, 2006.

索引

あ

アーリーコッキング期‥‥‥‥‥‥‥‥‥44
アクセラレーション期‥‥‥‥‥‥‥‥46
亜脱臼‥‥‥‥‥‥‥‥‥‥‥‥‥‥‥62

い

痛みを生じる動作‥‥‥‥‥‥‥‥‥‥61
インターナルインピンジメント患者の運動異常
‥‥‥‥‥‥‥‥‥‥‥‥‥‥‥‥137
インターナルインピンジメント患者の
　肩甲骨アライメント異常‥‥‥‥‥‥137

う

烏口肩峰靱帯‥‥‥‥‥‥‥‥‥‥‥‥15
烏口上腕靱帯（CHL）‥‥‥‥‥‥‥‥17
烏口突起‥‥‥‥‥‥‥‥‥‥‥‥‥‥12
運動の異常‥‥‥‥‥‥‥‥‥135, 232
　――に対する理学療法アプローチ‥‥149

か

外傷性肩関節脱臼術後の理学療法アプローチ
‥‥‥‥‥‥‥‥‥‥‥‥‥‥‥‥126
外傷性肩関節不安定症‥‥‥‥‥‥64, 112
外側上顆‥‥‥‥‥‥‥‥‥‥‥‥‥‥11
解剖頚‥‥‥‥‥‥‥‥‥‥‥‥‥‥‥11
過外転症候群‥‥‥‥‥‥‥‥‥‥‥‥58
下関節上腕靱帯（IGHL）‥‥‥‥‥‥16
　――後部線維（PIGHL）‥‥‥‥‥‥16
　――前部線維（AIGHL）‥‥‥‥‥‥16
　――複合体‥‥‥‥‥‥‥‥‥‥‥‥16
加速期‥‥‥‥‥‥‥‥‥‥‥‥‥‥169
肩インピンジメント症候群‥‥‥‥‥‥5
肩関節
　――運動に関与する力‥‥‥‥‥‥‥26
　――拘縮‥‥‥‥‥‥‥‥‥‥‥‥‥2
　――後方タイトネス‥‥‥‥‥‥‥‥80
　――後方痛‥‥‥‥‥‥‥‥‥‥45, 46
　――前側方痛‥‥‥‥‥‥‥‥‥‥‥46
　――前方痛‥‥‥‥‥‥‥‥‥‥45, 46
　――側方痛‥‥‥‥‥‥‥‥‥‥‥‥45
　――の弛緩性検査‥‥‥‥‥‥‥‥116
　――の動揺性‥‥‥‥‥‥‥‥‥‥111
　――複合体‥‥‥‥‥‥‥‥‥‥‥‥14
　――変性疾患‥‥‥‥‥‥‥‥‥‥‥34
肩関節可動域制限‥‥‥‥‥‥‥‥95, 199
　――に対する理学療法プログラム‥‥104
　――の原因‥‥‥‥‥‥‥‥‥‥‥‥96
　――の拘縮部位‥‥‥‥‥‥‥‥‥‥97
　――の制限因子‥‥‥‥‥‥‥‥‥‥96

　――の評価‥‥‥‥‥‥‥‥‥‥‥‥98
肩関節前方脱臼
　――に伴う骨損傷‥‥‥‥‥‥‥‥112
　――の受傷メカニズム‥‥‥‥‥‥222
肩関節の不安定性‥‥‥‥‥‥111, 208, 221
　――に対する理学療法アプローチ‥‥121
肩関節不安定症‥‥‥‥‥‥‥‥‥‥7, 62
　――の肩甲骨運動異常‥‥‥‥‥‥211
肩腱板筋群
　――の筋力トレーニング‥‥‥‥‥‥90
　――の障害による動的安定性の破綻‥‥76
　――の伸長肢位‥‥‥‥‥‥‥‥‥‥89
肩腱板断裂‥‥‥‥‥‥‥‥‥76, 77, 78
　――に対する理学療法‥‥‥‥‥‥‥89
　――の評価‥‥‥‥‥‥‥‥‥‥‥‥81
肩手術のバイオメカニクス‥‥‥‥‥‥37
下方関節包‥‥‥‥‥‥‥‥‥‥‥‥‥16
環指の屈曲筋力検査‥‥‥‥‥‥‥‥‥60
患者立脚型評価‥‥‥‥‥‥‥‥‥‥113
関節運動の定量化‥‥‥‥‥‥‥‥‥‥24
関節窩‥‥‥‥‥‥‥‥‥‥‥‥‥‥‥12
　――に対する上腕骨頭の運動‥‥‥‥23
　――への骨頭圧縮力‥‥‥‥‥‥‥‥77
　――Benett骨棘‥‥‥‥‥‥‥‥‥‥46
関節下結節‥‥‥‥‥‥‥‥‥‥‥‥‥12
関節鏡視下関節包縫縮術‥‥‥‥‥‥‥72
関節鏡視下手術‥‥‥‥‥‥‥‥‥‥‥67
関節上結節‥‥‥‥‥‥‥‥‥‥‥‥‥12
関節上腕靱帯（GHL）‥‥‥‥‥‥‥‥16
関節唇‥‥‥‥‥‥‥‥‥‥‥‥‥‥‥14
関節包‥‥‥‥‥‥‥‥‥‥‥‥‥‥‥15
　――に対するストレッチング‥‥‥106
感度‥‥‥‥‥‥‥‥‥‥‥‥‥‥‥‥83

き

機能障害の見極め‥‥‥‥‥‥‥‥‥‥80
逆W四肢位‥‥‥‥‥‥‥‥‥‥‥‥161
胸郭出口症候群（TOS）‥‥‥‥‥‥‥58
競技復帰に向けた理学療法‥‥‥‥‥129
胸鎖関節‥‥‥‥‥‥‥‥‥‥‥‥13, 18
鏡視下腱板修復術‥‥‥‥‥‥‥‥‥‥37
鏡視下上方関節包再建術‥‥‥‥‥‥‥38
鏡視下上方関節包切離術‥‥‥‥‥‥‥40
鏡視下石灰除去術‥‥‥‥‥‥‥‥‥‥43
胸椎屈曲運動‥‥‥‥‥‥‥‥‥‥‥150
胸椎伸展運動‥‥‥‥‥‥‥‥‥‥‥150
棘下窩‥‥‥‥‥‥‥‥‥‥‥‥‥‥‥12
棘下筋‥‥‥‥‥‥‥‥‥‥‥‥‥‥‥18
　――腱‥‥‥‥‥‥‥‥‥‥‥‥‥‥15
　――断裂の評価‥‥‥‥‥‥‥‥‥‥84

——の萎縮······82
——の筋力トレーニング······90
棘鎖角······13
棘上筋······18
——腱······15
——腱断裂······81
——断裂の評価······83
——の萎縮······82
——の筋力トレーニング······90
——の脂肪変性······83
筋
——活動······28
——機能の評価······146
——に対するストレッチング······106
——の大きさ······26
——のモーメントアーム······26

け

頚体角······12
外科頚······11
結節間溝······11
肩甲下窩······12
肩甲下筋
——腱······15
——断裂の評価······85
——の筋力トレーニング······90
肩甲胸郭アライメント······124
肩甲胸郭関節······20
——の運動······24
肩甲棘······12
——基部······12
肩甲骨······12
——運動の評価······144
——上腕関節の動的安定性低下······76
——面······13
肩甲骨アライメント······120
——に対する理学療法アプローチ······149
——の異常······135, 232
——の評価······141
肩甲上腕関節······14
——の安定化機構······22
——の回旋運動······22
——の動的安定性低下······188
肩甲上腕リズム（SHR）······25
肩甲切痕······12
肩鎖関節······13, 19
減速期······170
腱板······11, 17
——修復術······3
——疎部······17

——疎部縫合······68
——断裂······3, 34
——断裂の手術適応······37
——の5層構造······18
肩峰······12
——下圧······78
——角······12
——下面の形状······13
——骨頭間距離······79
肩峰下インピンジメント
——患者の運動異常······137
——患者の肩甲骨アライメント異常······137
——症候群······45, 46, 56
——と動的安定性の破綻······79
——に対する理学療法······91
——の評価······88

こ

後捻角······12
コッキング期······168
骨制動術の術後成績······224
骨頭求心性の破綻······76, 188
骨頭合力······29

さ

再脱臼······114
鎖骨······13
——下静脈······59
——下動脈······59
三角筋筋痛······45

し

軸脚（PL）······163, 248, 255
姿勢の評価······146
斜角筋症候群······58
尺骨神経溝······11
習慣性後方亜脱臼······62
術前理学療法······126
小円筋腱······15
上関節上腕靱帯（SGHL）······16
小胸筋症候群······58
小結節······11
——稜······11
小指の屈曲筋力検査······60
上方関節唇（SLAP）損傷······46, 49
上腕骨······11
——顆······11
——滑車······11
——近位骨端離開······46
——小頭······11

259

上腕骨頭 ……………………………………… 11
　——の変位 …………………… 76, 77, 80
上腕二頭筋長頭腱（LHB） ……………… 11, 15
　——炎 …………………………………… 86
　——障害に対する理学療法 …………… 91
　——障害の評価 ………………………… 86

す

水平内転テスト ………………………………… 55
ストライド期 ………………………………… 165
スポーツ活動 …………………………………… 44

せ

静止期 …………………………………………… 25
生理的断面積 …………………………………… 26
石灰性腱炎 ……………………………………… 41
石灰による炎症 ………………………………… 41
セルフエクササイズ ………………………… 107
前鋸筋テスト ………………………………… 120
前斜角筋 ………………………………………… 59

た

体幹安定性評価 ……………………………… 129
大結節 …………………………………………… 11
　——稜 …………………………………… 11
脱臼 ……………………………………………… 62
　——肢位による不安定症の分類 ……… 64
　——の年齢差 ………………………… 114
　——方向による不安定症の分類 ……… 63
多方向性肩関節不安定症 ……………………… 62

ち

中関節上腕靱帯（MGHL） …………………… 16
中斜角筋 ………………………………………… 59
肘頭窩 …………………………………………… 11

と

投球障害肩 ………………………………………… 7
　——の臨床推論 ……………………… 250
投球障害の危険因子 ………………………… 172
投球動作 ………………………………………… 44
　——の獲得過程 ……………………… 158
　——の評価 …………………………… 164
　——の6位相 ………………………… 157
投球動作の不良 ……………………… 156, 244
　——に関連する肩病変 ……………… 157
　——に対する修正エクササイズ …… 175
　——に対する理学療法 ……………… 174
凍結肩 ……………………………………… 38, 96

疼痛
　——訴え部位 …………………………… 85
　——緩和検査 ………………………… 173
　——のコントロール ………………… 104
　——誘発検査 ………………………… 173
動的安定性の評価 ……………………………… 80
特異度 …………………………………………… 83

な・に

内側上顆 ………………………………………… 11
二次性拘縮 ……………………………………… 96
日常生活活動（ADL） ………………………… 95

は

バイオメカニクス …………………………… 162
反転型人工肩関節置換術 ……………………… 38
反復性
　——亜脱臼 ……………………………… 63
　——前方肩関節脱臼 …………………… 62
　——脱臼 ………………………………… 63
　——不安定症 …………………………… 63

ひ・ふ

非外傷性肩関節不安定症 ……………… 68, 115
ピッチング効率が高い動作 ………………… 167
不安定肩 ……………………………………… 120
フォロースルー期 …………………… 46, 170
複数腱断裂 ……………………………………… 77
物理療法 ……………………………………… 107
踏み出し脚（SL） ………………… 163, 248, 255
振り子運動 …………………………………… 107
不良姿勢 ……………………………………… 138

ほ・む・め

傍関節唇囊胞 ………………………………… 172
縫合腱板部
　——の治癒過程 ……………………… 194
　——の評価 …………………………… 189
ポジション・ステイトメント ……………… 172
無症候性腱板断裂 ……………………………… 35
メカニカルストレス ………………………… 136

り・れ

リアライン・コア …………………………… 179
リアライン・バランスシューズ …………… 179
リトルリーグショルダー（LLS） ………… 157
リバース型人工肩関節置換術 …………………… 4
リラクゼーション …………………………… 106
レイトコッキング期 …………………………… 45

ろ・わ

肋鎖症候群 58
ワインドアップ期 164
腕神経叢 59

A

abduction external rotation position（ABER）....66
acromioclavicular joint 19
activities of daily living（ADL） 95
American Shoulder and Elbow Surgeons（ASES）
....3
anterior inferior glenohumeral ligament
（AIGHL） 16
anterior labroligamentous periosteal sleeve
avulsion（ALPSA） 221
anterior-superior internal impingement（ASI）
....159
apprehension test 117
AT-distance 143
axillary pouch 15

B

ball release（BR） 157
Bankart修復術後の理学療法 126
Bankart病変 62, 66
bear exercise 229
bear-hug test 119
belly press test 91, 119
bicipital groove 11
body mass index（BMI） 199, 208, 221, 232, 244
Bristow-Latarjet法 224

C

C-A ligament 15
Castagna test 211
closed kinetic chain（CKC） 124
combined abduction test（CAT） 70
coracohumeral ligament（CHL） 17, 68
coracoid process（CP） 68
coronoid fossa 11

D

disabilities of the arm, shoulder and hand
（DASH） 104
DiVeta test 143
drop arm sign 84

E

Ehlers-Danlos症候群 69
empty-can test 84, 119
external rotation lag sign 84

F

floating phenomenon 25
forward head posture（FHP） 146, 236
forward shoulder posture（FSP） 146, 236
full-can test 84, 119

G

Gerber and Nyfeller's classification of dynamic
shoulder instability 117
glenohumeral internal rotation deficit（GIRD）.....8
glenohumeral joint 14
glenohumeral ligament（GHL） 16
glenoid labrum 14
glenoid track 113

H

hand-held dynamometer（HHD） 148
hand-on-top position 167
hand-under-ball position 167
Hawkins徴候 46
Hill-Sacks病変 62, 65
horizontal flexion test（HFT） 70
hospital del Mar score 116
hyper external rotation test（HERT） 47, 246

I

inferior glenohumeral ligament（IGHL） 16, 66
infraspinatus（ISP） 68, 120
――test 120
intraclass correlation coefficients（ICC） 80
inverted-W position 161

J

Japanese Orthopaedic Association（JOA） 3
Jerk test 70
joint capsule 15

K・L

Kim's test 70
lateral scapular slide test（LST） 143
little league shoulder（LLS） 157
load and shift test 117
long head of biceps tendon（LHB） 68

M・N

manual correction·····145
manual muscle testing(MMT)·····148, 203, 238
maximal stride knee height(MKH)·····157
maximal voluntary isometric contraction
　(MVIC)·····164
maximum shoulder external rotation(MER)
·····157
metacarpophalangeal(MP)·····116
middle glenohumeral ligament(MGHL)
·····16, 69, 208, 245
minor shoulder instability·····208
modified Beighton's criteria for hyperlaxity
·····116
Morley test·····58
MR angiography(MRA)·····59
MR arthrography(MRA)·····66, 245
multidirectional instability(MDI)·····62, 111, 211
numerical rating scale(NRS)·····98, 199, 233

O・P

osteoarthritis(OA)·····114
O'Brien test·····55
pectoralis minor index(PMI)·····147
pivot leg(PL)·····163, 248, 255
posterior inferior glenohumeral ligament
　(PIGHL)·····16
posterior jerk test·····119
posterior shoulder tightness(PST)·····101
posterior-superior internal impingement(PSI)
·····159
psoas muscle index(PMI)·····237
push-up plus·····153

R

randomized controlled trial(RCT)·····124
range of motion(ROM)·····224
relocation test·····118
repetition maximum(RM)·····124
resisted belly press test·····85
resisted external rotation test·····84
resisted lift off test·····85
Roos test·····59
rotator interval·····17

S・T

scapular assistance test(SAT)·····145, 236
scapular dyskinesis·····135
　――test(SDT)·····144, 236

scapular plane·····13
scapular retraction test(SRT)·····236
scapulo-humeral rhythm(SHR)·····25
scapulothoracic joint·····20
sensitivity·····83
setting phaseにおける肩甲骨の運動·····25
shoulder pain and disability index(SPDI)·····104
shrug sign·····100
shrug-exercise·····152
specificity·····83
standard error of measurement(SEM)·····80
sternoclavicular joint·····18
stride foot contact(SFC)·····157
stride leg(SL)·····163, 248, 255
subscapularis(SSC)·····68
Sulcus sign·····70, 118
superior glenohumeral ligament(SGHL)
·····16, 68, 208
superior labrum anterior and posterior(SLAP)
·····46, 64, 91, 100, 157, 208, 245
supraspinatus(SSP)·····68
thoracic outlet syndrome(TOS)·····58
TV watching view·····65

U・V

ulnar collateral ligament(UCL)·····169
unstable painful shoulder(UPS)·····62
visual analogue scale(VAS)·····98

W・Z

Watson MDI program·····124
Weitbrecht's孔·····15
Western Ontario Rotator Cuff Index(WORC)
·····3
Western Ontario Shoulder Instability Index
　(WOSI)·····125
wind-mill exercise·····252
Wright投球テスト·····59
Wright test·····59
zero position·····23

肩関節理学療法マネジメント
機能障害の原因を探るための臨床思考を紐解く

2019 年 8 月 10 日　　第 1 版第 1 刷発行
2023 年 10 月 10 日　　　　　第 5 刷発行

- **監　修**　村木孝行　むらき　たかゆき
- **編　集**　甲斐義浩　かい　よしひろ
- **発行者**　吉田富生
- **発行所**　株式会社メジカルビュー社
　　　　　〒162-0845 東京都新宿区市谷本村町2-30
　　　　　電話　03(5228)2050(代表)
　　　　　ホームページ https://www.medicalview.co.jp

　　　　　営業部　FAX　03(5228)2059
　　　　　　　　　E-mail　eigyo@medicalview.co.jp

　　　　　編集部　FAX　03(5228)2062
　　　　　　　　　E-mail　ed@medicalview.co.jp

- **印刷所**　シナノ印刷株式会社

ISBN 978-4-7583-1909-6　C3347

©MEDICAL VIEW, 2019. Printed in Japan

- ・本書に掲載された著作物の複写・複製・転載・翻訳・データベースへの取り込みおよび送信 (送信可能化権を含む)・上映・譲渡に関する許諾権は，(株)メジカルビュー社が保有しています.
- ・ **JCOPY** 〈出版者著作権管理機構 委託出版物〉
  本書の無断複製は著作権法上での例外を除き禁じられています. 複製される場合は, そのつど事前に, 出版者著作権管理機構(電話 03-5244-5088, FAX 03-5244-5089, e-mail：info@jcopy.or.jp)の許諾を得てください.
- ・本書をコピー，スキャン，デジタルデータ化するなどの複製を無許諾で行う行為は，著作権法上での限られた例外(「私的使用のための複製」など)を除き禁じられています. 大学, 病院，企業などにおいて，研究活動，診察を含み業務上使用する目的で上記の行為を行うことは私的使用には該当せず違法です. また私的使用のためであっても，代行業者等の第三者に依頼して上記の行為を行うことは違法となります.

**筋や靱帯，関節包による運動制御機構から関節運動の仕組みを解説。
エビデンスに基づいた運動学の新テキスト！**

身体運動学

関節の制御機構と筋機能

編集　**市橋 則明**　京都大学大学院 医学研究科 人間健康科学系専攻 教授

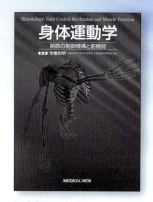

運動機能の改善を目指す理学療法士・作業療法士にとって礎となる「運動学」のテキスト。各関節の構造や動きを700点を超えるイラストでわかりやすく示すとともに，筋や靱帯，関節包，関節構造が関節運動をどのように制御しているかを解説。特に筋の機能について詳細に解説するとともに，研究結果に裏付けられた運動学的知見を豊富に掲載。運動学を深く理解でき，視覚的にも学べる1冊。

定価7,480円
（本体6,800円＋税10％）
B5判・464頁・2色刷
イラスト720点
ISBN978-4-7583-1712-2

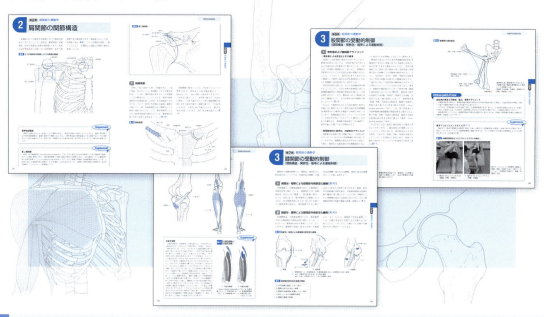

目次

第1章　運動学の基礎知識
　身体運動の基礎
　関節の構造と機能
　筋の構造と機能

第2章　肩関節の運動学
　骨構造／関節構造／受動的制御／能動的制御
　／機能障害と運動学

第3章　肘関節の運動学
　骨構造／関節構造／受動的制御／能動的制御
　／機能障害と運動学

第4章　手関節の運動学
　骨構造／関節構造／受動的制御／能動的制御
　／機能障害と運動学

第5章　指関節の運動学
　骨構造／関節構造／受動的制御／能動的制御
　／機能障害と運動学

第6章　股関節の運動学
　骨構造／関節構造／受動的制御／能動的制御
　／機能障害と運動学

第7章　膝関節の運動学
　骨構造／関節構造／受動的制御／能動的制御
　／機能障害と運動学

第8章　足関節と足部の運動学
　骨構造／関節構造／受動的制御／能動的制御
　／機能障害と運動学

第9章　脊柱の運動学
　骨構造／関節構造／受動的制御／能動的制御
　／機能障害と運動学

第10章　立位姿勢と姿勢制御
　立位姿勢の力学的平衡
　立位姿勢の制御
　姿勢制御における運動器系の役割
　姿勢制御における感覚系の役割
　姿勢制御における中枢神経系の役割
　座位姿勢および姿勢の制御
　立位姿勢および姿勢制御の障害

第11章　歩行
　歩行とは
　歩行の障害
　歩き始めと歩き終わり
　歩き始めと歩き終わりの障害

メジカルビュー社
MEDICAL VIEW
https://www.medicalview.co.jp

※ご注文，お問い合わせは最寄りの医書取扱店または直接弊社営業部まで。
〒162-0845　東京都新宿区市谷本村町2番30号
TEL.03（5228）2050　FAX.03（5228）2059
E-mail（営業部）eigyo@medicalview.co.jp

スマートフォンで書籍の内容紹介や目次がご覧いただけます。

動作分析の基礎から臨床における活用法まで学ぶのに最適な1冊！

動作分析 臨床活用講座
バイオメカニクスに基づく臨床推論の実践

 編著　石井慎一郎　国際医療福祉大学 大学院
保健医療学専攻 福祉支援工学分野 教授

患者の動作遂行能力を調べる「動作分析」。臨床の場で欠かせない重要な評価法であるが，「どこを見るか」，「どのように解釈するか」，「どのように治療プログラム立案につなげるか」といった点が難しく，修得するのは容易ではない。本書は，基本動作である「寝返り」，「起き上がり」，「起立・着座」，「歩行」について，写真やイラストを豊富に用いてそのメカニズムを詳細に解説。また，分析で得られた情報をもとに動作障害の要因を探る臨床推論についても記載。動作メカニズムの基本から，分析法，臨床での活用法まで学べる1冊！

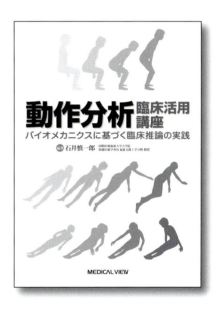

● 定価 6,160円（本体 5,600円＋税10%）ISBN978-4-7583-1474-9
● B5判・256頁・オールカラー・イラスト250点，写真300点

内容構成

I 序論
1. 臨床における動作分析
2. 動作障害に関与する機能障害

II 姿勢制御のバイオメカニクス
1. 基本動作の姿勢制御
2. 静止姿勢のバイオメカニクス
3. アライメントの変化と身体重心の制御
4. 身体重心を移動させるためのバイオメカニクス
5. 重心制御と股関節の両側性活動

III 寝返り動作の分析
1. 寝返り動作の概要
2. 動作を可能にするメカニズム
3. 目視による動作分析
4. 動作のメカニズムの評価
5. 動作のメカニズムを阻害する原因を推論するための評価

IV 起き上がり動作の分析
1. 起き上がり動作の概要
2. 動作を可能にするメカニズム
3. 目視による動作分析
4. 動作のメカニズムの評価
5. 動作のメカニズムを阻害する原因を推論するための評価

V 起立・着座動作の分析
1. 起立・着座動作の概要
2. 動作を可能にするメカニズム
3. 目視による動作分析
4. 動作のメカニズムの評価
5. 動作のメカニズムを阻害する原因を推論するための評価

VI 歩行の分析
1. 歩行の概要
2. 動作を可能にするメカニズム
3. 目視による動作分析
4. 動作のメカニズムの評価
5. 動作のメカニズムを阻害する原因を推論するための評価

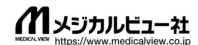

※ご注文，お問い合わせは最寄りの医書取扱店または直接弊社営業部まで。
〒162-0845　東京都新宿区市谷本村町2番30号
TEL. 03（5228）2050　FAX. 03（5228）2059
E-mail（営業部）eigyo@medicalview.co.jp
https://www.medicalview.co.jp

スマートフォンで書籍の内容紹介や目次がご覧いただけます。

理学療法マネジメントシリーズ

機能障害の原因を探るための臨床思考を紐解く！

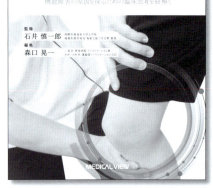

シリーズの特徴

- 理学療法評価とその結果の解釈，そして理学療法プログラムの立案に至る意思決定のプロセスを詳細に解説。
- 多くのエビデンスを提示し，経験則だけではなく科学的根拠に基づいた客観的な記載を重視した内容。
- 各関節で代表的な機能障害を取り上げるとともに，ケーススタディも併せて掲載し，臨床実践するうえでのポイントや判断，実際の理学療法について解説。
- 機能障害を的確に見つめ理解することで，限られた期間でも効果的で計画的なリハビリテーションを実施する「理学療法マネジメント能力」を身に付けられる内容となっている。

■シリーズ構成

■肩関節理学療法マネジメント
- 監修：村木孝行　●編集：甲斐義浩
- B5判・276頁・定価6,050円（本体5,500円+税10％）

■肘関節理学療法マネジメント
- 編集：坂田　淳
- B5判・240頁・定価5,940円（本体5,400円+税10％）

■股関節理学療法マネジメント
- 編集：永井　聡，対馬栄輝
- B5判・368頁・定価6,160円（本体5,600円+税10％）

■膝関節理学療法マネジメント
- 監修：石井慎一郎　●編集：森口晃一
- B5判・336頁・定価6,050円（本体5,500円+税10％）

■足部・足関節理学療法マネジメント
- 監修：片寄正樹　●編集：小林　匠，三木貴弘
- B5判・264頁・定価5,940円（本体5,400円+税10％）

■脊柱理学療法マネジメント
- 編集：成田崇矢
- B5判・356頁・定価6,160円（本体5,600円+税10％）

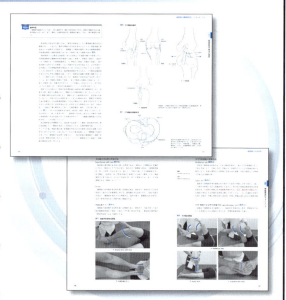

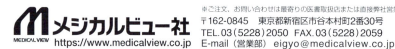

メジカルビュー社
〒162-0845　東京都新宿区市谷本村町2番30号
TEL.03(5228)2050　FAX.03(5228)2059
E-mail（営業部）eigyo@medicalview.co.jp
https://www.medicalview.co.jp

※ご注文，お問い合わせは最寄りの医書取扱店または直接弊社営業部まで。

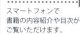
スマートフォンで書籍の内容紹介や目次がご覧いただけます。